Cómo ser una mujer del Renacimiento

TIEMPO DE HISTORIA

Jill Burke

Cómo ser una mujer del Renacimiento

Mujeres, poder y el nacimiento del mito de la belleza

Traducción castellana de
Yolanda Fontal Rueda

CRÍTICA

Obra editada en colaboración con Editorial Planeta - España

Cómo ser una mujer del Renacimiento
Mujeres, poder y el nacimiento del mito de la belleza
Jill Burke

Título original: *How to be a Renaissance Woman: The Untold History of Beauty & Female Creativity*

Bajo el sello editorial CRÍTICA M.R.
Avenida Presidente Masarik núm. 111,
Piso 2, Polanco V Sección, Miguel Hidalgo
C.P. 11560, Ciudad de México
www.planetadelibros.com.mx
www.paidos.com.mx

Primera edición impresa en España: junio de 2024
ISBN: 978-84-9199-660-6

Primera edición impresa en México: septiembre de 2024
ISBN: 978-607-569-791-8

Impreso en los talleres de Impresora Tauro, S.A. de C.V.
Av. Año de Juárez 343, Col. Granjas San Antonio,
Iztapalapa, C.P. 09070, Ciudad de México
Impreso en México – *Printed in Mexico*

Para Joe, Zac, Hannah, Dan
(y toda la generación de Instagram).
Con amor.

Introducción

Hace algunos años tropecé con un libro extraordinario del siglo XVI. Escudriñé el texto boquiabierta. ¿Se preocupaban realmente las mujeres del Renacimiento por las estrías posparto, las canas o el sobrepeso? ¿Por los brazos gordos, los senos caídos, la nariz demasiado grande, el mal aliento, los pies malolientes o babear de forma antiestética durante el sueño?

El carácter único de la obra *Gli ornamenti delle donne* [Los adornos de las mujeres] de Giovanni Marinello, publicada por primera vez en Venecia en 1562, no reside solo en que su tamaño no tenga precedentes —incluye más de 1.400 recetas para embellecer el rostro, el cabello y el cuerpo—, sino también en cómo están organizadas las recetas en función de la parte del cuerpo que se quisiera corregir, con cada sección encabezada por descripciones del cuerpo perfecto, parte por parte, para que las lectoras lo imiten. El libro investiga el aspecto de las mujeres desde la coronilla de sus cabezas (idealmente) con el cabello dorado, hasta la punta de los dedos de los pies, delicadamente redondeados, y muestra a las lectoras cómo corregir sus muchos defectos para conseguir los físicos ideales descritos —según explica Marinello— por «poetas y pintores antiguos y modernos». Los cuerpos de las mujeres se presentan como proyectos siempre inacabados, que se han de mejorar y trabajar constantemente. De un modo que resulta extrañamente familiar, los «útiles» consejos de Marinello funcionan también como una especie de máquina de autoinsatisfacción.

Normalmente se escribe sobre el arte y la literatura del Renacimiento desde el punto de vista de sus ilustres creadores y sus ilustrados mecenas, pero este texto sugería que los célebres poemas, obras de teatro y pinturas de la época tuvieron efectos profundos en la forma en que las personas reales percibían los cuerpos y la belleza, los suyos propios y los de la gente de su entorno. El libro de Marinello nos da una idea de la vida cotidiana detrás de los Rafael, los Tiziano y los Médici, nos permite vislumbrar la vida de mujeres reales y cómo les afectaron estos nuevos cánones de belleza. Necesitaba saber más.

Me intrigaron los muchos paralelismos existentes entre el siglo XVI y la actualidad, dos épocas caracterizadas por cambios rápidos en la cultura visual y la tecnología. Las innovaciones renacentistas pusieron un nuevo énfasis en la belleza femenina en todo tipo de entretenimiento popular: desde las historias de moda, que contenían prolijas descripciones de mujeres jóvenes desnudas —a menudo en peligro mortal a la espera de ser rescatadas por un héroe—, hasta las interminables imágenes de diosas desnudas realistas en esculturas, pinturas y grabados. El libro de Marinello deja entrever una historia no contada del Renacimiento —y de los cánones estéticos que hemos heredado de él— con las mujeres como protagonistas. También nos da pistas sobre la base histórica de las insoportables y contradictorias presiones que sufren hoy las mujeres para que modifiquen sus rostros y sus cuerpos a fin de cumplir con unos cánones siempre cambiantes.

Una cosa, al menos, estaba clara ya desde el principio de mis investigaciones: los ideales de belleza renacentistas eran inflexibles e intencionadamente excluyentes. El libro de Marinello exponía un entramado de ideas renacentistas sobre la salud, la medicina y la personalidad que formaban una combinación tóxica, que justificaba —solo a veces de forma inconsciente— jerarquías basadas en el sexo, la clase y la raza, incluidas muchas de las que aún no nos hemos desembarazado del todo. Sin embargo, también daba una idea palpable del placer que se puede encontrar en la cultura de la belleza, el decisivo papel que desempeñaba en la amistad y la vida social de las mujeres, y el espacio que ofrecía a estas para pasar tiempo lejos de sus maridos, a menudo violentos y despreciativos. El texto daba pistas tentadoras sobre la forma en que podían utilizar las mujeres el «ornamento» —el término genérico de la época para designar el adorno del cabello, la cara y el cuerpo— de forma creativa y subversiva, como un espacio para la rebelión, la autoexpresión y la experimentación.

No obstante, debo admitir que no es este el libro que había pensado escribir. Inspirada por Marinello, comencé a investigar la historia de los cosméticos en el Renacimiento italiano, un tema que no ha recibido mucha atención y que a veces se sigue tildando erróneamente de trivial. Me quedé asombrada de las reacciones inventivas y reflexivas de las mujeres renacentistas ante una cultura obsesionada con su apariencia. Seguí las fuentes primarias hasta donde me llevaron y acabé en algunos lugares inesperados: vendiendo melocotones con mujeres campesinas en las concurridas calles de la Venecia renacentista; en un escenario con actrices que analizaban la compleja relación entre el aspecto externo y los sentimientos internos; escuchando a sabios doctores discutir acerca de si las mujeres con el cabello oscuro eran fértiles; preocupándome por mi peso en los señoriales salones de la Mantua del siglo XVI; escuchando a una red de mujeres de clase trabajadora que preparaban veneno para hacer frente a la violencia doméstica; y, por último, maravillada en mi propia cocina de las habilidades y conocimientos inherentes a las recetas de cosméticos renacentistas. Me di cuenta de que la cultura de la belleza se enreda en la vida de las mujeres y no se puede aislar de todo lo demás. Lo que hacemos con el cabello, el rostro y el cuerpo refleja y afecta a nuestro mundo social.

Al destacar una ecléctica variedad de voces femeninas de la época —a veces divertidas, perspicaces, sorprendentes y conmovedoras)—, no sorprende que no hubiera una única manera de ser mujer en el Renacimiento, como ocurre ahora. Muestro cómo algunas de ellas fueron capaces de utilizar la belleza en su beneficio —al menos hasta que se hicieron demasiado mayores para blandir un arma tan voluble—, mientras que otras lucharon contra una cultura de la belleza que consideraban injusta, superficial y opresiva. Sospecho que la mayoría de los lectores no habrán oído hablar antes de ellas, pero estas mujeres merecen ocupar un lugar en la historia del feminismo. Entre las que conoceremos, figuran las primeras poetas y dramaturgas, compositoras y filósofas, actrices y artistas.

También incluyo una selección de recetas actualizadas para animar a todo el mundo a elaborar cosméticos renacentistas. Estas recetas demuestran la impresionante variedad de conocimientos científicos prácticos que poseían muchas mujeres de la época, aquellas primeras químicas y botánicas desconocidas. No solo demostraron distinguir los ingredientes naturales, sobre todo las plantas y sus propiedades; también poseían los conocimientos técnicos necesarios para manipularlos y elaborar tónicos faciales mediante destilación, cremas hidratantes utilizando la emulsión o acondicionadores para el cabello extrayendo mucílago de la malva.

Cuesta mucho trabajo tener un cuerpo socialmente aceptable y, como han señalado muchas escritoras feministas, este trabajo es, y era, más difícil y más exigente para las mujeres que para los hombres. Bañarse, peinarse, ponerse desodorante, depilarse, lavarse el cabello, hacerse una limpieza facial, tonificar e hidratar la piel, preocuparse por la dieta, y todo ello antes de pensar siquiera en maquillarse: todos estos procedimientos y procesos los realizamos a diario, o la mayoría de los días, a menudo en un espacio íntimo, en el baño o quizás en el dormitorio. Hay otras formas de cuidado corporal que pueden ser menos frecuentes, como ir a la peluquería o la barbería, a hacerse la manicura o depilarse las cejas, o a un *spa*. Algunos analistas han llamado a esta serie de quehaceres «trabajo corporal» para reconocer la cantidad de tiempo, esfuerzo y dinero que se invierte en una actividad que, al igual que las tareas domésticas, recae principalmente en el género femenino. No cabe duda de que este tipo de labor puede suponer una pesada carga para las mujeres y ocupar demasiado tiempo valioso, pero también puede convertirse en un ritual importante y reconfortante, que permite disfrutar de la experiencia y brinda oportunidades de conectar con ellas mismas. El mantenimiento del cuerpo, el rostro y el cabello en buen estado puede comportar una presión, una carga, pero muchas veces también puede ser algo muy divertido.

La historia puede ser útil para reflexionar. En el mundo de las redes sociales y los clips sonoros, es un lujo peculiar sumergirse en la historia intrincada y rica de este momento fascinante y fundacional, que ha tenido una influencia tan duradera en el pensamiento y la estética actuales. Espero haber hecho justicia a las personas de las que hablo aquí, quienes, durante siglos, han sido olvidadas por la historia. Espero que alguna vez sus historias hagan asentir con la cabeza en señal de reconocimiento.

Todas las conclusiones de este libro se basan en fuentes primarias; varias de ellas nunca habían sido comentadas por los historiadores o merecen ser más conocidas fuera del mundo académico. Muchos de estos textos solo existen en su versión original en italiano y las traducciones son mías, a menos que se indique lo contrario. Por eso he incluido unas extensas notas finales para que los lectores puedan seguir las pistas que les interesen con lecturas adicionales si así lo desean y también con la esperanza de que este libro pueda utilizarse para la enseñanza y nuevas investigaciones.

He procurado en todo momento tener en cuenta el contexto intelectual, social y político de la época, aunque, inevitablemente, me he sentido atraída por lo que más conecta con las preocupaciones actuales. La historia no solo ocurre en el pasado.

Pero comencemos con las palabras de Laura Terracina (1519-*c.*1577), una escritora renacentista antaño famosa, pero, curiosamente, poco conocida ahora:

> Que se oigan estas voces olvidadas,
> que nuestras mujeres no estén tan calladas,
> que no se las oiga por encima de las voces de los hombres.

Primera parte

LOS IDEALES DE BELLEZA

1

Venus y la vendedora de fruta

El cambio histórico está pintado en el lienzo del cuerpo.[1] El que estemos gordos o delgados, tengamos la tez clara, nuestro aspecto sea saludable o parezcamos exhaustos no solo tiene que ver con nuestros genes; también está relacionado con un complejo trasiego entre el interior y el exterior, entre nuestros cuerpos y nuestro entorno. Durante mi vida, los cuerpos se han ido volviendo más inmóviles, más pegados a las pantallas, con los ojos más secos y los pulgares más ágiles para manejar los diminutos teclados de los teléfonos. Las expectativas sobre cuál debería ser el aspecto de los cuerpos reales también han ido cambiando, influidas fundamentalmente por el auge de las redes sociales, la disponibilidad generalizada de la pornografía, las aplicaciones para manipular imágenes digitalmente y la cultura actual de la autoayuda.

La Europa renacentista nos ha legado una herencia cultural que podemos ver a nuestro alrededor. Tradicionalmente se considera que entre los años 1400 y 1650 Europa, y en especial Italia, alcanzaron su apogeo cultural. El legado duradero de esta época se refleja en otro término común: la Edad Moderna. La aparición de un medio nuevo, el libro impreso, favoreció el intercambio de información a una velocidad y con un alcance sin precedentes. Los viajes de descubrimiento revelaron un mundo hasta entonces desconocido para los europeos, lo que, por una parte, desmontó premisas intelectuales y, por otra, brindó nuevas oportunidades para el comercio y la explotación de tierras, materiales y personas. Con el capitalismo mercantil en rápida expansión, los productos circulaban por todo el mundo y grandes puertos europeos como Lisboa, Londres, Amberes y Venecia se convirtieron en «ciudades de extranjeros», en las que a la población autóctona se sumó la inmigrante.

Aunque ahora encerramos el arte renacentista en galerías, la perspectiva cónica y el naturalismo en el dibujo, la pintura, la escultura y el grabado no fueron solo técnicas artísticas novedosas, sino también un medio preciso para compartir conocimientos. Las nuevas técnicas de dibujo fueron el motor de la revolución científica que cambió radicalmente las investigaciones en campos como la anatomía y la botánica. La llegada del desnudo naturalista y del retrato realista hizo que el aspecto externo fuera objeto de un escrutinio cada vez mayor.

Como consecuencia de ello, la forma conceptual del cuerpo femenino experimentó un cambio: del ideal gótico de caderas anchas, barriga grande y hombros delgados se pasó a la encarnación del reloj de arena de las estatuas antiguas, que volvían a estar de moda. El arquetípico desnudo femenino de 1538 del pintor veneciano Tiziano, *La Venus de Urbino* (véase el pliego de ilustraciones, imagen n.º 1), es un ejemplo de ello. Recostada lánguidamente en el sofá mientras las criadas rebuscan en un baúl detrás de ella, esta Venus —tal vez el retrato de una mujer real; nadie lo sabe a ciencia cierta— mira fijamente al espectador mientras se cubre los genitales con una mano y agarra descuidadamente con la otra un ramillete de rosas que cae sobre las sugerentes sábanas blancas revueltas que tiene debajo. Las cartas muestran que esta pintura, representativa de los ideales renacentistas de belleza femenina, suscitaba deseo en los espectadores masculinos de la élite, que dejaron constancia de cómo admiraban la capacidad de Tiziano para evocar la carne real, trémula y acogedora. Sabemos mucho menos sobre las reacciones de las mujeres de la época. No obstante, esta imagen, y los demás desnudos femeninos que saturaron la cultura renacentista, tuvieron profundos efectos en las vidas de mujeres reales y se podían encontrar en las fachadas de casas, las portadas de libros y las esculturas de edificios públicos, así como en viviendas particulares.[2]

Tomemos como ejemplo a la mujer de la imagen n.º 2 del pliego de ilustraciones. Esta campesina (o *contadina*, por usar el término italiano), retratada en un dibujo publicado en un libro de viñetas de 1575 sobre la vida cotidiana en Venecia, también ladea la cabeza para mirar al espectador. A diferencia de su relajada homóloga de Urbino, nuestra joven *contadina* tiene un trabajo que hacer. Va caminando con sus acompañantes varones para llevar sus productos al mercado en las concurridas calles de la Venecia renacentista, que por entonces era una de las ciudades más grandes de Europa. Balancea sobre el hombro dos cestos de fruta —¿melocotones y ciruelas tal vez?—, uno en cada extremo de una simple vara de madera. Lleva la carga sin esfuerzo, a paso ligero, con las pantorrillas desnudas, una sobrefalda plisada de color blanco y un delantal que oculta parcialmente unas mangas rojas y un vestido azul. Las cintas de color escarlata atadas a la toquilla sugieren que ha hecho el esfuerzo de arreglarse para el viaje. Lleva el cabello dorado peinado con la raya al medio y recogido en la nuca, aunque se escapan algunos rizos. En cambio, sus cejas son oscuras, casi negras, y se arquean sobre los ojos castaños. La tez es pálida, bastante más que la de sus compañeros varones, pero teñida de rojo en las mejillas y los labios de rosa.

Al igual que la Venus de Tiziano, esta *contadina* se corresponde con el ideal de belleza renacentista y está dibujada siguiendo las pautas derivadas de los sonetos de Francesco Petrarca (1304-1374), el poeta, humanista y célebre cascarrabias italiano del siglo XIV. Sus versos sobre los atributos ideales de su amada y difunta Laura alaban invariablemente su cabello dorado, la frente amplia, la mirada benigna, las mejillas sonrosadas, los labios de rubí, el dulce aliento, el cuello blanco, los senos en forma de manzana y las manos blancas. Tanto los escritores como las escritoras suscribieron estos estereotipos. Un ejemplo típico es la descripción que hace Giulia Bigolina de la hermosa protagonista de su novela romántica *Urania* (1550):

Fíjese … cómo esta cabellera dorada y rizada parece una red para atrapar un millar de corazones endurecidos. Mire la frente espaciosa y reluciente, los ojos, que se asemejan a dos estrellas … las pestañas rizadas y negras como el ébano, la nariz bien proporcionada, las mejillas sonrosadas, la boca pequeña, los labios, que superan al coral en belleza

Y prosigue:

¿Y qué decir de su cuello y su pecho, que superan en blancura a la nieve? ¿Y de esas pequeñas manzanas, que nadie que las admire puede no sentir que su corazón arde de deseo?[3]

Este listado de características femeninas idóneas es omnipresente en los textos del Renacimiento y aparece en contextos que van desde los poemas hasta las obras de teatro, los libros de medicina e incluso los juegos de cartas. Los ideales de belleza femenina del Renacimiento eran extremadamente limitados y estaban por todas partes.

Pero, en el caso de nuestra *contadina*, ¿tuvo suerte y simplemente concordaba con estas descripciones poéticas o recibió alguna ayuda? En Venecia y otras ciudades italianas concurrían centenares de campesinas, que caminaban por las bulliciosas calles de la ciudad y sumaban sus voces al griterío de los buhoneros y los comerciantes que competían por los clientes. No cabe duda de que tener un buen aspecto, tan fresco y atractivo como los melocotones que vendía, habría sido beneficioso para su negocio. Que una mujer estuviera en la calle sin un acompañante solía considerarse una señal de moral laxa y se juzgaba intolerable en el caso de las señoras urbanas «respetables» de clase media y alta. Circulaban rumores sobre la dudosa castidad de las buhoneras y los motivos de sus clientes. Para las mujeres campesinas, que normalmente tenían poco dinero y escasas oportunidades, la belleza era un medio para mejorar sus perspectivas de vida encontrando un buen marido. Tal vez entonces, cuando la *contadi-*

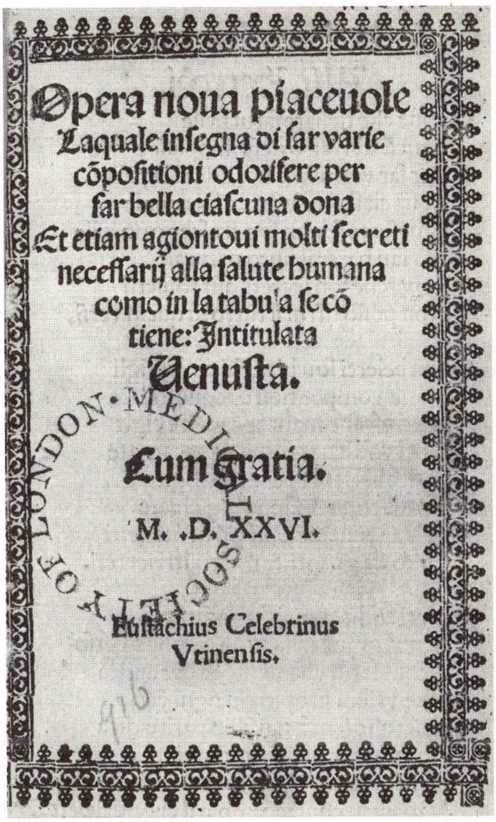
Opera noua piaceuole
Laquale insegna di far varie
cõpositioni odorifere per
far bella ciascuna dona
Et etiam agiontoui molti secreti
necessarij alla salute humana
como in la tabula se cõ
tiene: Intitulata
Venusta.

Cum gratia.

M. .D. XXVI.

Eustachius Celebrinus
Vrinensis.

Frontispicio de «Una nueva y agradable obra que enseña cómo elaborar varios compuestos perfumados para embellecer a cualquier mujer … titulada *Venustà*» (1526).

na se tomara un descanso de su trabajo, podría considerar hacer ella una compra. Por solo un *soldo*, menos del precio de una barra de pan, podía comprar la promesa de convertirse en una mujer renacentista verdaderamente hermosa.[4]

En la imagen de arriba se muestra el libro impreso de consejos de belleza más antiguo que se conoce. Esta versión se publicó en 1526, pero fue reeditado varias veces durante los cincuenta años siguientes con el mismo texto, aunque comercializado con una cubierta diferente. Como sugiere la portada torcida, se trata de un librillo sin pretensiones, e improvisado de forma descuidada, de solo treinta páginas. En realidad, es más un folleto que un libro.

El título lo podría haber exclamado su vendedor: «Una nueva y agradable obra que enseña cómo elaborar varios compuestos perfumados para embellecer a cualquier mujer … titulada *Venustà*», una palabra que en castellano dio lugar a *venusta* que significa «hermosa y agraciada», pero que en un sentido literal quiere decir «similar a Venus». Lo que sugiere es que si se siguen las instrucciones de su interior, una mujer lucirá tan resplandeciente y atractiva como la diosa de la belleza y el amor.

No es, ni mucho menos, el primer libro de belleza. Se conservan manuscritos que datan de mediados del siglo XIII dirigidos a «toda mujer … que desee tener un rostro hermoso» y fragmentos de un texto ahora perdido con recetas de cosméticos escrito por Critón de Heraclea, fechado alrededor de 100 d. C., que también fue famoso en el Renacimiento. Incluso hay papiros del Antiguo Egipto que incluyen ingredientes médico-cosméticos.[5] Sin embargo, este pequeño folleto es discretamente revolucionario. Es un puente entre dos mundos, que une las descripciones poéticas de las mujeres ideales, de moda entre la élite italiana, con la vida cotidiana de una vendedora de fruta ambulante. *Venustà* abrió el mundo de la belleza renacentista a un público mucho más amplio que nunca. Este pequeño panfleto indica que, desde al menos aquellos primeros años del siglo XVI, los cuerpos de las mujeres, y no solo de las ricas, sino de cualquiera que pudiera permitirse un ejemplar impreso barato, eran percibidos como un proyecto en curso.

Vendida por buhoneros, *Venustà* no iba dirigida a los caballeros o a sus esposas e hijas —quienes difícilmente estarían deambulando por las calles—, sino a mujeres como la *contadina*, trabajadoras que salían a vender sus mercancías, o a las sirvientas que compraban en las bulliciosas *piazzas*.[6] Puede que el poema inicial fuera recitado o tal vez cantado al son de la música para atraer a la clientela:

> Damas que estar bellas deseáis,
> con este libro vuestro deseo satisfaréis.
> una piel sonrosada y blanca rogáis,
> ¡y un resplandor como el sol adquiriréis!

Estas cosas no son algo falso ni banal,
pero hacen que el aspecto sea natural
y al ser secretos muy diversos
no puedo decirlo todo en estos versos.

La segunda estrofa se jacta de las recetas secretas que revela el libro: maquillaje para colorear la piel de blanco y escarlata, compuestos de aguas destiladas para hacer crecer o eliminar el vello corporal y facial, erradicar manchas o suavizar la piel. Hay recetas para fabricar jabón de almizcle, curar las encías y limpiar y blanquear los dientes, preparar ungüento para guantes y, algo asombroso, «muchos otros secretos». La tercera estrofa promete a la lectora que la elaboración de todas estas recetas será pan comido y, lo más importante, le garantizará conseguir a su hombre:

Podréis, oyente mío, sin esfuerzo,
sin gran dispendio o tiempo perdido,
adquirir una ninfa por amiga
que os será propicia en cada verso.
Bastante ya he dicho y hablado,
de ella el arte verdadero aprenderéis,
tan grandes pociones sabe hacer
que a cambio su corazón os dará él.

La promesa de poder disfrutar de cosméticos de lujo por un precio muy bajo debió ser muy seductora. La primera receta que se encuentra al abrir el libro es la de un ungüento facial utilizado por la «reina de Hungría», pero elaborado con caracoles, grasa de cabra, médula de ternera y otros ingredientes baratos. La segunda simplemente promete «mantener la cara hermosa» y es un tipo de hidratante elaborada principalmente con grasas animales. Aunque los ingredientes puedan parecer desagradables hoy en día, estas recetas se elaboran formando una emulsión con claras de huevo y acaban teniendo una textura similar a la de la crema hidratante moderna. (Puede probarlo usted: véase la receta de la crema antiarrugas de la p. 265.)

Varias recetas parecen pensadas para tratar problemas concretos a los que se enfrentan las mujeres trabajadoras: remedios para eliminar las quemaduras solares del rostro, y para blanquear y suavizar las manos. Hay muchas fórmulas de jabones para las manos y la cara, e incluso recomendaciones de salud, como comer ortigas «para dar a la cara un buen color». El apartado sobre el cabello incluye consejos para su eliminación y también instrucciones para tenerlo largo, rubio, ondulado y liso. Además de todas estas cremas, jabones, polvos dentífricos y champús, también se añaden remedios para las «dolencias femeninas». De naturaleza ginecológica, incluyen sustancias para ayudar a las mujeres a «dar a luz sin peligro», quedarse embarazadas, estrechar la vagina y provocar la menstruación. Es muy probable que en el último caso se trate de un abortivo apenas disimulado, una medicina muy peligrosa elaborada a base de hierbas para poner fin a un embarazo. Las mujeres los tomaban cuando se encontraban en una situación desesperada o cuando las obligaban a abortar hombres que intentaban ocultar sus fechorías.[7] Aunque ahora esta fusión de recetas cosméticas y ginecológicas nos pueda resultar extraña, deriva de una larga tradición medieval en la que la salud reproductiva y la cosmética se consideraban «secretos de mujeres» y se abordaban en textos paralelos.[8]

Las publicaciones como *Venustà* fueron uno de los pilares de la impresión popular desde sus inicios y son las hermanas pequeñas de un género llamado «libros de secretos», textos baratos de consejos prácticos tan característicos de la cultura renacentista como *Romeo y Julieta* de Shakespeare o *El príncipe* de Maquiavelo. Estos libros se vendían por miles en toda Europa y otros lugares. Contenían una gran variedad de recetas para elaborar medicinas caseras, conservar los alimentos, quedarse embarazada, curar la peste y otras enfermedades, además de propuestas bastante excéntricas, como la manera de hacer tinta invisible o de teñir un caballo de verde para gastar una broma pesada.[9]

Es posible que el libro más exitoso de este período fuera *Secreti del reverendo donno Alessio Piemontese*, publicado por primera vez en Venecia en 1555, una autoproclamada «obra muy útil y universalmente necesaria para todo el mundo». Parece que los lectores estuvieron de acuerdo: se publicaron más de cien ediciones a lo largo de la Edad Moderna y se tradujo a, al menos, siete idiomas. El autor que aparece en el título era ficticio, al igual que su exótico trasfondo, que incluía un viaje por Europa y Oriente Próximo. El verdadero autor fue un escritor ocasional llamado Girolamo Ruscelli, «un sinvergüenza que no sirve para nada, un estafador y un tramposo», según un contemporáneo.[10] Ruscelli había dado con la fórmula ganadora. En 1561, «Isabella Cortese» publicó sus libros de secretos. Es casi seguro que Cortese también era un nombre ficticio —su apellido es un anagrama de «secreto» y seguramente no es una coincidencia—, aunque no se sabe con certeza quién estaba detrás del seudónimo. Cortese afirmaba haber conseguido las recetas gracias a los documentos de un misterioso viajero que había muerto trágicamente mientras se alojaba en su casa de Olomouc (ahora en la República Checa).[11]

El presunto autor de *Venustà*, Eustachio Celebrino (*c.* 1490-después de 1535), se especializó en la escritura en serie de folletos de instrucciones de todo tipo: cómo escribir bien, cómo redactar cartas de amor, cómo hacer que una mesa de comedor luzca bien, cómo curar la sífilis, cómo evitar la peste y otros consejos prácticos.[12] Como esta clase de textos solían ser de usar y tirar, y los derechos de autor aún estaban en pañales, era habitual que robaran estos éxitos de ventas baratos y los volvieran a comercializar en diferentes lugares y momentos. Una versión casi idéntica de *Venustà* fue publicada el mismo mes por un editor rival, Bernardo Benalio, con un título algo diferente: «Una nueva obra excelente … titulada *La corona de las damas*».[13] En vista de la feroz rivalidad entre las imprentas venecianas, parece probable esta artimaña; es posible que se añadiera el nombre de Celebrino por razones comerciales.

El objetivo de estos textos, que siempre pretendían ser «una obra nueva», era compartir recetas de medicinas y cosméticos con un público amplio. La alfabetización era mayor en las ciudades italianas que en otros lugares y algunos investigadores calculan que hasta el sesenta por ciento de la población de Venecia sabía leer en el siglo XVI.[14] No obstante, esta estadística se aplica al conjunto de la población y las tasas de alfabetización de las mujeres eran mucho más bajas que las de los hombres. Las señoras de las clases nobles y mercantiles sabían leer y escribir, como atestigua la rica cultura epistolar del Renacimiento, pero, en los estratos inferiores de la escala social, la lectura se consideraba menos necesaria y, de hecho, a veces se desaconsejaba para que a las mujeres no se les llenara la cabeza de ideas peligrosas.

Como en aquella época la mayoría de las mujeres no sabía leer, el hecho de que *Venustà* estuviera explícitamente dirigida a ellas suscita preguntas interesantes sobre la utilización de estos textos. Existe una diferencia fundamental entre la cultura lectora renacentista y la nuestra. Es muy probable que usted esté leyendo este libro para usted mismo, que sea una actividad solitaria, pero esto era algo relativamente infrecuente en el siglo XVI.[15] Esa es la razón de que las epopeyas en verso fueran tan populares: leerlas en silencio resulta tedioso y es mucho más divertido recitarlas y escucharlas —si alguna vez ha tenido que estudiar las obras de Shakespeare mientras leía en silencio atascándose con los versos y los significados, lo sabrá muy bien—. De hecho, en *Venustà* se dice explícitamente que se espera que el público escuche las recetas en lugar de leerlas: «Podréis, oyente mío, sin esfuerzo…». En lugar de imaginar a nuestra *contadina* tomándose un respiro de su ajetreado día para sentarse a leer un libro de cosméticos de principio a fin, tenemos que pensar en algo mucho más flexible. Puede que encontrara a un amigo o a un familiar alfabetizado que se lo leyera, o a un boticario o un perfumista, que también podrían venderle los ingredientes que necesitara o preparar ellos mismos las recetas más complejas.

La escritura y el habla estaban estrechamente interrelacionadas en la vida renacentista y el contexto de este primer libro de consejos de belleza es el ruidoso mundo del vendedor en la plaza

Vendedor de espejos y pomadas (grabado de Ambrogio Brambilla) detalle de *Vendedores callejeros de Roma* (1582).

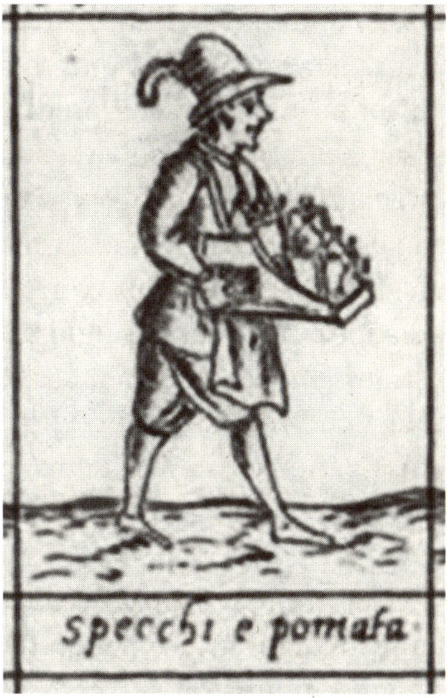

del mercado y la calle. En las *piazzas* de las ciudades y pueblos de Europa resonaban las voces de los curanderos y —de vez en cuando— de las curanderas, de los vendedores de folletos y los buhoneros de remedios y cosméticos, que recitaban poemas para anunciar sus curas a los transeúntes. Montaban un espectáculo tan bueno que sus productos resultaban atractivos incluso a los escépticos. El escritor Pietro Aretino recordaba haber visto, con su amigo el pintor Tiziano, a uno de estos cantantes callejeros en Ferrara en 1545:

> … al primer tañido de su lira, al primer sonido de su voz y al primer anuncio de sus mercancías … logran vender incluso a quienes saben con certeza que no valen nada, que no sirven para nada y que no dicen nada.[16]

Era un mundo en el que se prometían la salud y la belleza eternas a cambio de unas pocas monedas, en el que el público suspendía voluntariamente la incredulidad. Los espectáculos de estos vendedores ambulantes constituían atracciones turísticas, con artistas y músicos que se subían a un escenario para vender de forma efectista sus productos, y todavía es posible hacerse una idea de su teatralidad gracias a las crónicas de los viajeros. El turista inglés Fynes Moryson describió a los charlatanes que vio en la plaza de San Marcos vendiendo populares «aceites, aguas y ungüentos» cosméticos y medicinales cuando visitó Venecia en los años cincuenta del siglo XVI.[17]

Los grabados de 1582 de Ambrogio Brambilla muestran a un ecléctico grupo de vendedores de Roma ofreciendo una asombrosa variedad de productos, incluidos utensilios e ingredientes para maquillaje, y también cosméticos.[18] En la base de las imágenes aparecen escritos los gritos empleados para llamar la atención: «¡Rosas, rosas!», «¡Vejigas de almizcle!», «¡Ranas!». El hombre representado en la imagen de la página anterior, que luce una elegante pluma en su sombrero, ofrece cosméticos elaborados a base de grasa perfumada (*pomata* o pomadas), que vendía junto a pequeños espejos.[19]

Las mujeres que querían mejorar su aspecto incluso podían comprar postizos, como señaló con desdén el canónigo Pietro Casola en su descripción de los peinados de las mujeres venecianas de los años noventa del siglo XV: «Buena parte es pelo postizo y lo sé con certeza porque lo vi en grandes cantidades en postes, vendido por campesinos en la plaza San Marcos».[20] De hecho, a veces se criticaba a las mujeres por gastar una parte demasiado elevada de sus ingresos en cosméticos: «Si uno ve a una mujer pobre que tiene seis centavos en su haber, cuatro de ellos están en su rostro», proclamaba un tratado misógino de 1598.[21]

Puede que, en lugar de comprar recetas para hacer cosméticos en casa, nuestra *contadina* decidiera gastar unas pocas monedas en cambiar de imagen. Más allá de la plaza del mercado, en el interior de las casas de ricos y pobres, existía todo un mundo relacionado con la belleza femenina, en el que amistades, familiares, sirvientes o profesionales remunerados hacían uso de sus habilidades para mejorar la apariencia de los demás. Como ocurre en la actualidad, algunas mujeres se ganaban la vida con estas actividades, e investigaciones recientes sugieren que la llegada de inmigrantes a Italia durante el Renacimiento tuvo un gran impacto en los tipos de cosméticos y modas existentes. Mujeres pobres que habían llegado recientemente a ciudades italianas como Roma y Venecia se especializaron en crear curas de belleza, como fue el caso de Anna Ebrea (Anna la Judía), a la que volveremos a encontrar más adelante en este libro. Anna formaba parte de la comunidad judía de Roma, un grupo que se amplió prácticamente de la noche a la mañana como consecuencia de la expulsión de los judíos de España en 1492.

El mundo de Anna como inmigrante en Roma lo describió en una animada novela picaresca titulada *La lozana andaluza* uno de esos emigrantes españoles, Francisco Delicado. La novela fue publicada en 1528, pero la acción transcurre en Roma entre 1513 y 1527 —justo después de que Miguel Ángel hubiera terminando el techo de la Capilla Sixtina y mientras Rafael pintaba sus magníficas series de frescos en el Vaticano—. La Lozana es una conversa que llega a Roma sin marido ni una familia que la mantengan. No tarda en entrometerse en un hogar formado por una mujer de Nápoles y sus hijos, que se ganaban la vida haciendo «solimán y blanduras y afeites y cerillas, y quitar cejas y afeitar novias, y hacer mudas de azúcar candi y agua de azofaifas y, cualque vuelta, apretaduras», en otras palabras, la misma temática que *Venustà*. La familia napolitana, que quizás también eran conversos como la Lozana, habían aprendido mucho sobre tratamientos cosméticos de los inmigrantes judíos del barrio, que «van por Roma adobando novias y vendiendo solimán labrado y aguas para la cara».[22]

Lozana era una «maestra», un término bastante vago para referirse a una mujer especializada en diversos aspectos del mantenimiento y el embellecimiento del cuerpo femenino. Había vivido durante algún tiempo en el Levante, el mediterráneo oriental musulmán, y se llevó consigo los conocimientos de las prácticas de belleza que adquirió allí para compartirlos con su clientela romana, lo que incluía peinar el cabello, maquillar para bodas, depilar

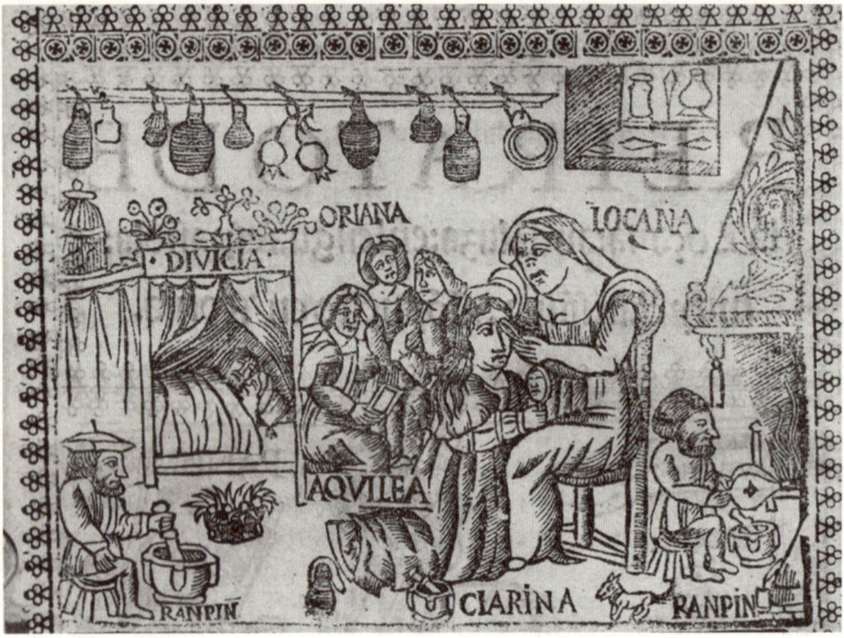

Lozana depila en su cámara las cejas a una clienta, mientras Rampín muele ingredientes para cosméticos. De Francisco Delicado, *La lozana andaluza* (1528).

las cejas, eliminar el vello corporal y crear y aplicar tratamientos para la piel personalizados.

En esta ilustración, Lozana está sentada depilando las cejas de su clienta, Clarina, que está arrodillada entre sus piernas. Esta lleva el pelo suelto cayendo sobre la espalda, quizás recién lavado, mientras observa en un espejo de mano el progreso de la andaluza. Al fondo hay más clientas que esperan para sus tratamientos de belleza, mientras una de las amigas de Lozana, una trabajadora sexual llamada Divicia, yace con su cliente en una cama con dosel. El amante de la Lozana, Rampín, aparece representado dos veces, una de ellas con una maja y un almirez moliendo ingredientes para las curas de belleza, y la otra avivando una fogata con un fuelle. Del techo cuelgan plantas secas y botellas envueltas en paja, y es muy probable que los frascos del alféizar de la ventana sean preparados puestos a macerar al sol.

Aunque es ficción, el libro de Delicado evoca las vidas agitadas y a menudo difíciles de innumerables mujeres que habitaron en los barrios más pobres de las ciudades del Renacimiento. Da a entender que la larga espera que exigían los tratamientos de belleza también brindaba la oportunidad de charlar, chismorrear y reír. Asimismo, muestra cómo las mujeres inmigrantes, que vivían en mundos muy alejados de los elegantes salones de la *Venus* de Tiziano, podrían haber contribuido a la amplia cultura de la belleza en el Renacimiento.

En 1976, la historiadora feminista Joan Kelly preguntó: «¿Tuvieron las mujeres un Renacimiento?». La respuesta es claramente sí, aunque resulta algo más difícil responder a la pregunta de si la cultura de la belleza renacentista tuvo un efecto positivo o negativo en la vida femenina. El estudio de la cosmética puede iluminar rincones oscuros del pasado de las mujeres a los que otras disciplinas no pueden llegar. Se supone muy a menudo que en el Renacimiento la belleza era una asunto de la élite, pero se trataba de un mundo en el que se habría instado a emular a Venus incluso a una campesina vendedora de fruta. La cultura cosmética no tiene que ver solo con los perfectos desnudos femeninos de los cuadros, con señoras de piel blanca y suave, acicaladas y maquilladas, que podían pasarse todo el día pensando en cómo conseguir que el cabello mantenga un espléndido ondulado. También tiene que ver con sus criadas, sus esclavas, con aquellas jóvenes que iban juntando una dote cosiendo, hilando o lavando ropa; con las esposas que llevaban dinero para pagar el alquiler y calculaban las posibilidades de matrimonio de sus hijas; con las viudas que gobernaban sus hogares y tal vez buscaban un segundo marido; con las cortesanas y trabajadoras sexuales que vivían de su aspecto.

Tener buen aspecto era muy importante para las mujeres en un mundo en el que los derechos legales y el poder adquisitivo de los hombres hacían que para conseguir influencia a menudo se tuviera que recurrir a la manipulación, en el que la belleza podía mejorar la posición social y en el que, como veremos, debido a la incipiente seudociencia de la fisonomía, los posibles maridos podían examinar el cuerpo, el cabello y la cara de las mujeres en busca de señales de obediencia y fecundidad.

A las mujeres del Renacimiento les importaba su aspecto: no quedaba otra.

2

¿Qué es una mujer (renacentista)?

> –¡Ay! –gritó Cornelia–. Si los hombres pudieran oírnos hablar de estas cosas, ¡cómo se burlarían de nosotras! De hecho, siempre dicen que lo único que nos interesa es acicalarnos y ponernos guapas.
>
> –¡Déjalos que digan lo que quieran! –respondió Corinna.

Moderata Fonte (el seudónimo de Modesta Pozzo, 1555-1592) terminó su extraordinario diálogo *Il merito delle donne: oue chiaramente si scuopre quanto siano elle degne e più perfette de gli huomini* [El mérito de las mujeres: donde se descubre claramente que son más dignas y perfectas que los hombres] justo antes de morir trágicamente al dar a luz en 1592. Aún se puede oír resonar su voz a través de estas páginas. Fonte, perspicaz, erudita y a menudo sorprendentemente divertida, relata el debate imaginario que mantienen un grupo de amigas a lo largo de dos días en su ciudad natal de Venecia. Una de ellas, Leonora, había enviudado hacía poco y su encantadora casa y el jardín les permitía disfrutar de un espacio exclusivo para mujeres en el que podían reunirse y hablar de cualquier tema que quisieran lejos de la mirada controladora de una sociedad misógina.

Corinna, una personificación de la propia Fonte, es una mujer versada en toda clase de temas. Habla con sus amigas del reino animal y de las propiedades de los minerales y las plantas, entre otros asuntos, pero insiste en que el adorno del cuerpo (la ropa y el maquillaje) también es un tema de interés válido.

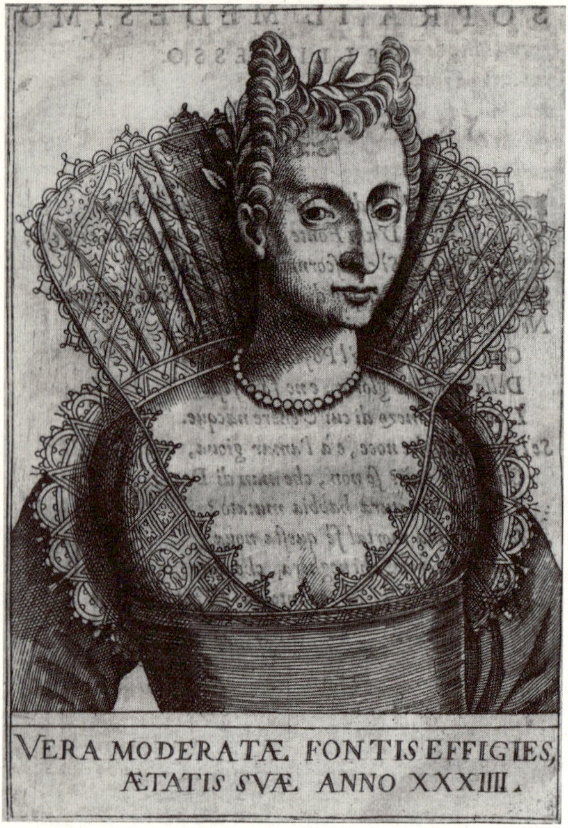

Retrato póstumo de Moderata Fonte. De *Il merito delle donne* (1600).

Un vistazo al retrato de Fonte en la edición del texto de 1600 sugiere que estaba de acuerdo con su protagonista. La mirada inquisitiva y directa de Fonte, con las cejas arqueadas sobre los ojos entornados, está enmarcada por la filigrana minuciosamente dibujada del cuello de encaje rígido, mientras que la corona de laurel de poeta queda prácticamente tapada por los prominentes cuernos de su peinado, que estaba muy de moda. Puede que el collar de perlas estuviera diseñado para resaltar la piel tersa de la parte superior del pecho, que contrasta, también, con el intrincado encaje del escote.

Si bien el tema principal del libro es lo inútiles que son los hombres en comparación con las mujeres —y por qué demonios las mujeres los soportan y, lo que es peor, los aman—, en una parte significativa del mismo se aborda la belleza: si es importante, qué significa y cuál es la mejor manera de realzarla. A una de las mujeres, la recién casada Helena, le preocupa que, al hablar de estos temas, estén cayendo en la trampa de un estereotipo femenino injusto:

> Lo que [los hombres] encontrarían ridículo, me parece a mí, es oírnos hablar de algunas de las cosas que hemos estado discutiendo hoy, de las que creen que solo deberían hablar los hombres. En cuanto a la ropa y la belleza, no les importa que nos interesemos por ellas porque las ven como un asunto propio de mujeres.[1]

Aunque había muchos tipos de feminidad en el Renacimiento, al igual que ahora, las ideas tradicionales sobre las mujeres, heredadas de textos clásicos, medievales y religiosos misóginos, consistían en que eran esencialmente inferiores a los hombres en todos los sentidos, una idea reforzada por los estereotipos de la frivolidad y la vanidad. Sin embargo, en el siglo XVI y principios del XVII había una obsesión cultural con el género y se debatían abiertamente esas viejas suposiciones y tópicos. Una pregunta primordial que surgió de todo ello fue: «¿Qué es una mujer?». Esta cuestión se investigó en todos los ámbitos, desde las artes visuales hasta el teatro y la medicina; los médicos estudiaron cómo los rasgos de carácter considerados femeninos (el interés por la belleza, la falsedad y la estupidez, entre otros) estaban relacionados con la fisicidad del cuerpo.

El Renacimiento también fue una época en la que se intentaron muchas fugas imaginativas de la férrea prisión de los roles de género y algunos exploraron las posibilidades de transformación de esos roles, al igual que otros prescribieron normas que fueron rigurosamente aplicadas. Algunos hombres y mujeres, como Fonte, veían nuevas posibilidades para las mujeres si recibían una educación adecuada; a esta insistencia en la igualdad de intelecto entre los sexos es a lo que se ha denominado acertadamente «feminismo renacentista».[2]

> Cuando nace una niña, debería haber el regocijo más profundo en toda la familia. Pero, en cambio, cuando le dicen a un padre que ha tenido una hija, se disgusta, se muestra consternado y se enoja con su esposa.

En la Europa renacentista, las niñas solían ser una decepción para los padres, como revela aquí la exasperada Corinna de la que habla Fonte. Había razones financieras para ello. Tanto las leyes como la costumbre impedían normalmente que las mujeres pudieran hacerse cargo del negocio o heredar la riqueza familiares. En lugar de recibir una educación en escuelas o como aprendices, a las niñas había que protegerlas y educarlas en los conventos o en el hogar, y cuando estuvieran listas para casarse, había que pensar en la dote. Las prebendas, el dinero y los bienes de su familia biológica que la mujer aportaba al matrimonio solían ser considerables y se iban guardando desde la infancia.[3] Sin embargo, quizás aún más importantes que las finanzas eran las creencias culturales: muchos padres renacentistas creían que las niñas eran inferiores a los niños en prácticamente todos los sentidos.

La diferencia entre «sexo» y «género» suele resumirse en que el primero es físico y el segundo, cultural. Mientras que normalmente se entiende que el sexo se basa en factores biológicos como los cromosomas y los genitales, el género es la expresión social de la feminidad o la masculinidad —o algún punto intermedio en una escala cambiante— y desde la infancia está arraigado en una serie de comportamientos, actos, elecciones y deseos —por lo general inconscientes—. Las actuales controversias sobre la identidad de género abordan la relación entre la fisicidad y la expresión de género. Durante la última década más o menos, los investigadores han demostrado que los estudios históricos aportan material valioso para reflexionar sobre el género y las identidades sexuales, al tiempo que estos debates contemporáneos también pueden animar a los historiadores a hacer preguntas nuevas, a menudo reveladoras, a sus fuentes.[4]

Más adelante analizo ejemplos de no conformidad de género en el Renacimiento. Sin embargo, en este libro me centro en la gran mayoría de aquellas mujeres de la Edad Moderna que vieron sus vidas limitadas a causa de malentendidos sobre la relación entre el cuerpo femenino y el potencial de la mujer como ser social e intelectual. Aunque no se puede (ni debe) reducir la feminidad a los órganos reproductivos, la fisicidad de las jóvenes del Renacimiento determinaba sus oportunidades en la vida. La posibilidad de un embarazo hacía que hubiera que proteger la castidad a toda costa y apenas existía protección médica frente a la pesada carga corporal y mental que supone la maternidad. En el Renacimiento, como en la actualidad, la feminidad se entendía como una compleja mezcla de lo físico y lo cultural. Sin embargo, las ideas sobre el sexo físico se basaban en la creencia de que el cuerpo estaba formado por cuatro «humores», tipos de líquidos que tenían cada uno sus propias cualidades en cuanto a calor y humedad. Corinna se lo explica a sus amigas como parte del debate sobre la diferencia entre los géneros:

> Estamos todos compuestos de cuatro elementos, que se combinan para formar las cuatro sustancias o disposiciones principales del cuerpo; esto es, la flema, que se genera del aire; la sangre del agua; la cólera del fuego; y la melancolía de la tierra. Si uno de estos humores predomina en el cuerpo del paciente, el médico debe ser capaz de reconocerlo y elegir el remedio adecuado para corregir el equilibrio y atenuar el elemento dominante.

Los humores se habían asociado ya desde la antigüedad con el grado de humedad y calor del cuerpo, y se correspondían con los cuatro temperamentos. Se decía que los planetas regían los diferentes humores —por ejemplo, que los melancólicos habían «nacido bajo Saturno»—, lo que significa que la astrología desempeñaba un papel importante en la práctica médica. Como señala

Corinna, el equilibrio de los humores también daba lugar a diferentes tipos de cuerpo, diferente propensión a las enfermedades y diferentes personalidades. Esto incluía el sexo. Muchos médicos renacentistas suscribían una idea propuesta originalmente por el antiguo filósofo griego Aristóteles, según la cual los embriones se volvían hembra porque no tenían suficiente calor para expulsar los genitales masculinos. Así pues, las mujeres estaban dominadas por humores fríos y húmedos, mientras que la masculinidad energética era caliente y seca. Además, las mujeres carecían de la «fuerza formadora» para crear embriones; esta la proporcionaba el hombre. Los úteros de las mujeres no eran más que una fuente pasiva de materia a la que dar forma.

Como veremos, este punto de vista fue cuestionado a menudo durante los siglos XVI y XVII, pero en los inicios del Renacimiento la suposición de que las mujeres eran física e intelectualmente inferiores a los hombres era muy común. El personaje de Gaspar, creado por Baltasar Castiglione en su famoso libro *El cortesano*, publicado en 1528, expresa esta opinión típica y denigrante:

> … cómo podáis vos negar … que el hombre por sus calidades naturales no sea más perfeto que la mujer, siendo ella fría por su complisión y él caliente; porque no inoráis vos cuánto más noble y más perfeto sea lo caliente que lo frío, por ser ativo y poderoso de producir … el ser las mujeres frías de complisión, creo yo que sea la causa de sus poquedades y miedos.

Muchas personas de este período asociaban los supuestos defectos de las mujeres con su supuesto físico imperfecto. Al fin y al cabo, la Biblia cuenta que la primera mujer nació de la costilla de Adán como un tipo de ser humano secundario, una compañera para el hombre. Eva demostró la falibilidad de su sexo al caer en la tentación de la serpiente en el jardín del edén. Por tanto, la culpa de que Dios expulsara al género humano del paraíso y lo condenara a una vida de sufrimiento era de las mujeres. Dios castigó a las mujeres por esta primera transgresión con los dolores de la menstruación y el parto; las imperfecciones de los cuerpos femeninos eran consecuencia de los pecados de Eva. Un folleto de 1586 declaraba:

> En [las mujeres] no hay verdad, ni fe, ni lealtad, ni belleza, ni amor, ni caridad, ni sinceridad, solo pretextos tontos y engaños al descubierto. Las mentiras dominan su mísera honestidad y las falsedades abundan … [las mujeres] son la causa de todo daño, el comienzo de toda miseria, el origen de todo sufrimiento.[5]

De acuerdo con esta lógica, la mejor manera de tratar con las niñas y sus cuerpos incontinentes, desorganizados e impredecibles era mantenerlas dentro de la casa y ocupadas. Con ello se garantizaría la castidad hasta el matrimonio y después cabría esperar que pasaran a tener muchos hijos varones sanos. El papel ideal de la mujer en la vida lo ilustra un folleto que enseña a los padres cómo criar a sus hijas, *El Costume de le Donne* [«Las Costumbres de las Mujeres»], publicado por primera vez en 1525.[6]

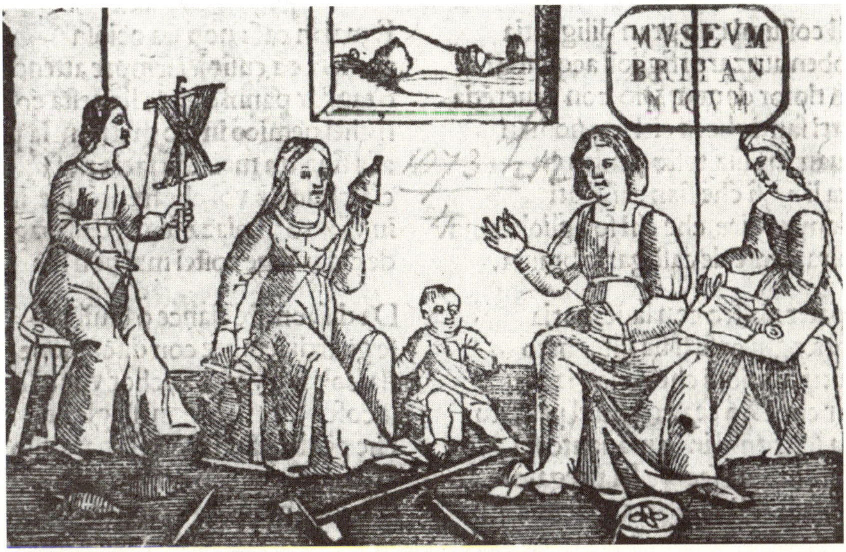

Mujeres y niñas realizando un trabajo «propio» de su género. De *El Costume de le Donne* (1525).

La portada muestra el interior de una casa llena de mujeres dedicadas a hilar y coser, labores femeninas que se creía que inculcaban paciencia e impedían la ociosidad. El folleto recomienda estas ocupaciones y advierte a las jóvenes que no miren por la ventana, hablen demasiado o salgan a la calle sin una dama de compañía.

De hecho, las mujeres eran fundamentales para la producción textil y se las animaba a que se dedicaran a esta labor: cardar la lana e hilarla utilizando un huso o, a veces, una rueca. También se las mantenía ocupadas en el servicio doméstico, ya fuera como sirvientas o mediante relaciones más informales (cuidar a los niños, lavar la ropa, amamantar, cocinar y otras faenas ocasionales por las que a menudo percibían salarios extremadamente bajos), así como cultivando el campo y cosechando alimentos. Otras trabajaban en una amplia variedad de negocios familiares, a veces como socias y a veces como viudas y herederas. En los registros tributarios de Florencia de 1427 figuraban una herrera, una abacera, una papelera, una fabricante de lino, una cambista, una peletera, una banquera y una comerciante internacional.[7]

Así pues, en la práctica las mujeres renacentistas estaban en general tan bien informadas y eran tan trabajadoras y productivas como sus homólogos masculinos, pero lo hacían mientras tenían que lidiar con una cultura que negaba constantemente sus habilidades. En un texto popular del siglo XVI, un médico pregunta sin rodeos: «¿Por qué las mujeres son más imprudentes y tontas que los hombres?»:

> Como las mujeres tienen poros mucho más estrechos y pequeños que los hombres, no pueden evacuar los vapores de su cabeza. Además, las mujeres son de complexión húmeda y cálida, de modo que si generan en su cabeza vapores muy grandes y … un remolino de gases nocivos que no pueden purgar de la cabeza a través de los poros, no puede haber mujeres prudentes y sabias, o solo en muy raras ocasiones.[8]

Las escritoras como Moderata Fonte lucharon contra estos tópicos y vestigios misóginos tan comunes desde la época medieval. Al fin y al cabo, el Renacimiento fue una época en la que los cuerpos, y las sociedades y la cultura que los moldearon, estaban cambiando de forma bastante radical. Incluso los restos humanos nos dan pistas sobre la aparición de una visión más positiva de las mujeres y las niñas. Las osamentas muestran que las mujeres de los siglos XV y XVI eran más altas que sus predecesoras medievales. Aunque no es una ciencia exacta, se calcula que por entonces la estatura media de las mujeres era de 163 centímetros, frente a unos 160 centímetros en los dos siglos anteriores.[9] Esto no se puede atribuir a los excedentes de alimentos debidos al descenso de la población en Europa tras la devastadora pandemia de peste bubónica del siglo XIV, ya que no se aprecia el mismo incremento en la estatura de los hombres. El aumento de la estatura suele indicar que las personas están mejor alimentadas, que tienen más acceso a proteínas de alta calidad. ¿Podría ser que más mujeres de este período estuvieran recibiendo una alimentación más adecuada?

Un aspecto fundamental y dominante de lo que significaba ser mujer en aquella época es la maternidad y la crianza de los hijos. Aunque existían algunos anticonceptivos básicos y poco fiables, y abortivos aún más rudimentarios, muchas mujeres pasaban gran parte su vida, desde la pubertad hasta la menopausia, embarazadas. Tener un bebé anualmente entre los veinte y los treinta años no era algo inusual. Los restos humanos nos dicen mucho sobre las consecuencias de los embarazos y los partos reiterados. Pese a que es probable que su dieta fuera nutritiva y rica en proteínas, la duquesa de Florencia, Leonor de Toledo (1522-1562), que en la imagen n.º 3 del pliego de ilustraciones aparece con su hijo mayor en un retrato de Agnolo Bronzino de alrededor de 1545, sufrió mucho por culpa de enfermedades dentales y cuando murió, a los cuarenta años, solo le quedaban veintitrés dientes, cinco de ellos muy cariados.[10] Leonor tuvo once hijos entre 1540 y 1554, de los que tres murieron en la infancia y otros cuatro antes de cumplir los veinte años. En 1549, entre embarazos, encargó corsés de hierro al armero ducal, lo que podría indicar que para entonces tenía dificultades para mantener el torso erguido.

Con el paso del tiempo, los cambios culturales en la comprensión de la feminidad y los argumentos sobre el valor de la mujer acabarían reflejados en los estudios médicos, y las teorías de Aristóteles sobre la concepción se sometieron a escrutinio a raíz del (re)descubrimiento de una obra del médico clásico Galeno, *Del uso de las partes*, un texto que se puso cada vez más de

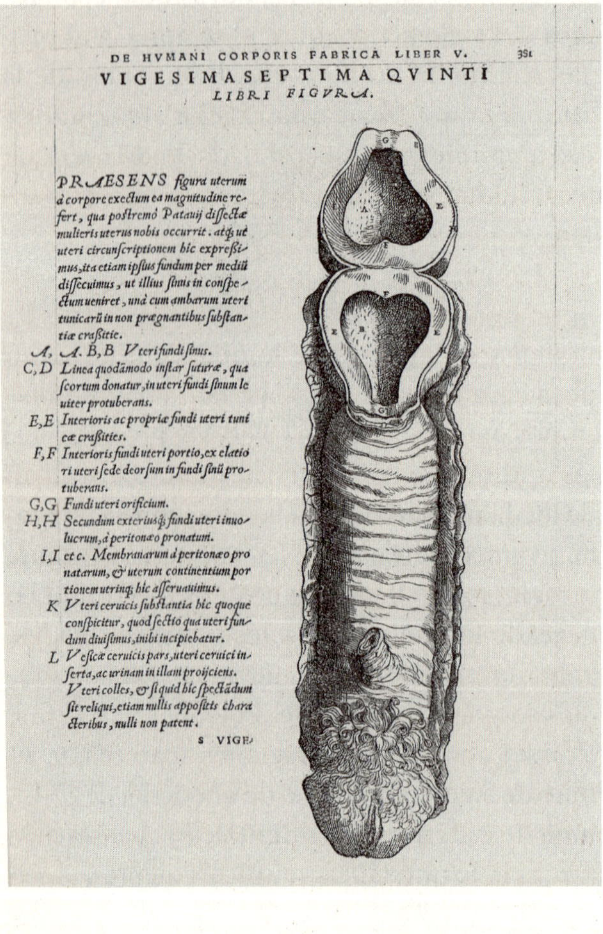

Ilustración del útero, la vagina y la vulva como un pene invertido. De Vesalio, *De humani corporis fabrica* (1543).

moda en los círculos médicos a partir de alrededor de 1500. Galeno (129-216) sugería que las mujeres, al igual que los hombres, producían «semillas», pero más débiles que la versión masculina. Para él, los genitales femeninos eran una versión invertida de los masculinos, lo que dio lugar a confusas ilustraciones del útero y la vagina en los textos médicos del siglo XVI, como en la obra pionera de Andrés Vesalio, *De humani corporis fabrica* (1543), que lleva hasta el extremo la idea del «pene invertido».[11]

Ni siquiera el llamado «descubrimiento» del clítoris por Gabriel Falopio y/o Realdo Colombo en los años cincuenta del siglo XVI hizo que, en los círculos médicos conservadores, cambiara la idea de que existía una correlación entre los genitales masculinos y femeninos, aunque, a medida que avanzaba el siglo, se empezó a considerar que la biología de la mujer era esencialmente diferente a la del hombre, y no simplemente inferior. Girolamo Mercuriale, profesor de anatomía en la Universidad de Padua, afirmó en 1586 que, después de todo, tal vez los cuerpos de las mujeres no eran una ocurrencia tardía, sino «un objetivo primario de la intención de la naturaleza».[12]

Además de estos cambios en la comprensión anatómica, a finales del siglo XVI comentaristas como Moderata Fonte se atrevieron a reinterpretar la lógica del sistema humoral a favor de las mujeres. Su Corinna lo explica así:

> Los hombres, al ser de complexión caliente y seca, y estar dominados por la cólera (todo fuego y llama), son más propensos a ir por mal camino y apenas pueden contener sus tempestuosos apetitos. Y esa es la razón de la fiereza, la rebeldía y la furia de su ira, y de la impaciencia y el exceso de sus deseos ardientes e inmoderados, carnales y de otro tipo. El deseo en los hombres es tan poderoso que sus sentidos dominan la razón.

Esta clase de debates muestra cómo la cultura renacentista retomaba obsesivamente estos cabos sueltos de la distinción de género. El teatro, en particular, ofrecía un espacio en el que se podían explorar estas desigualdades. Las comedias italianas de principios del siglo XVI influyeron en la afición de Shakespeare por el recurso dramático de los gemelos que intercambian géneros, lo que daba pie a confusión, las situaciones sexuales comprometidas y las risas que tanto éxito tenían entre el público. Las mujeres vestidas con ropa de hombre podían aventurarse por el mundo y estar en el centro de la acción, algo que habría sido imposible para una dama virtuosa encerrada en casa con su costura. La primera obra en la que una protagonista femenina se viste como su hermano gemelo fue probablemente *La Calandria*, de 1513, escrita por el cardenal Bernardo Dovizi da Bibbiena. Su personaje Santilla se viste de muchacho para evitar la persecución cuando la capturan las tropas turcas: «Es manifiesto cuánto más afortunados son los hombres que las mujeres», se queja. Y añade: «¿Debo renunciar a esta ropa … y renunciar a esta libertad?». Solo la descubren cuando su confusa amante femenina se da cuenta de que no tiene pene.[13]

Hay un sinfín de obras de teatro e historias de la Italia del siglo XVI en las que vestirse como un miembro del sexo opuesto tiene como resultado una transformación completamente convincente. Este recurso permite a niñas ficticias ir a la escuela como niños para aprender latín, a jóvenes ficticios ser la mujer más hermosa de una fiesta, a hijas ficticias heredar la fortuna familiar como si fueran los herederos varones. Generalmente, como en el caso de Santilla, el juego se acaba debido a algún tipo de encuentro con los genitales, a menudo como parte de una escena de seducción entre personas del mismo sexo. El espectro de la inestabilidad de género liberado por estas obras se regula al final mediante el matrimonio, donde las mujeres y los hombres asumen sus «propios» roles y las esposas sientan la cabeza para llevar una vida normal de subyugación femenina en el hogar.[14]

En las artes visuales y la filosofía tuvo lugar una investigación paralela, aunque por lo general menos humorística, sobre los límites del género a través de la exploración visual de la androginia. Los artistas más de moda a comienzos del siglo XVI creían que una mezcla de ambos sexos era el culmen de la belleza. Esto se puede apreciar más claramente en los jóvenes santos epicenos de Leonardo da Vinci o en las heroicas figuras femeninas musculosas de Miguel Ángel, como la representada en su hermoso dibujo preliminar para la sibila libia del techo de la Capilla Sixtina. Miguel Ángel basó esta figura en un modelo masculino no porque no hubiera modelos femeninas disponibles o a causa de sus propias preferencias sexuales —aunque estuvo involucrado eróticamente con otros hombres en cierta medida—, sino debido a la fascinación estética por la androginia.

Tras la idea de que la forma humana más perfecta podía ser la andrógina subyacían razones teológicas. Como Eva fue creada

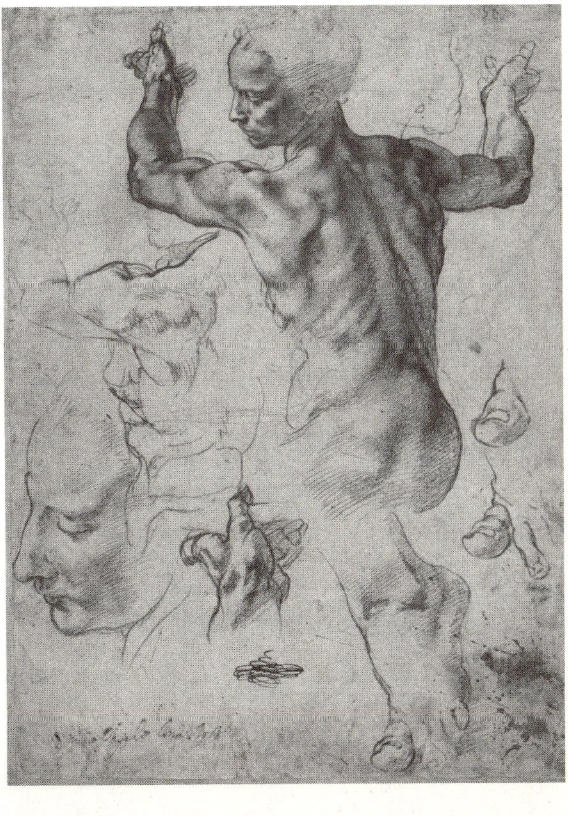

Miguel Ángel, *Estudio para la sibila libia* (1511).

a partir de la costilla de Adán, algunos pensadores del Renacimiento creían que los humanos originales contenían elementos masculinos y femeninos. Otros argumentaban que los iguales se atraen. Por ejemplo, el filósofo neoplatónico Marsilio Ficino sostenía que «las mujeres conquistan fácilmente a los hombres y aún más aquellas que muestran un carácter masculino». De un modo similar, su discípulo Mario Equicola afirmó en 1525 que «el hombre afeminado y la mujer varonil son gráciles en casi todos los aspectos». La belleza perfecta reside en los límites del género.[15]

Esta fascinación por la transición de género no siempre se circunscribía a la imaginación. En las actas judiciales se pueden encontrar algunos ejemplos reales de personas que ahora se podrían describir como transgénero. El maestro de ceremonias papales Johannes Burchard cuenta una trágica historia en una anotación en su diario de 1498. Una cortesana llamada Cursetta tenía en su casa a una sirvienta norteafricana llamada «Barbara la Española». Es muy posible que Barbara estuviera en Roma como consecuencia de la trata de esclavos en el Mediterráneo, donde era habitual que las esclavas se quedaran en las casas y a los hombres se los enviara a trabajar en la agricultura o a remar en galeras. Así pues, parece que Barbara vivía como una mujer y era tratada como tal por los que la rodeaban. Sin embargo, cuando se descubrió que Barbara tenía genitales masculinos, castigaron tanto al sirviente como a la señora a desfilar por las calles de Roma. Cursetta iba vestida con una túnica negra de penitente, pero Barbara caminaba, en palabras de Burchard,

> con un vestido de mujer, con los brazos fuertemente atados a los codos detrás de la espalda, con toda la ropa, incluida la camisa interior, levantada por encima del ombligo para que se pudieran ver sus testículos o genitales y el engaño fuera evidente para todos.

Ambos fueron encarcelados después de este castigo ritualizado. Cursetta no tardó en quedar en libertad, pero Barbara solo salió para caminar en procesión hasta el Campo de' Fiori, donde fue estrangulado públicamente antes de ser quemado en la hoguera.[16] Al igual que en las obras de teatro donde se intercambian los géneros, el castigo exponía de forma visceral que los genitales eran la prueba definitiva del sexo y que la experimentación con la expresión de género era socialmente transgresora y debía ser castigada con dureza.

Curiosamente, al parecer a las mujeres que decidían vivir vistiendo ropa de hombre o simplemente ponerse ropa masculina se las trataba con menos dureza. El travestismo femenino podía tener un componente erótico: a las trabajadoras sexuales a veces se las reprendía por vestirse de hombre para complacer a sus clientes. Hay otros indicios que sugieren que las mujeres simplemente disfrutaban de una mayor libertad si podían pasar por hombres. En las actas judiciales de Verona de 1599 aparece una joven llamada Laura Gallicina, que se vistió de hombre para poder fugarse con su amante (varón) y vivir más libremente. Compareció ante el tribunal con ropa de hombre, pero no le impusieron ningún castigo por este comportamiento aparentemente transgresor.[17]

Quizás el ejemplo más llamativo de una persona que nació mujer y más tarde eligió vivir como un varón fue la soldado española Catalina de Erauso (1592-1650), quien abandonó su vida en un convento para vivir como un hombre durante veinte años y se labró una exitosa (aunque violenta) carrera tanto en España como en México:

> … allí me crié [en el convento]; que tomé el hábito y tuve noviciado; que estando para profesar, por tal ocasión me salí; que me fui a tal parte, me desnudé, me vestí, me corté el cabello, partí allí y acullá; me embarqué, aporté, trajiné, maté, herí, maleé, correteé.[18]

Erauso no solo vestía ropa masculina; también trató de alterar su cuerpo. Un contemporáneo que la conoció en Roma contó que «me dijo que había utilizado algún tipo de remedio para hacer desaparecer [sus pechos]. Creo que se trataba de una cataplasma que le dio un italiano: le dolió mucho, pero el efecto fue muy de su agrado».[19] En el último par de décadas se han comenzado a descubrir estas historias fragmentadas de vidas transgénero y juntas crean una imagen mucho más *queer* del pasado premoderno de la que se tenía anteriormente.[20]

Aunque la inmensa mayoría de las mujeres del Renacimiento crecieron sometidas a restricciones sociales y legales, la moda del siglo XVI de educar a las niñas nos permite hacernos una idea, gracias a las obras de Fonte y otras destacadas escritoras de la época, de lo que podían lograr cuando se apoyaba su aprendizaje. Aunque fue un movimiento limitado social y temporalmente, la Italia septentrional del siglo XVI y otros lugares fueron una cuna del pensamiento y el aprendizaje feministas tempranos. Fue una época en la que los padres, los tíos y otros tutores comenzaron a invertir en la educación de sus hijas; y las madres y las tías instruidas comenzaron a animar a las niñas de su familia a recibir también una educación.

La epopeya caballeresca romántica de Fonte, *Floridoro*, publicada incompleta en 1581, da fe del poder de una imaginación avivada por el acceso a los libros. Cuenta la historia de dos caballeros heroicos, un hombre y una mujer. El protagonista masculino, Floridoro, destaca por su agradable aspecto: con su «bello rostro», su «cabello dorado» y su «tez blanca y bermeja» recuerda mucho al ideal de belleza (femenina) de la época. Su contraparte femenina, Risamante, también es hermosa, pero no se la describe con tanto detalle. Está demasiado ocupada luchando. Entre otras aventuras, mata a una feroz serpiente, derrota a un peligroso dragón y asedia una ciudad. Fonte explica que Risamante es un ejemplo de lo que pueden hacer las mujeres si reciben una educación y se les permite ser libres:

Mujeres de toda edad fueron por la naturaleza
dotadas de gran juicio y ánimo,
y no nacen menos aptas que los hombres para demostrar,
con estudio y cuidado, su sabiduría y valor.
Y ¿por qué si tienen la misma figura,
si no son las sustancias diversas,
si tienen la misma comida y habla,
deben, entonces, tener diferente valor y sabiduría?
Si cuando una hija nace el padre
la pusiera con su hijo a las mismas tareas
no sería en actos elevados y justos
inferior o desigual a su hermano.[21]

Fonte era muy consciente de que su éxito dependía de su educación, y de hombres ilustrados como su abuelo, que desempeñaron un papel importante a la hora de permitir que tuviera acceso a los libros y a una tribuna pública en un momento en el que a otras mujeres se las silenciaba.

Fue un período en el que hombres y mujeres reconsideraron el *statu quo* «natural» y las viejas justificaciones del poder superior de los hombres, argumentando que no tenía su origen en Dios ni en la falibilidad de los cuerpos o los intelectos de las mujeres. Más bien, como sostiene Leonora, el personaje de Fonte, si las mujeres eran «inferiores en estatus, pero no en valía», entonces se trataba de un abuso que se ha introducido en el mundo y con el tiempo se ha traducido en leyes y costumbres.[22] Si las mujeres no eran en esencia, por naturaleza ni biológicamente inferiores, pero aun así se las trataba como miembros menores de la sociedad, entonces el cambio no solo debía ser posible, sino que se convertía en una necesidad moral.

3

La *sprezzatura* y el aspecto natural

En 2019, un equipo de psicólogos de la Universidad de Bruselas publicó un estudio que sostenía que a las mujeres que llevaban cosméticos faciales muy visibles se las consideraba «menos humanas» que a las que iban menos maquilladas. El maquillaje se asociaba con «cuerpos femeninos sexualizados», que se percibían «carentes de mente y de estatus moral, y con menos autonomía, menos rasgos humanos singulares, menos capacidad, menos calidez y menos moralidad que los rostros sin maquillaje».[1] Este estudio recibió una amplia cobertura en la prensa, pese a que su planteamiento era sumamente problemático. Utilizaba «tecnología de cambio de imagen» (¡ni siquiera maquillaje real!) para añadir lápiz de labios rojo coral, sombra de ojos oscura y rímel a las caras sin maquillar de mujeres jóvenes blancas, a las que después se valoraba a partir de esas imágenes burdamente manipuladas. Es como si todo el experimento hubiera sido concebido por personas que solo conocieran vagamente los cosméticos por algún texto moralista victoriano. Solo cabe hacer conjeturas sobre la motivación que subyacía a la redacción de las preguntas: ¿«Menos humanas»?

Lo que los psicólogos de Bruselas estaban investigando no eran las opiniones sobre el maquillaje propiamente dicho, sino las reacciones a cosméticos de color torpemente aplicados que no eran adecuados para los rostros de los sujetos. Ignoraron que se requiere una considerable habilidad para maquillar bien. Las redes sociales han permitido la demostración ahora muy extendida de las posibilidades de los cosméticos: expertos maquilladores muestran a los usuarios cómo manipular su aspecto de un modo que no tiene que ver (necesariamente) con la belleza, sino con la creatividad, el artificio y la pericia. No obstante, es igual de impresionante el hábil uso de tratamientos y cosméticos para cambiar (y mejorar) el aspecto sin la apariencia de artificialidad. Cualquiera que entienda de cosméticos sabe que millones de hombres y mujeres lucen cada día un «aspecto natural» —cuando un espectador sin discernimiento puede pensar que no llevan nada de maquillaje.

Pero, a quién le importa el arte si, como los autores del estudio de 2019, se puede utilizar la psicología para divulgar tópicos misóginos sobre el maquillaje, la inmoralidad y la lascivia que se remontan a la antigüedad clásica: «El arte solo mejora el rostro cuando se disimula. ¿A quién no causan disgusto los mejunjes con que os embadurnáis la cara, que por su propio peso resbalan hasta vuestro seno?», se pregunta Ovidio (43 a. C.-17/18 d. C.) en el tercer libro de *El arte de amar*.[2] No está en contra del maquillaje, sino de usarlo de forma que no parezca natural. El artificio es aceptable, pero es más admirable cuando se oculta, cuando se hace tan bien que no se puede ver. Esta idea se repite una y otra vez en las fuentes del Renacimiento; no es de extrañar que sea la cultura que acuñó el concepto de *sprezzatura*.

Este término lo utilizó por primera vez Castiglione en *El cortesano*. No existe una traducción directa de la palabra. El autor lo describe como un arte que admiraba en sus contemporáneos, capaz de mostrar que «todo lo que se hace y se dice, se viene hecho de suyo sin fatiga y casi sin habello pensado». Para poseer *sprezzatura* es necesario ser capaz de hacer algo de forma brillante sin que parezca que subyazca el menor esfuerzo, parecer la clase de persona que se levanta de la cama bien vestida, perfectamente arreglada y elegante. Se puede expresar esta cualidad en una amplia variedad de campos, desde el buceo y el fútbol hasta la decoración del hogar y el maquillaje: la característica común es que un «aspecto natural» puede requerir mucho tiempo y una gran cantidad de trabajo minucioso.

La «apariencia natural» no tiene que ver con la ausencia de maquillaje. Nada más lejos de ello. Se trata de tener un aspecto exterior que parezca auténtico. ¿Quizás nació con él? O quizás no. Que parezca que se ha hecho un esfuerzo por ocultar los defectos es la antítesis de la *sprezzatura*. La idea de que el maquillaje renacentista consistía básicamente en una espesa base de maquillaje blanco habría espantado a quienes vivieron en esa época. Incluso a las fuentes que defienden el uso de los tratamientos cosméticos les preocupa que el maquillaje parezca evidente y critican a quienes se aplican demasiada «pintura» en la cara.[3] A la escritora feminista Lucrezia Marinella (1571-1653) le horrorizan estas «máscaras pintadas»: «Es indigno y repulsivo llevar cuatro dedos de blanco y rojo en el rostro», advierte.[4]

De hecho, la mayoría de los escritores ven en el maquillaje demasiado espeso una gran oportunidad para la burla. En la influyente obra de Agnolo Firenzuola *Dialogo delle Bellezze delle Donne* (1548), un personaje femenino critica el maquillaje que «no es diferente al revoque o al yeso que se pone en la superficie de las paredes», y continúa, «estos mejunjes, además de arruinar su piel y envejecerlas antes de tiempo, también estropean sus dientes y hacen que parezcan máscaras de carnaval todo el año». Cuanto más se maquilla una mujer, más mayor parece: «Parece un ducado de oro que ha caído en ácido».[5] Cuando la cosmética renacentista era buena, no se percibía fácilmente. En palabras de Marinella, «querrás que tu cuerpo (y todas sus partes) sea valorado como naturalmente bello».[6]

Como demostró el experimento de la Universidad de Bruselas, para muchas personas el maquillaje obvio también es motivo de burla o incomodidad en la actualidad, pero ¿por qué? El Renacimiento puede ofrecer algunas pistas: fue un momento clave en la compleja historia del aspecto natural, en el que se debatió animadamente sobre la relación entre el aspecto superficial y el carácter interno, entre la virtud y la belleza, entre las apariencias y quién se es «en realidad».

Pero ¿qué veo? ¿Qué contemplo
en el líquido cristal?
Una grácil ninfa; no, una grácil diosa…
Ante ti me inclino
con las rodillas y el corazón…
Veo también que cortés a mi saludo
responde…
Y mientras muevo mis labios y bajo
la cabeza, ella inclina la suya…
Siento en el alma encendido
un fogoso deseo de poseer
la celestial beldad que espío…
Demasiado a estos ojos les gustan mis ojos,
demasiado esta cara y el pecho.
¡Al fin me gusto a mí misma![7]

Imaginemos este pasaje de la comedia *Mirtilla* (1588), de la dramaturga y actriz Isabella Andreini, en un teatro. Andreini (1562-1604) interpreta el papel de la ninfa Ardelia y se mira en un estanque de agua imaginario en el suelo del escenario. Al igual que Narciso, el anhelante deseo que siente por su perfecta belleza reflejada mantiene a la audiencia en vilo. ¿Se dará cuenta —no, cuándo se dará cuenta— de que se está mirando a sí misma?

En el grabado, la dramaturga aparece representada al comienzo de su primera recopilación de poemas de 1601, con la cabeza y los hombros en un marco ovalado, como si fuera un espejo, luciendo un peinado de la corte barroca que desafiaba a la gravedad. Su media sonrisa y sus cejas arqueadas invitan al espectador a un mundo de metamorfosis, de fantasía. Andreini fue una empresaria, actriz, comediante y poeta de enorme éxito, que cautivó al público con su capacidad para interpretar un amplio abanico de voces como ventrílocua. Fue una de las primeras actrices femeninas en disfrutar de una fama considerable. La estrofa inicial

Retrato de Isabella Andreini en su libro *Rime* (1601).

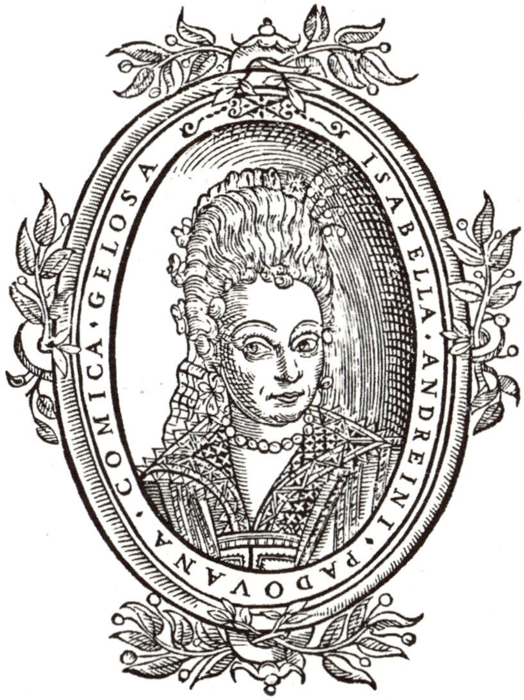

de la recopilación explica cómo manipula a su audiencia adoptando diversas apariencias:

> Si alguna vez alguien estos versos míos olvidados
> lee, no crea estos ardores fingidos
> que en las Escenas amores imaginados
> he usado con emociones falsas…
> Y como en los teatros, ahora mujer,
> ahora hombre, he representado en varios estilos
> cuanto querían enseñar la Naturaleza y el Arte.[8]

La cultura renacentista estaba fascinada con lo que se podría llamar la performatividad de la vida cotidiana y la relación entre el aspecto exterior y la esencia interior. Como hemos visto, el cambio de géneros y crear confusión cómica era uno de los recursos lúdicos favoritos del teatro italiano de principios del siglo XVI, pero esta obsesión iba mucho más allá del escenario. En el mundo cerrado y lleno de intrigas de la corte renacentista no siempre era posible confiar en lo que podían ver los ojos.

La necesidad de guardar las apariencias podía ser implacable y la relación con la verdad interior de la personalidad, una causa de ansiedad obsesiva. Pensemos en el énfasis que hace Maquiavelo en *El príncipe* en parecer (en lugar de ser) moral: «Todos ven lo que pareces ser, pero pocos comprenden lo que realmente eres», explica; o en las instrucciones de Castiglione sobre «vestirse de otra persona» para salir adelante en la corte: exactamente el consejo contrario al actual «sé tú mismo». Hagas lo que hagas, no seas tú mismo, sé quien más podría gustarle a la persona en el poder. En aquellos tiempos, revelar el verdadero yo (la verdadera fe religiosa, lo que se pensaba realmente del patrón) podía arruinarte financieramente o incluso costarte la vida, muriendo decapitado o, sobre todo en Italia, envenenado. El riesgo era muy alto. Shakespeare también volvió a tratar este tema en muchas de sus obras, sobre todo en *Como gustéis*, escrita aproximadamente una década después de la *Mirtilla* de Andreini:

> El mundo entero es un teatro
> y todos los hombres y mujeres, simples comediantes;
> tienen sus entradas y salidas,
> y un hombre a lo largo de su vida representa muchos papeles.

Pero ¿qué dice la idea de la «representación de papeles» sobre esa maraña de conceptos que llamamos el «yo»? Los especialistas en el Renacimiento han estado bregando durante más de siglo y medio con la idea de Jacob Burckhardt, un historiador del arte suizo, de que en este período se produjo el «desarrollo del individuo»:

> Durante toda la Edad Media, y como envueltos en un mismo velo, yacían en el sueño o en una especie de duermevela los dos rostros posibles de la conciencia humana ... Y a través de este velo,

tejido con una peculiar mezcla de fe, infantil desconcierto y delirantes quimeras … el ser humano se percibía a sí mismo tan solo como un simple componente de una gran estructura general: como parte de un pueblo, de una raza, de un partido, de una corporación, de una familia … Y es este velo el que levanta el viento de los cambios por vez primera en Italia … el hombre se convierte también en individuo provisto de un espíritu y se reconoce a sí mismo como tal.[9]

Es probable que un medievalista diga que esta caracterización de la Edad Media no tiene sentido, pero las ideas de Burckhardt sobre el individuo renacentista son sorprendentemente resistentes a décadas de escepticismo, aunque solo sea porque los nuevos tipos de escritura (la autobiografía, el soliloquio, el diario) y las imágenes (el retrato) nos permiten acceder a los intentos de las personas de presentar el «yo» de una manera que era inusual antes del siglo XV. Es como si toda una sociedad comenzara a verse a sí misma desde el exterior y se obsesionara con su propio reflejo, compuesto por muchos Narcisos que ven su imagen por primera vez: «¡Al fin me gusto a mí misma!».

Cualquier historia de los cosméticos y la belleza tiene que considerar la relación entre apariencia e identidad. Antes del siglo XVI era difícil que las personas pudieran verse a sí mismas en su totalidad desde un punto de vista exterior, del modo que podían verlos los demás. De hecho, el espejo de cuerpo entero fue una innovación arquetípica del Renacimiento, y yo diría que tan representativa de la época como la imprenta, el atlas o la pistola.[10] En 1507, Andrea y Domenico del Gallo consiguieron una patente para fabricar «espejos de vidrio verdadero» en la isla de Murano, cerca de Venecia, un lugar que sigue siendo famoso por sus maestros vidrieros. Antes de eso, los espejos planos estaban hechos de metal pulido y también se podían encontrar unos pequeños y redondos de vidrio soplado para sostener en la mano. Normalmente eran convexos, abombados hacia fuera, por lo que distorsionaban los rasgos. El caballero hospitalario y humanista

Sabba da Castiglione parodió en su diario el efecto de mirarse en un espejo convexo:

> Magnifica tanto el objeto natural, que las pestañas, el cabello y los pelos de la barba parecen las cerdas de un jabalí viejo o las ramitas de una escoba, y los dientes los de un caballo turco más viejo que el mío, que tiene cincuenta años.[11]

El joven y precoz pintor Parmigianino se dio a conocer en 1524 con su autorretrato en un espejo convexo (véase el pliego de ilustraciones, imagen n.º 5), cuando tenía unos veintiún años. El cuadro tiene la forma redonda y el tamaño manejable (unos 24 centímetros de diámetro) de un espejo real, lo que deleitaba a los espectadores, que al mirarlo veían a un joven vestido con elegancia en lugar de su propio reflejo. El rostro en el centro parece distante en comparación con su gigantesca mano, que domina la parte inferior del espejo. Hay que colocarse cerca de un pequeño espejo convexo para poder ver mucho: no hay forma de obtener una buena imagen de todo el cuerpo. Así es como la mayoría de los hombres y mujeres solían ver su reflejo hasta el siglo XVI.

Pensemos en lo asombroso, aleccionador, decepcionante o divertido que resulta observarse por primera vez en un espejo de cuerpo entero plano y nítido. «Es difícil para nosotros imaginar lo sorprendente que debió ser para nuestros antepasados poder verse reflejados por primera vez de la cabeza a los pies en una sola lámina de vidrio», escribe Peter Thornton.[12] Como nunca antes, las personas se miraban en su totalidad, como si fuera desde el exterior, entendían más claramente cómo las veían los demás y eran capaces de evaluar todo su cuerpo. Con dos espejos, incluso podían observar partes del cuerpo que normalmente estaban ocultas, verse por detrás.

A partir de la década de 1510, los espejos empezaron a convertirse en un tema típico de pintores venecianos como Giovanni Bellini y Tiziano. Permitían a los artistas experimentar con nuevos efectos pictóricos (superficies reflejantes, el cuerpo desde diversos ángulos, destellos reflectantes), al tiempo que incitaban al espectador a la autorreflexión sobre la pintura y el tiempo, la imaginación y la mímesis, y el carácter transitorio de la belleza y la propia vida. Estas posibilidades visuales e intelectuales debían hacer que el precio mereciera la pena. El pintor del norte de Italia Lorenzo Lotto encargó un espejo de Murano en 1549 por veintidós ducados, el equivalente aproximado a tres semanas de salario de un maestro artesano.[13]

Gran parte del juego de los espejos de Tiziano tenía que ver con mujeres que se miraban a sí mismas mientras se vestían, se peinaban o tal vez se aplicaban algún tipo de ungüento de un frasco, como en *Mujer ante el espejo*, de 1512-1515 (véase el pliego de ilustraciones, imagen n.º 4). En este, una joven se mira en un pequeño espejo plano mientras un hombre sostiene otro convexo detrás de su cabeza. Este género pictórico surgió a principios del siglo XVI y sería popular durante un par de siglos; estas pinturas se encuentran ahora agrupadas bajo la poco atractiva denominación de cuadros de «mujeres en el baño». La palabra *toilet*, que viene de *toile*, la tela translúcida que podría haber servido para cubrir el tocador, era originalmente un eufemismo que designaba una serie de cosas que una dama podía hacer en privado en su vestidor y hasta el siglo XIX no pasó a estar específicamente relacionada con el baño.

Estas pinturas de «mujeres que se arreglan» —que se extenderían más allá de Italia, sobre todo a Francia y los Países Bajos— son vistas a veces como una mera oportunidad de echar un ojo, ya que dan acceso al espectador —se presupone que varón heterosexual— a una actividad que normalmente es privada. Les permite espiar a las mujeres antes de que se hayan puesto el caparazón que las protege de la mirada del mundo exterior; de ese modo, tal vez, se pueden asegurar de observar su «verdadera» belleza, su rostro «natural». Como veremos, este era un consejo que se daba a los pretendientes. Sin embargo, estas imágenes no se limitan a ver la «verdad» del aspecto exterior de las mujeres; son también una meditación sobre el propio hecho de observar, un intercambio de reflexiones y miradas.

Belleza y virtud

Giulia Bigolina (*c.* 1518-*c.* 1569) se lamentó de la obsesión de su cultura por la belleza exterior:

> Dos son las bellezas en la mujer amadas y deseadas por el hombre, es decir, la belleza del cuerpo y la belleza del alma, y la naturaleza incorruptible e inmortal de una y la naturaleza corruptible y fugaz de la otra ponen de manifiesto cuánto más querida y apreciada ha de ser una que la otra.[14]

Bigolina fue la primera mujer que escribió un «romance en prosa», un precursor de la novela moderna. Su obra *Urania*, escrita alrededor de 1557, cincuenta años más o menos antes de que Cervantes concluyera su épico *Don Quijote*, languideció inadvertida durante siglos en la Biblioteca Trivulziana de Milán hasta que en 2002 Valeria Finucci la editó, publicó y tradujo posteriormente al inglés.

No se sabe mucho acerca de Bigolina. Provenía de una familia acomodada de la ciudad universitaria de Padua, en el norte de Italia y, según un cronista local, era «una poeta virtuosa, docta en las lenguas toscana y latina».[15] Excéntrico y a veces incoherente, *Urania* es un texto extraordinario que está impregnado de la cultura renacentista italiana en la que Bigolina creció. Es a un tiempo un libro de viajes, una comedia de errores con intercambio de géneros y un tratado que defiende la igualdad espiritual e intelectual de las mujeres. Y, sobre todo, *Urania* es una historia con moraleja que advierte de los peligros de la belleza superficial.

En la dedicatoria, dirigida a un joven abogado amigo, Bigolina cuenta que está considerando encargar un retrato y regalárselo para que no la olvide. Mientras está sola en su alcoba reflexionando sobre esto, nota un tirón en la falda y, al volverse, ve a un hombre pequeño desnudo con una cabeza enorme en la que destaca un gran ojo-espejo circular. Aunque ella está completamente vestida, se refleja en ese ojo completamente desnuda. El hombre le explica que es la justicia que todo lo ve y la convence para que le envíe a su amigo el verdadero fruto de su corazón y de su mente a través de la escritura, en lugar de un retrato, una mera representación de su aspecto externo.

La historia propiamente dicha comienza cuando la poeta Urania es rechazada por su antiguo amante, Fabio, quien se enamora de una mujer que era «mucho más bella que Urania, pero palidecía en comparación con su virtud». La protagonista está devastada y decide vestirse con ropa de hombre para tener la libertad de huir de su ciudad natal y viajar por Italia. Vive muchas aventuras, entre las que figuran asesorar a un grupo de mujeres sobre cómo elegir un buen marido y acometer una defensa a gran escala del sexo femenino ante un grupo de hombres. Con el tiempo, Fabio comprende que ha cometido un gran error y admite que el aspecto es menos importante que ser una persona decente.

Puede que en su relato Bigolina estuviera satisfaciendo algún deseo —¿la habrían abandonado por otra mujer?—, pero es imposible saberlo con certeza. Como veremos en el capítulo siguiente, ser la perdedora en la competición de las negociaciones matrimoniales renacentistas debía ser profundamente desalentador. No obstante, su llamamiento a considerar el valor interior no estaba en sintonía con las ideas predominantes. La filosofía neoplatónica, popular desde finales del siglo XV, relacionaba estrechamente el amor con la belleza y la virtud, una idea adoptada tanto por escritores como por escritoras. «El amor (si mi juicio no yerra) no es más que el deseo de algo hermoso y bueno», afirmaba la poeta Chiara Matraini.[16] La poeta cortesana y filósofa Tullia d'Aragona (*c.* 1510-1556) fue la primera mujer en tratar ampliamente la relación entre la belleza, el amor y la virtud. En su tratado de 1547, *Dialogo della infinita di amore* [Diálogo sobre lo infinito del amor], sostiene que el amor «es desear disfrutar y estar unido a lo que es verdaderamente bello o lo que le parece bello al amante».[17]

Muchas personas suponían que la hermosura equivalía a una buena salud y a una personalidad virtuosa: «La belleza del rostro es sobre todo una señal de la bondad interior del alma», escribió Lodovico Domenichi en un diálogo de 1549.[18] Esta idea la llevaría al extremo el muy influyente y famoso médico español Juan Huarte (1529-1588), quien mostraba a los hombres cómo evaluar la idoneidad de las mujeres como posibles esposas basándose en los principios de la fisonomía. El libro de Huarte sobre la inteligencia, *Examen de ingenios para las ciencias,* fue publicado en español en 1575 y traducido al francés, el italiano y el inglés en los veinte años siguientes.[19] Huarte se posicionaba claramente en el lado misógino del debate: la mujer fue creada por «Dios fría y húmida, que es el temperamento necesario para ser fecunda y paridera, y el que contradice al saber», explica. Por suerte, es capaz de dar consejos a los hombres para que encuentren una esposa a la que poder fecundar fácilmente para que engendre un hijo varón inteligente.

Divide a las mujeres en tres grados de «frialdad y humedad», reconocibles a través de cinco cualidades: intelecto, comportamiento, voz, gordura o delgadez, color de la piel, cabello y si son bellas o «deformes». Las mejores pertenecen al «segundo grado»: son bellas, suaves, gentiles y ríen con facilidad. Carecen prácticamente por naturaleza de vello corporal y el poco que tienen es dorado. Son obedientes de manera innata (una expresión de fertilidad) y los hombres pueden casarse con ellas sin tener en cuenta su propio temperamento humoral. En el «tercer grado» las mujeres son «tontas y atolondradas». Son gordas, con la piel muy blanca, el cabello rubio platino, un cuerpo completamente libre de vello y no son muy hermosas. Solo deberían casarse con hombres que tengan humores cálidos y secos para mitigar su frialdad y humedad. Una mujer de «grado uno» tiene unos niveles de calor y sequedad excesivamente altos, por lo que se la ha

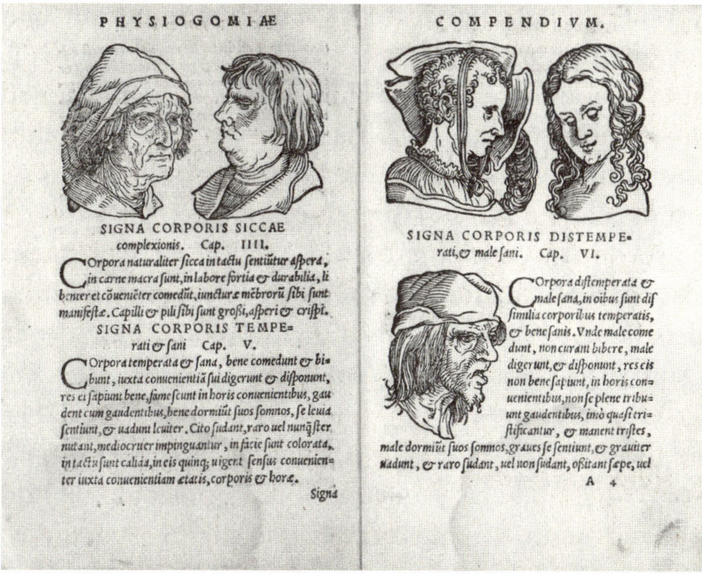

PHYSIOGOMIAE

SIGNA CORPORIS SICCAE complexionis. Cap. IIII.

Corpora naturaliter sicca in tactu sentiũtur aspera, in carne macra sunt, in labore fortia & durabilia, libenter et cõueniẽter comedũt, iuncturæ mẽbrorũ sibi sunt manifestæ. Capilli & pili sibi sunt grossi, asperi & crispi.

SIGNA CORPORIS TEMPERATI & sani Cap. V.

Corpora temperata & sana, bene comedunt & bibunt, iuxta conuenientiã sui digerunt & disponunt, res ei sapiunt bene, famescunt in horis conuenientibus, gaudent cum gaudentibus, bene dormiũt suos somnos, se leuia sentiunt, & uadunt leuiter. Cito sudant, raro uel nunq̃ sternutant, mediocriter impinguantur, in facie sunt colorata, in tactu sunt calida, in eis quinq; uigent sensus conuenienter iuxta conuenientiam ætatis, corporis & horæ.

Signa

COMPENDIVM.

SIGNA CORPORIS DISTEMPERATI, & male sani. Cap. VI.

Corpora distemperata & male sana, in oĩbus sunt dissimilia corporibus temperatis, & bene sanis. Vnde male comedunt, non curant bibere, male digerunt, & disponunt, res eis non bene sapiunt, in horis conuenientibus, non se plene tribuunt gaudentibus, imò quasi tristificantur, & manent tristes, male dormiũt suos somnos, graues se sentiunt, & grauiter uadunt, & raro sudant, uel non sudant, ositant sæpe, uel

A 4

Bartolomeo della Rocca, *Physiognomiae et chiromantiae compendium* (1536).

de evitar, ya que es probable que no sea fértil. Posee una gran inteligencia y habilidad, tiene buena imaginación y nunca cede en una discusión «por pequeña que sea y, por tanto, se vuelve insoportable». «Por lo general, son buenas conversadoras y no les da miedo mirar a los hombres a los ojos», prosigue. Tienen una voz áspera y grave, son delgadas, con la piel oscura y mucho vello corporal, incluso un poco de barba. Son feas y tienen mucho pelo oscuro y rebelde.[20]

Las observaciones de Huarte se basaban en la seudociencia de la fisonomía, que fue popular durante el siglo XVI. Los manuales ilustrados prometían ayudar a los lectores a comprender las inclinaciones personales de las personas de su entorno con solo observar su aspecto. La obra en latín de Bartolomeo della Rocca *Physionomiae*, de 1536, tenía por objeto entrenar a sus lectores en este arte.[21] En la parte superior izquierda de la ilustración se muestran los signos de los «humores secos» y en la parte inferior derecha, a un hombre cuyos humores son desordenados. La pareja tiene un equilibrio de humores «perfecto». El hombre, de perfil, mira con decisión al frente, enmarcado por un sombrero exageradamente grande. El cabello de la joven es dorado, con rizos suaves que caen sobre sus hombros: es tímida por naturaleza y mantiene la mirada baja. Las mujeres con el equilibrio de humores perfecto son idealmente hermosas y saludables, y serán unas esposas obedientes y diligentes.

El uso de los cosméticos socava todas estas estrategias de diagnóstico. ¿Qué ocurre si tu prometida no es rubia natural, tiene la cara llena de manchas y la eliminación del vello de su cuerpo es solo algo pasajero? *La formación de la mujer cristiana*, de Juan Luis Vives, fue un éxito de ventas en toda Europa. El libro argumentaba en contra de los cosméticos femeninos por varias razones, pero una de las preocupaciones principales era que engañaban a los pretendientes: «¡Desgraciada! Si el marido siente atracción hacia ti exclusivamente por los afeites, en el momento que te desprendas de ellos, ¿cómo vas a resultarle agradable?». Y prosigue diciendo que sería una insensatez comprar un caballo al que solo se hubiera visto engalanado en lugar de con el aspecto que le dio la naturaleza, que compramos los esclavos y jumentos sin adornos, pero no las esposas.[22]

Hay una fantasía masculina que es recurrente en esta época: pillar a las mujeres por sorpresa para comprobar cómo son sin maquillaje. Lodovico Domenichi en su *Dialogo d'amore* (1562) aconseja a los posibles pretendientes ver a su interés amoroso «inmediatamente después de que se haya levantado de la cama, antes de que se haya maquillado y ataviado para complacer a los demás. De esta manera se podrán descubrir y conocer fácilmente todos sus defectos».[23] Las fuentes también repiten sin cesar una historia sobre un juego en una fiesta muy poco agradable que supuestamente ideó una cortesana de la antigua Grecia, Friné:

> Friné, amada por el escultor Praxíteles, se encontraba en una fiesta con muchas otras mujeres e inventó un juego en el que todos se lavaban la cara y, al revelar todas sus arrugas, solo ella parecía hermosa.[24]

Sin embargo, muchas mujeres astutas del Renacimiento, en lugar de aplicarse productos que se pudieran lavar, usaban sustancias como el mercurio, que cambiaba el color de la piel directamente, y coloretes y barras de labios que teñían la piel y duraban varios días. Tal vez, después de todo, Friné no era una belleza tan «natural»; puede que solo estuviera mostrando con éxito su *sprezzatura*.

Manipular la naturaleza

Uno de los cambios radicales que experimentó la historia de la cosmética en aquella época fue la creciente implicación de los médicos en la cultura de la belleza y la creencia de que esta se podía manipular «desde dentro». Al fin y al cabo, se pensaba que era factible influir en el equilibrio humoral del cuerpo mediante la manipulación de factores externos, así que ¿por qué no? A estos factores se los denominaba las seis cosas «no naturales»: el aire, el movimiento/descanso (incluido lo que llamaríamos ejercicio), la comida y la bebida, la evacuación y la retención, el sueño/vigilia y las emociones. En los regímenes de salud que se popularizaron en toda Europa en este período, se instaba a las mujeres y a los hombres a limpiar sus cabezas durante una media hora por la mañana para purgar el cuerpo de lo que en el Renacimiento llamaban «excrementos», que se habían acumulado en el estómago durante la noche: ¡Escupa! ¡Tosa! ¡Suénese la nariz! ¡Estornude! ¡Quítese las legañas! ¡Retire la cera de sus oídos! ¡Lávese los dientes! Estas abluciones servían tanto para la salud como para la belleza.[25]

Con los avances en la ciencia médica surgió un nuevo interés académico por la medicina cosmética, que alcanzaría su punto álgido en la Facultad de Medicina de la Universidad de Padua en la segunda mitad del siglo XVI. Allí los estudiantes recibieron clases sobre este tema de algunos de los médicos más influyentes de la época, entre ellos Gabriel Falopio. En algún momento en los años cincuenta impartió en Padua su conferencia «De decoratione», que sería publicada después de su muerte como parte de sus obras completas.[26] Su deliberación sobre la salud cosmética comienza con una consideración de la relación entre salud y belleza. La belleza externa es una señal de la perfecta armonía del interior del cuerpo, con todos los humores en equilibrio. Por tanto, se podría entender la fealdad como un problema médico. Defendía la proporción natural y estaba totalmente en contra de la belleza que era «pintada»; eso era «prostitución», explicaba. Sin embargo, si la «belleza natural [de una persona] es destruida por la fealdad, podemos decir que se requiere sin duda el poder del médico».[27]

Giovanni Marinello —a quien ya conocemos y que aparece con frecuencia en este libro— fue probablemente uno de los estudiantes de medicina que siguió con avidez las clases de Falopio y posteriormente tradujo y adaptó muchos de los preceptos de sus maestros en *Gli ornamenti delle donne.* Marinello creía firmemente en la capacidad de la medicina humoral, y también consideraba que el cuerpo femenino era una materia prima que se podía moldear para darle la forma perfecta. Solía recomendar purgantes (medicamentos para provocar diarrea y/o vómitos) como remedios de belleza y a veces llevaba la lógica de la medicina humoral a extremos fascinantes, como en el fragmento siguiente, donde defiende su consejo para agrandar los ojos:

> Muchos son firmes en la opinión de que los ojos que son pequeños por naturaleza no se pueden hacer más grandes, porque o bien han sido heredados de parientes, o creados de esa manera porque sus antepasados los han formado de esa manera, o sus abuelas carecían de material cuando fueron producidos … Hoy en día que estamos adoptando muchas cosas, y poseemos el ingenio para imitar [a la naturaleza] en lo que podemos, ¿por qué no podemos hacerlo en este caso, como lo hacemos en infinidad de otros? Creo firmemente que no hay nada a lo que no podamos dar crecimiento por algún medio y me reafirmo en esta creencia ya que sabemos mucho sobre

cómo transmutar de gordo a delgado y flaco, y de delgado a muy gordo.

Como los ojos pequeños se debían a humores fríos y secos, su consejo es que los enfermos cojan una esponja empapada en agua tibia y se laven alrededor del ojo varias veces o que, para un mejor resultado, usen leche tibia. El vino blanco y los alimentos nutritivos, los baños calientes frecuentes y el lavado de la cabeza también deberían ayudar. Lo mejor que se puede hacer, sin embargo, son «deportes de pelota, ejercicios de cabeza y contener la respiración; todos ellos son muy útiles para el ojo».[28]

Estas creencias de Marinello, por ridículas que sean, también exponen la inestable base que subyace al aspecto natural. Los cuerpos humanos siempre son, más o menos, producto del artificio, desde la cuna hasta la tumba. Dejar el cuerpo, la cara y el cabello sin cuidados —y los cuidados combinan inevitablemente higiene e estética— es menos natural que negligente. Los médicos del Renacimiento trazaron una línea divisoria entre su manipulación médica «natural» de los humores y la «pintura», que asociaban a la sexualidad femenina descarriada. Sin embargo, como veremos, esta distinción tenía raíces ideológicas, relacionadas con una tendencia más amplia a que los médicos se apropiaran de los conocimientos de las mujeres en una amplia variedad de campos.

Cuando se aplican con éxito, los cosméticos transforman nuestro aspecto externo de un modo que puede poner en entredicho y desbaratar las preconcepciones sobre la edad, el género, la clase social o la raza. Este potencial subversivo es, quizás, lo que provoca unas reacciones negativas tan viscerales en algunos espectadores, hoy y en el pasado.

Segunda parte

OPINIONES

4

La cultura de la belleza renacentista ¿era opresiva o empoderadora?

Cuando se trata de la historia de la higiene, la belleza y la cosmética, existe una asombrosa amnesia cultural. Personas de todos los períodos de la historia a las que les preocupan las presiones para tener buen aspecto suelen hablar de ello como si fuera algo nuevo, algo provocado por la aparición de la alfabetización de las mujeres, las revistas femeninas o las redes sociales. Naturalmente, todo ello cambia nuestra manera de entender nuestro aspecto, pero, desde un punto de vista histórico, Instagram, la cultura de los *selfies* y demás no son más que los puntos álgidos más recientes de una larga saga. Los debates sobre el embellecimiento femenino han tendido a ser complejos y aparentemente contradictorios: por un lado, han insistido en la libertad de las mujeres para ataviarse como deseen y, por otro, han alegado que la cultura de la belleza no es más que otra presión que se ejerce sobre las mujeres para que se sometan. Como veremos en este capítulo, las propias mujeres han estado debatiendo sobre el potencial opresivo y empoderador de la belleza desde hace al menos seiscientos años.

Cosméticos: argumentos en contra

La humanista bresciana Laura Cereta (1469-1499) fue una niña aficionada a la lectura a la que educaron en un convento desde los

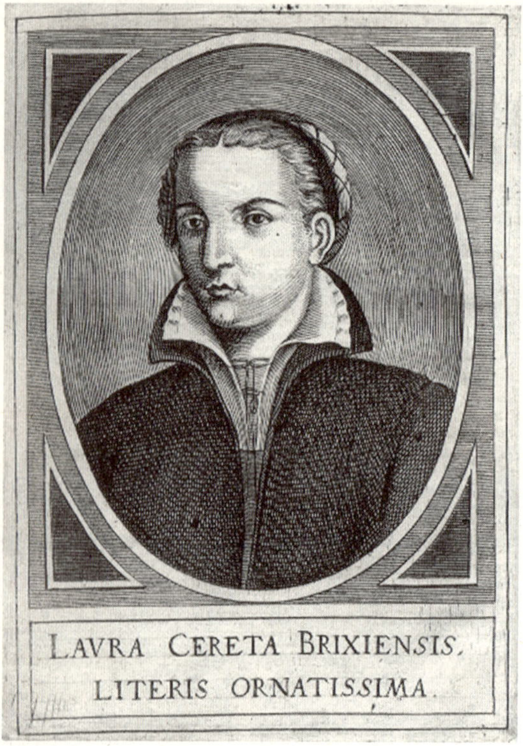

Retrato póstumo
de Laura Cereta.
Frontispicio de *Epistolae*
(1640).

siete años. Cuando regresó a su casa cumplidos los once para ayudar en el hogar, leía en secreto por la noche textos clásicos en su habitación. En su correspondencia en latín, que pretendía que tuviera una amplia difusión, Cereta defendía convincentemente la igualdad intelectual entre la mujer y el hombre o incluso la superioridad de esta, y alegaba, como haría Moderata Fonte un siglo más tarde, que las niñas solo sufrían la falta de una educación adecuada. Tras citar a numerosas mujeres famosas y cultas de la historia, Cereta reprendía a una de las personas con las que mantenía correspondencia por haberla calificado de «excepcional» y argumentaba que «la naturaleza otorga a todos los seres humanos por igual la libertad de aprender».[1]

Durante su vida tuvo que afrontar el problema harto conocido de que las tareas domésticas no le dejaran tiempo suficiente para investigar y escribir. No tuvo hijos —su marido murió dos años después de la boda, cuando Cereta solo tenía diecisiete años—, pero se había visto obligada a abandonar sus estudios para cuidar de la casa de su padre cuando era una adolescente y estaba siempre exasperada por las necesidades de su familia. «El tiempo es un bien terriblemente escaso para aquellos de nosotros que dedicamos nuestras capacidades y nuestra labor por igual a nuestras familias y nuestro propio trabajo», se quejaba en una carta de 1486.[2] Era necesario hacer sacrificios, levantarse temprano, leer toda la noche, adquirir conocimientos. En su opinión, todas las mujeres tenían la oportunidad de educarse si, como ella, elegían el camino del aprendizaje. ¿Por qué no lo hacían? Más allá del trato que recibían de hombres poco comprensivos, también era culpa suya. Las mujeres estaban demasiado preocupadas por trivialidades, entre ellas tener que parecer atractivas:

> Algunas mujeres se preocupan por el peinado de su cabello, la elegancia de su ropa y las perlas y demás joyas que lucen en los dedos. A otras les encanta decir cosas bonitas, ocultar sus sentimientos tras una máscara de tranquilidad, disfrutar del baile y llevar perritos con una correa.[3]

En otras cartas, Cereta reprende a las mujeres que recurren al chismorreo y critica a las que se interesan por la moda y la belleza:

> Muchas mujeres se ponen pan en el rostro para suavizarlo y muchas exfolian erróneamente su cutis lleno de arrugas. En realidad, son pocas las mujeres que no se pintan la cara enrojecida con unos polvos de albayalde blancos como la nieve. Otras se empeñan en parecer más hermosas con sus vestidos exquisitos y exóticos de lo que el creador de la belleza dispuso para ellas. Me avergüenza la irreverencia de algunas que enrojecen sus níveas mejillas con un tinte escarlata y usan sus ojillos furtivos y sus bocas risueñas para perforar los corazones ya envenenados de los que las miran … ¡Ay, cuán aviesa es la debilidad de nuestro sexo en sus deleites![4]

Al censurar el interés por el aspecto externo, Cereta estaba defendiendo la vida del espíritu y la mente. Veía el interés de las mujeres por su imagen como una especie de falsa conciencia, como algo que harían bien en evitar si querían lograr la paridad con los hombres gracias a la educación.

La susceptibilidad de Cereta con las mujeres que perdían el tiempo con su aspecto puede que esté relacionada con las dificultades que tuvo toda su vida para que la tomaran en serio como erudita. En una época en la que la fluidez verbal de las mujeres se solía equiparar con la promiscuidad, Cereta insiste en que su valor radica en las cualidades superiores del intelecto, no en el aspecto físico. En una carta a un amigo se describe a sí misma como «una pequeña mujer que es humilde tanto en su apariencia como en su vestimenta, ya que me preocupo más por las letras que por los adornos».[5]

Su predecesora intelectual Isotta Nogarola (1418-1466) sufrió aún más debido a su prominencia en la escena pública por ser una mujer inusualmente culta. Fue acusada de adulterio y promiscuidad, incluso de incesto, en habladurías que a veces le resultaban insoportables: «Se mofan de mí por toda la ciudad, las mujeres se burlan de mí», se quejaba en una carta de 1439.[6]

El llamamiento de Cereta a las mujeres para que evitaran preocuparse por su aspecto pertenece a una corriente del pensamiento feminista que reaparecería en los siglos siguientes. Por ejemplo, la actitud de Mary Wollstonecraft (1759-1797) hacia la belleza femenina en *Vindicación de los derechos de la mujer*, de 1792, tiene mucho en común con Cereta. En este libro argumentaba que a sus iguales les «enseñaban desde la infancia que la belleza es el cetro de la mujer» y la mente, «vagando en su jaula dorada, solo busca adornar su prisión». Parece que se vuelven a repasar los pros y los contras del embellecimiento femenino cada vez que los cambios sociales ponen en entredicho de algún modo las categorías de género, como ocurrió en el siglo XX cuando las mujeres asumieron un papel activo en tiempos de guerra, cuando surgieron nuevos medios como la fotografía o, ahora,

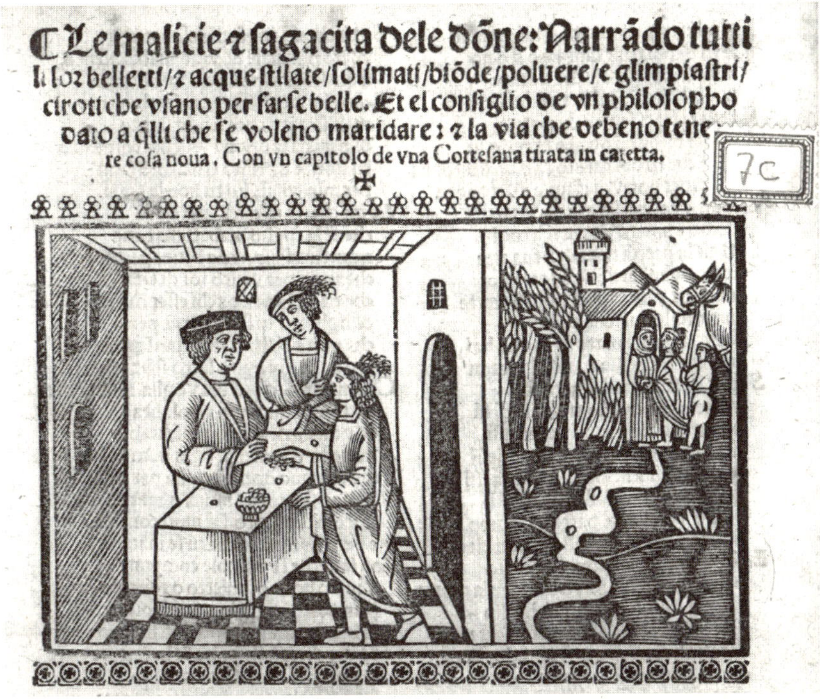
Le malicie e sagacita dele dōne: Narrādo tutti
li lor belletti/ e acque stillate/sollimati/biōde/poluere/e glimpiastri/
ciroti che vsano per farse belle. Et el consiglio de vn philosopho
dato a qlli che se voleno maridare: e la via che debeno tene
re cosa noua. Con vn capitolo de vna Cortesana tirata in caretta.

Mujer visita una botica. De *Le malicie e sagacita delle donne* (1530).

con la omnipresencia de las redes sociales.[7] A finales del siglo XX se pedía a las mujeres que se resistieran al «mito de la belleza», pues vendía unos cánones de belleza inalcanzables para obstaculizar el avance del feminismo o, en los últimos años, que se recordaran a sí mismas que «ya son suficiente».[8]

Sin embargo, la reprobación del interés por la ropa y el maquillaje también puede sonar a misoginia y ese fue el caso de muchos folletos y libros del Renacimiento, que se deleitaban en satirizar la cultura de la belleza femenina. Folletos reimpresos con frecuencia, como *Le malicie e sagacita delle donne*, se burlaban de los «miles de ampollas, paquetitos y frascos» llenos de las «porquerías con que se cubren las mujeres». Los ataques contra las prácticas cosméticas femeninas fueron habituales y se volvieron cada vez más virulentos durante la reforma de la Iglesia católica en los siglos XVI y XVII. El escritor Giuseppe Passi hace muchas observaciones sobre las mujeres y los cosméticos, todas ellas mordaces, en su tratado *I donneschi difetti* [Los defectos de la mujer], publicado en 1598. Algunos de sus pensamientos recuerdan a los de Cereta:

> Toda su atención y pensamiento están dedicado únicamente a lavarse, adornarse, embellecerse, ponerse rizos, hacerse tirabuzones, ondularse el cabello, blanquearse la cara y colorearse la frente con diversas lociones y cosméticos ... tienen siempre delante espejos, peines, paños, frascos de cerámica, tarros de cristal, cajitas, vasijas pequeñas, cofres minúsculos llenos de de mil vanidades, preparadas según su invención.[9]

Según su razonamiento, las mujeres están obsesionadas con el embellecimiento y el adorno a expensas de cualquier otro posible pasatiempo.

Los argumentos feministas a favor de la belleza

Con esta forma de pensar misógina en mente, quizás no sea de extrañar que la actitud crítica de Cereta hacia el embellecimiento de la mujer la convirtiera en un caso atípico, sobre todo entre las escritoras feministas de los siglos XV y XVI. Muchas mujeres sostenían que los problemas que tenían para ser consideradas como iguales no se debían a que pasaran demasiado tiempo pensando en su imagen, a cómo llevaban el pelo o al dinero o el tiempo que invertían en cosméticos; al contrario, su aspecto era uno de los pocos ámbitos en el que tenían cierta autonomía. Argumentaban que el problema no era la actitud de las mujeres hacia la belleza, sino los hombres.

Todavía ahora algunos hombres se quedan perplejos cuando se les explica que el interés de las mujeres por la ropa y el maquillaje no tiene que ver simplemente con atraer la atención del sexo masculino. Christine de Pizan (1364-1431) fue probablemente la primera mujer en analizar esta cuestión. Era hija de un médico veneciano, pero se trasladó con su padre a la corte francesa cuando era una niña. Enviudó a los veinticinco años y, enfrentada a la miseria, se empezó a ganar la vida como escritora. En 1405, publicó dos textos que se convertirían en hitos de la historia del pensamiento feminista, *La ciudad de las damas* y *El tesoro de la ciudad de las damas*.[10] Su personaje Dama Rectitud responde a una pregunta de la autora sobre si es justo lo que dicen algunos, «que muchas tienen la culpa porque, engalanándose con ricos atavíos, solo buscan coquetear y seducir a los hombres». Presagiando muchas críticas feministas desde entonces, Rectitud señala que aunque es un defecto interesarse en exceso por el propio aspecto, también quiere añadir que

> a las mujeres hermosas que visten elegantemente no hay que reprochárselo ni pensar que solo lo hacen para coquetear con los hombres porque a todo el mundo, sea hombre o mujer, le puede encantar la belleza, el refinamiento, las prendas vistosas, el ir bien aseado y con dignidad y distinción.[11]

Prosigue hablando de que san Bartolomé fue una especie de dandi y señala que Lucrecia, la famosa y virtuosa romana que se apuñaló a sí misma después de ser violada, no fue atacada debido a su belleza, sino por culpa de los malos pensamientos de su violador.

Casi doscientos años más tarde, Moderata Fonte esgrimía un argumento muy similar en *Il merito delle donne*:

> No es inadecuado que nosotras las mujeres expresemos nuestro natural refinamiento interior exteriormente con el vestido y el ornamento femenino. Por supuesto, los hombres dicen que todas estas galas que llevamos denotan un corazón corrupto y a menudo ponen en peligro nuestra virtud, pero están muy equivocados ... La vestimenta de mujer difícilmente podría poner en peligro nuestra virtud si los hombres molestos nos dejaran en paz.[12]

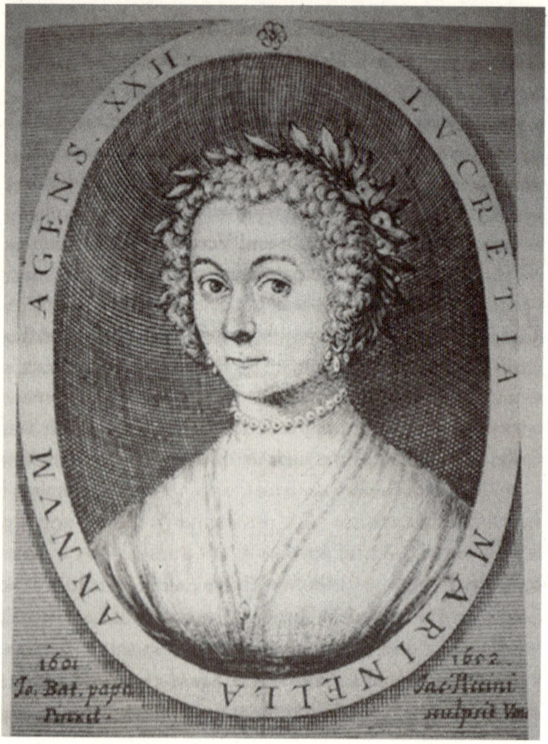

Giacomo Piccini, *Retrato de Lucrezia Marinella*, a partir de un cuadro perdido de Giovanni Battista Papa de 1601 (1652).

Que los hombres deben responsabilizarse de sus propios actos era un eje central del pensamiento feminista renacentista y es una batalla que aún se sigue librando.

Algunas escritoras sostenían que era adecuado que las mujeres se interesaran por la belleza porque son por naturaleza más bellas que los hombres. Una importante defensora de este argumento fue nada menos que la hija de Giovanni Marinello. Lucrezia Marinella (1571-1653) aparece representada en un grabado copiado de una pintura de 1601. Sus cejas oscuras arqueadas y su cabello rubio rizado bien podrían derivar de las recetas del libro de su padre. Su mirada penetrante sugiere que la belleza no es lo único que tiene para ofrecer. De hecho, Marinella llegó a ser una de las escritoras más famosas de la Edad Moderna y fue descrita en vida como «una mujer de asombrosa elocuencia y sabiduría», «excepcional en la escritura de prosa y poesía» y una «mujer maravillosa y verdaderamente erudita». Era una prueba del poder de la educación de las mujeres.[13]

Su obra más famosa, *La nobleza y la excelencia de las mujeres*, fue publicada en Venecia en 1600, justo antes de que se hiciera ese retrato. Este tratado sobre la superioridad del sexo femenino es profundamente erudito, ingenioso y reflexivo. A diferencia del diálogo recíproco en *Il merito delle donne*, de Fonte, el libro de Marinella es una polémica que no solo defiende la superioridad del intelecto de las mujeres, sino que trata de demostrarlo mediante un despliegue deslumbrante de conocimientos, una enorme variedad de referencias y una escritura fluida, segura y lúcida, que arremete repetidamente y sin piedad contra los misóginos con su erudición. En la sección sobre «la naturaleza y la esencia del sexo femenino», se usa la belleza para defender la mayor virtud del espíritu de las mujeres: «Cuanto más bella es la mujer, más afirman [los poetas] que es su alma la que dota de gracia y encanto a su cuerpo». Cita fuentes que van de Platón y Petrarca a Giovanni Ebreo para argumentar que la gracia femenina deriva en última instancia de lo divino. Lo resume así:

> Si las mujeres son, pues, más bellas que los hombres, quienes, como se puede ver, por lo general son toscos y mal formados, ¿quién podría negar que estas son más extraordinarias? Nadie, en mi opinión. De ahí que se pueda decir que la belleza en la mujer es un espectáculo maravilloso y un milagro digno de consideración, aunque nunca haya sido plenamente honrado y respetado por los hombres.

No es culpa del género femenino que las «gratas cualidades de la mujer, y sus rostros encantadores y delicados, fuercen y obliguen a los hombres a enamorarse de ellas en contra de su voluntad». Por otro lado, ellas aman al sexo opuesto a través de la cortesía, ya que «en comparación con las mujeres todos los hombres son feos».[14] Sus comentarios sobre los cosméticos femeninos y el cuidado de la piel parecen tomados directamente de la dedicatoria de

Gli ornamenti de su padre: «Puesto que la belleza es un don especial de la mujer que proviene de la mano suprema, ¿no debería intentar salvaguardarla con toda diligencia?». Compara a las mujeres que usan cosméticos con los hombres que son tímidos por naturaleza, pero se entrenan en la lucha:

> Puesto que los hombres se comportan de este modo, ¿por qué no deberían aquellas mujeres que nacen menos hermosas que el resto ocultar sus atributos menos afortunados y tratar de aumentar la poca belleza que poseen mediante el artificio, siempre que este no sea ofensivo? ¿Por qué habría de ser un pecado que una mujer que ha nacido con considerable belleza lave su delicado rostro con zumo de limón, agua de las flores de judía y alheña para eliminar las pecas y mantener la piel suave y limpia? Digamos, entonces, que las mujeres que nacen hermosas deben conservar su belleza y las mujeres que carecen de belleza deben mejorarse.[15]

Como Fonte, creía que, en lo que respecta al cabello y el maquillaje, los hombres debían dejar a las mujeres a su aire. En palabras de Fonte:

> ¿Qué tienen que entrometerse los hombres en si peinamos nuestro cabello a un lado o a otro? ¿En si hacemos lo que podemos para parecer hermosas y hacemos lo que deseamos con nuestro cabello?[16]

Aunque podríamos aplaudir la opinión de Fonte en teoría, en la práctica el aspecto de las mujeres podía ser una elección de los hombres y con frecuencia estaba sujeto a la legislación. Nicolosa Sanuti (*c.* 1430-1505) escribió en 1453 *Orazione per la restituzione de' vani ornamenti* [Plegaria por la restitución de los adornos triviales] para contrarrestar las estipulaciones de una ley suntuaria promulgada en su ciudad natal de Bolonia. La legislación suntuaria era común en toda Europa en esta época. Con estas leyes que limitaban ciertas prendas de vestir a determinados grupos, los gobiernos trataban de mantener el orden social y la moral.

Esta legislación a menudo intentaba impedir que las mujeres gastaran demasiado en ropa o joyas y se aseguraba de que no usaran prendas que atentaran contra el decoro, como peinados masculinos o vestimenta demasiado atrevida. Muchas mujeres tuvieron que lidiar con estas restricciones, ya que los peinados, la belleza y la ropa figuraban entre las pocas actividades sociales creativas que les estaban permitidas. Por ejemplo, en 1437, la noble veneciana Cristina Corner fue excomulgada por infringir una nueva ley suntuaria y alegó que «deberían permitirle lucir [sus espléndidos vestidos y joyas] en público en honor a sus padres y su propia belleza». Otras cinco aristócratas también le pidieron al papa que las eximiera de cumplir la ley, insistiendo en que tener el mejor aspecto era importante para el bienestar y la reputación de la República de Venecia.[17]

Sanuti amplía este argumento y escribe el que, en esencia, es uno de los primeros tratados a favor del sexo femenino. Menciona a mujeres poderosas de la historia antes de pasar a considerar a las de su propia época. Señala que la ornamentación exterior no era un síntoma de vanidad, sino más bien un testamento «de la virtud y el heraldo de una mente bien instruida». En otras palabras, la apariencia externa sugiere nobleza de intelecto. También vincula la belleza de la mujer con el bien de la comunidad. Como a ellas se les negaba un papel activo en la vida política, la única manera de alcanzar la virtud pública era luciendo sus mejores galas:

> Los cargos estatales no están permitidos a las mujeres, ni aspiran al sacerdocio, los triunfos y los botines de guerra porque estos premios están reservados a los hombres. Sin embargo, mientras nos quede poder, no vamos a permitir que nos roben los adornos y los ornamentos, muestras de nuestra virtud.[18]

Al parecer, el modelo de Sanuti inspiró a otras mujeres a seguir su ejemplo. En 1575, las damas de Cesena (una ciudad situada cerca de Bolonia, en el centro de Italia) publicaron un folleto de seis páginas titulado *Declamatione delle gentildonne di Cesena intorno alle pompe* [Declamación de las señoras de Cesena sobre la ostentación]. En él, argumentaban de forma extraordinaria sobre por qué las mujeres necesitaban ocuparse de la moda y la belleza:

> No se nos puede prohibir legítimamente el uso de ropas, drapeados, pieles y otros adornos, porque ... se nos han prohibido el ejercicio de cualquier cargo público, se nos ha despojado de toda magistratura; se nos ha privado de toda dignidad, grande o pequeña, y solo nos alivian de tanto sufrimiento nuestra religión y nuestros afeites. Están (¡oh, hombres!) en el lugar de vuestra dignidad, vuestras magistraturas, vuestros cargos ... tal vez si se nos prohíben los adornos, nosotras, esposas, hijas y hermanas, nos mostraremos menos dispuestas a someternos a vosotros, hasta el punto de que ya no podremos garantizar que no vayamos a decir adiós a nuestra familia y romper las cadenas de la servidumbre femenina.

Estas conmovedoras palabras se aprestan a defender el derecho de las mujeres a embellecerse. Tras desechar la idea de que debían estar calladas, afirmaban estar asumiendo el papel de la antigua filósofa Diotima de Mantinea, la maestra de Sócrates, al no guardarse sus opiniones. Querían que «todo el mundo supiera la inquietud que sentían» al enterarse de una nueva ley suntuaria. En un texto cuidadosamente argumentado, las damas de Cesena recurrían a una amplia gama de fuentes clásicas y contemporáneas, «luchando con la afilada espada de la razón».[19]

De hecho, estas mujeres amenazan con rebelarse contra la autoridad patriarcal y abandonar a sus familias como respuesta a la prohibición de los adornos. Por un lado, estos textos muestran que la lucha por el derecho de las mujeres a embellecerse podría considerarse un eje central del pensamiento feminista en esa época. Por otro, sugieren que centrarse en el embellecimiento podría haber distraído a las mujeres de luchar contra la injusticia, como afirmaba Cereta.

En 1645, cuando tenía setenta y cuatro años, Lucrezia Marinella escribió el último libro de su exitosa carrera literaria: *Essortationi alle donne et a gli altri se a loro saranno a grado* [Exhortaciones a las mujeres y a los demás, si quieren] es un libro de conducta para señoras en el que parece retractarse por completo de su feminismo anterior.[20] A primera vista, en este Marinella sugiere, contradiciendo sus obras precendentes —y decepcionando al lector moderno—, que es mejor que las mujeres se dediquen a criar a los hijos y se centren en la vida doméstica en lugar de en el aprendizaje. Su quinta «exhortación» es en contra de los «adornos» femeninos:

> El orgullo, el lujo y la insensatez de algunas mujeres son tan grandes que dedican toda su atención a su higiene personal y maquillaje … Tan poderosa es esta servidumbre, que confunden con la felicidad, que cuando están maquilladas, se creen superiores a las mujeres nobles, ricas y virtuosas.[21]

La crítica de Marinella de las mujeres, que se hace eco de la de Cereta, es mordaz y revela una de las inquietudes clave que siempre han tenido muchas personas con los cosméticos, que pueden usarse para fingir ser algo que no son. Estamos muy lejos de cualquier sentimiento de sororidad universal. De hecho, una de las razones por las que Nicolosa Sanuti y otras señoras nobles lucharon por su derecho a engalanarse es precisamente porque esto las diferenciaba de las mujeres más pobres. Una vez más, vemos que los cosméticos son el blanco de las críticas por alterar lo que se percibe como el orden natural de las cosas: las hermosas aristócratas y damas patricias dependían de sus iguales con menos adornos y recursos económicos.

5

Consejos de belleza para novias

Isabella Pallavicina (1550-1623) fue una sofisticada mecenas de las artes y la literatura, y una de las benefactoras más importantes del teatro y la poesía pastoril de la Italia de finales del Renacimiento. Fue una viuda influyente, como varias damas nobles del norte de Italia en el siglo XVI y principios del XVII, que fundó y más tarde presidió una animada academia literaria, que celebraba sus reuniones en el majestuoso castillo familiar y sus jardines en Soragna, y en su elegante palacio en la cercana Parma.

Sin embargo, hubo un momento en la vida de la joven Isabella en el que su futuro estuvo en juego y prácticamente fuera de su control. En 1562, su madre, Camilla, una presunta espía, murió con solo cuarenta y seis años, cuando Isabella tenía doce y su hermana Vittoria, catorce. Camilla había puesto mucho interés en asegurar el futuro de sus hijas y, durante sus últimas semanas de vida, escribió cartas frenéticamente a varias personalidades importantes mientras las niñas se alojaban en el convento de San Pablo en Parma. El padre había muerto en 1559, pero, como era habitual cuando los herederos directos no eran varones, la herencia fue impugnada. Camilla sabía muy bien que no viviría para ver crecer a sus hijas, por lo que en sus últimas semanas de vida se dedicó a escribir a amigos poderosos para intentar asegurarles el futuro buscándoles un marido rico. Consiguió encontrar un buen partido para Vittoria, que se casó con un primo, el conde Ranuccio Gambara.

El destino de Isabella, sin embargo, aún era desconocido en el momento de la muerte de su madre. Tal vez por eso Camilla especificó que su hija debía estar a la altura y enumeró minuciosamente en su testamento las joyas que Isabella debía lucir, que incluían dos collares de perlas, un colgante con un crucifijo de oro, una faja dorada adornada con perlas pequeñas y varios tocados hechos con lapislázuli y plata.[1]

Isabella y su hermana recibirían otro objeto justo después de la muerte de su madre: un libro de belleza que no tardaría en convertirse en un éxito de ventas, *Gli ornamenti delle donne*, de Marinello. El autor explica en la carta inicial que esperaba dedicárselo a Camilla antes de que la «cruel muerte se la llevara». En su lugar, les

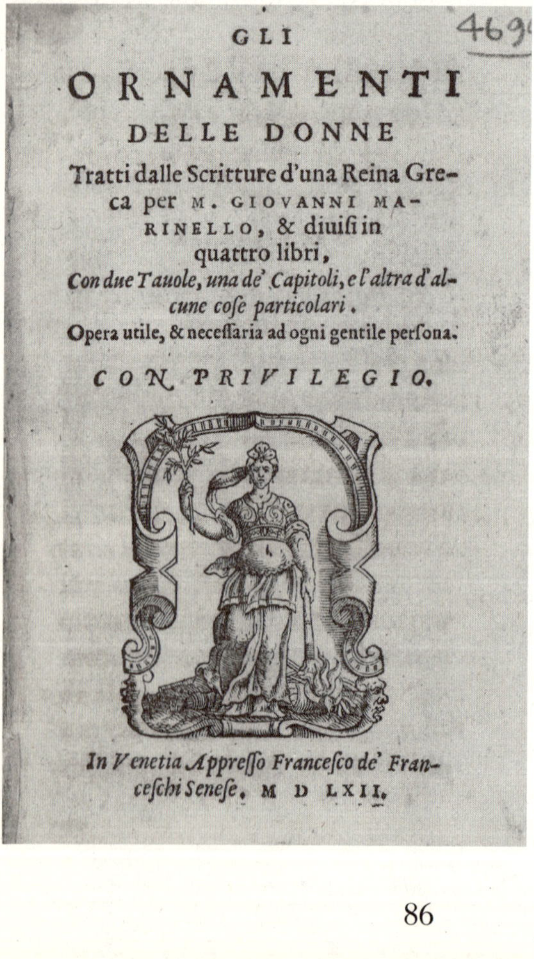

GLI

ORNAMENTI

DELLE DONNE

Tratti dalle Scritture d'una Reina Greca per M. GIOVANNI MARINELLO, & diuiſi in quattro libri,

Con due Tauole, una de' Capitoli, e l'altra d'alcune coſe particolari.

Opera utile, & neceſſaria ad ogni gentile perſona.

CON PRIVILEGIO.

In Venetia Appreſſo Franceſco de' Franceſchi Seneſe, M D LXII.

Giovanni Marinello,
frontispicio de
Gli ornamenti delle donne
(1562).

regala su detallado libro de consejos de belleza a dos huerfanitas recién salidas al mercado matrimonial. Esta dedicatoria es reveladora, ya que indica una de las razones fundamentales de la popularidad del libro de Marinello: hizo que los consejos de belleza fueran respetables. Esta edición, en lugar de estar reservada para las mujeres pobres y ser vendida por unos pocos *soldi* en la plaza del mercado, aunaba la medicina académica con esta tradición vernácula y confería un aire de respetabilidad al embellecimiento gracias a la condición de médico de su autor. Su postura de que había «ciencia» en la belleza era justo lo que necesitaban las muchachas que estaban a punto de introducirse en el despiadado mundo de las citas del Renacimiento.

Encontrar esposa

No fue una casualidad que Marinello dedicara su libro a dos jóvenes que necesitaban un marido. La idea de que las mujeres compiten básicamente entre ellas para mantener o encontrar al mejor hombre solía estar implícita en los textos sobre cosméticos y se explicita en un elegante manuscrito de vitela de otra recopilación de recetas de cosméticos, escrito en torno a 1500, muy probablemente como regalo para una novia patricia veneciana.[2]

El frontispicio (véase el pliego de ilustraciones, imagen n.º 8) muestra *El juicio de Paris*, la historia en la que el pastorcillo Paris tiene que elegir cuál es la diosa más hermosa entre Minerva/Atenea (la diosa de la guerra y la sabiduría), Juno/Hera (la diosa del matrimonio, las mujeres y la familia) y Venus/Afrodita (la diosa de la belleza y el amor). Inevitablemente, escoge a Venus, que le ha prometido el amor de la mujer más bella del mundo, Helena de Troya, lo que desata la famosa guerra. Pese a su sangriento final, esta historia suele aparecer representada en los accesorios de belleza del Renacimiento: por ejemplo, en elegantes peines de marfil tallados, en pomas de olor y en cajas de yeso almizcladas, justamente el tipo de regalos que los pretendientes entregaban a las mujeres que salían victoriosas de la dura pugna que era el cortejo renacentista.[3] El mensaje que enviaba sobre la belleza era contradictorio, ya que advertía a las mujeres de que el atractivo tenía sus peligros, pero también sus recompensas. No obstante, en general se trataba de un recordatorio de que los rostros y los cuerpos de las mujeres estaban constantemente sometidos a una mirada escrutadora.

Esta es la razón de que un libro como el de Marinello fuera tan esencial para una adolescente como Pallavicina. Huérfana y sin una herencia segura, prácticamente la única oportunidad que tenía de mantener su posición aristocrática y su bienestar económico era concertar un buen matrimonio. Aunque la élite italiana siempre tenía en cuenta una serie de consideraciones a la hora de elegir una novia, entre las que figuraban, obviamente, la posición política y social de su familia y la riqueza que podía aportar al matrimonio, el aspecto de la posible esposa también se evaluaba con detenimiento.

En 1465, la matriarca de la familia florentina Strozzi, Alessandra (*c.* 1408-*c.* 1471), intentó convencer a sus hijos, Filippo y Lorenzo (de treinta y siete y treinta y tres años, respectivamente) de que se casaran con muchachas de su ciudad natal. La vida de Alessandra había sido dura. Su marido, Matteo, se había exiliado en 1434 tras haberse opuesto al ascenso político del poderoso Cosme de Médici. Por desgracia para su familia, la condena no terminó cuando Matteo murió y el castigo pasó a sus descencientes. Tras perder a su marido y a cuatro de sus hijos víctimas de la peste en 1435, Alessandra regresó a su ciudad natal de Florencia, pero se aseguró de que los hijos que le quedaban consiguieran trabajo en los bancos de Nápoles para ayudar a recomponer las maltrechas finanzas de la familia.

Tras la muerte de Cosme en 1464, las posibilidades de que el destierro fuera revocado comenzaron a ser buenas y los hijos pudieron regresar a Florencia un par de años más tarde. En 1465, la necesidad de encontrar una buena esposa local para ambos comenzó a ser cada vez más apremiante. Las 63 cartas que se conservan de Alessandra ofrecen mucha información valiosa sobre la relación entre las madres renacentistas y sus hijos, incluidos los criterios que las familias de comerciantes ricas utilizaban para elegir a las novias. Alessandra y un amigo de su esposo, Marco Parenti, examinaron a todas las muchachas elegibles cuya edad y familia fueran adecuadas para determinar quiénes convenían más a los hijos Strozzi. Este fragmento pertenece a una carta de Alessandra a Filippo:

> Si Francesco Tanagli quisiera entregaros a su hija, sería un buen partido dentro de lo que cabe y es la mejor de las disponibles. Me gustaba la muchacha Da Vernia, pero es torpe y tiene aires de campesina, según he oído.

El dinero y la posición de la familia son, sin duda, cruciales en estas deliberaciones, pero también lo es la apariencia. Alessandra le asegura a Filippo que están buscando sobre todo una pareja con «buen carácter y hermosa, cuyos modales no sean rústicos». Al principio, Tanagli se mostró interesado en la propuesta, tal vez porque, en palabras de Alessandra, «tiene trece hijos y le gustaría quitarse de encima a alguno de ellos». Invitó a Parenti a su casa para que examinara de cerca a su hija de diecisiete años —su nombre era Caterina, pero se la menciona como «la muchacha Tanagli» todo el tiempo:

> … y llamó a la muchacha con su *gamurra* … y dijo que si quería verla … nos la mostraría siempre que deseáramos … Marco dice que tiene una silueta hermosa y que parecía una muchacha receptiva … Prepara las joyas y que sean hermosas, porque te hemos encontrado una esposa.

La *gamurra* consistía en un corpiño ajustado, normalmente con mangas, que iba cosido a una falda con vuelo. Era la segunda capa de ropa sobre la camisa, o *camicia*, que usaban hombres y mujeres, y que normalmente se cubría con un vestido más holgado que se colocaba encima. La ajustada *gamurra* habría permitido a Parenti valorar el aspecto del pecho, los hombros, el cuello y los brazos de la posible esposa. Alessandra acudió a conocerla a la catedral durante la misa —la iglesia era uno de los pocos lugares en los que se podía ver a las jóvenes «respetables» fuera de casa— y la mujer aprovechó la ocasión para echarle «un buen vistazo»:

> Me pareció que tenía una figura hermosa y bien formada; es tan alta o más que tu hermana, con buena piel, aunque no es blanca, y parece sana. Tiene la cara larga y sus facciones no son muy delicadas, pero no son rústicas. Al ver su rostro y su manera de andar me pareció que no es perezosa, y pienso que si las demás consideraciones nos convienen, no sería un mal trato.

Tal vez debido a esta recomendación tan poco entusiasta, Filippo tardó en reaccionar. Aquel mes de noviembre, Alessandra volvió a presionar a sus hijos con el matrimonio.

> Sabemos muy bien lo que ambos queréis y somos personas que se preocupan tanto por vuestro honor como por vuestro bolsillo ... Más que nada queremos las cualidades de las que hemos hablado y la belleza sobre todo. Todavía me gustaría la hija de Francesco Tanagli para ti, Filippo, y la de Adimari, que es más joven, para ti, Lorenzo. Son de las muchachas más bellas que hay, si pudiéramos conseguirlas ... Y a aquellas que creamos que podrían ser para ti, como la Borghini, te las pondremos a todas delante. Sobre la hermana de la muchacha Adimari no se ha dicho nada y puede haber algo que falte; tiene dieciséis años, pero desde un principio colegimos que la menor era más hermosa y nos fijamos en ella, porque, si es posible, nos gustaría daros bellas esposas.

Al final, Filippo dio tantas largas que Francesco Tanagli se retiró del acuerdo, y él acabó casándose con la «muchacha Adimari», Fiammetta, al año siguiente, a su regreso a Florencia. Esta le dio cinco hijos en otros tantos años y murió en 1476.[4] Quién sabe qué pensaba de tener que casarse con un hombre al que no conocía y que era unos veinte años mayor que ella. Qué poca agencia —entendida como capacidad de actuar o auntonomía— tenían estas muchachas en sus matrimonios, qué poco sabemos de sus opiniones: su papel consistía en estar a la altura para impresionar a los posibles suegros y pretendientes. Es revelador que la única información que tenemos sobre Fiammetta después de la boda es que lució un caro traje de seda y brocado de oro en la boda de Lorenzo de Médici; está minuciosamente inventariado en los libros de contabilidad de su marido.[5]

Sabemos algo más sobre Isabella Pallavicina. Tras haber seguido, tal vez, algunos de los consejos de Marinello, encontró un marido joven y rico. En 1568, a los dieciocho años, se casó con Giampaolo Meli Lupi, el heredero del marquesado de Soragna, una ciudad situada entre Parma y Bolonia. La novia y el novio tenían la misma edad, algo inusual en aquella época, lo que sugiere que pudo tratarse de un matrimonio por amor. Tuvieron dos hijos, una niña, a quien llamaron Camilla por la madre de Isabella, y un varón, Giampaolo. El marido de Isabella murió en 1571. Ella nunca volvió a casarse y murió en 1623.[6]

En el Renacimiento, como ahora, las mujeres se exhibían de forma más destacada cuando se iban a casar y se esperaba que llevaran encima la riqueza de su linaje. Muchos de los retratos renacentistas de damas jóvenes fueron pintados con motivo de su matrimonio y en ellos aparecen con la ropa y las joyas que formaban parte de su dote. En estos cuadros se suele mostrar a las mujeres como meros objetos decorativos, a veces hasta el punto de que es difícil saber si son personas reales o representaciones imaginarias de la belleza ideal exaltada, como Pigmalión, por los pintores.

No se conserva ningún retrato de Pallavicina, pero la imagen de otra mujer del norte de Italia perteneciente a la pequeña nobleza nos da una idea de cómo eran las galas matrimoniales que lucían en aquella época (véase pliego de ilustraciones, imagen n.º 6). La modelo, quizás la condesa poeta Lucia Albani Avogadro de Bérgamo (1534-1568), posa con torpeza sentada en una silla, con un elegante abanico caído en una mano y el cuerpo embutido en una tela tan brillante que parece que te vaya a dar una descarga eléctrica. El corpiño del sobrevestido rojo parece aprisionar su torso, incluso cuando se abre para revelar la piel pálida del escote. Más allá del brillo exterior, se aprecian las diferentes capas de ropa: el vestido amarillo con mangas a juego, el encaje blanco impoluto de la camisa que despunta a través de los cortes en los hombros y en el cuello almidonado. El cabello dorado está recogido en trenzas enrolladas, con tirabuzones a ambos lados de la cara. Las mejillas sonrosadas, los labios de rosa y las cejas arqueadas son tan genéricos que el personaje se arriesga al anonimato. Sin embargo, Giovanni Battista Moroni es un retratista demasiado hábil como para omitir la personalidad de su modelo. Con una ceja medio arqueada, observa al espectador inquisitivamente, como si estuviera cavilando la pregunta: «¿Qué crees que estás mirando?».[7]

Esta cualidad de «mirabilidad» perduraba después de la boda. Una vez casada, la belleza seguía siendo importante, ya que el trabajo de una esposa era evitar que el marido se descarriara. Se trataba de una vieja justificación de los cosméticos que popularizó el teólogo dominico Tomás de Aquino (1225-1274) y repitieron muchos escritores del siglo XVI.[8] Para algunos, la dedicación al embellecimiento no era tanto un placer femenino como una tarea doméstica, junto con la limpieza del hogar, el cuidado de la salud de la familia y la cocina. Podemos verlo representado visualmente en un libro inglés de consejos para el hogar escrito por Hannah Woolley (1622-*c.* 1675), *The Accomplisht Lady's Delight in Preserving, Physick, Beautifying and Cookery* [«El Deleite de la Dama Consumada en la Conservación, la Salud, el Embellecimiento y la Cocina»], de 1675.

El frontispicio está dividido en tres partes; en la primera, se ve a la señora de la casa con su criada en la cocina, ocupada en el fuego, al lado de un alambique para destilar; lo más probable es

Hannah Woolley, frontispicio de *The Accomplisht Lady's Delight in Preserving, Physick, Beautifying and Cookery* (1675).

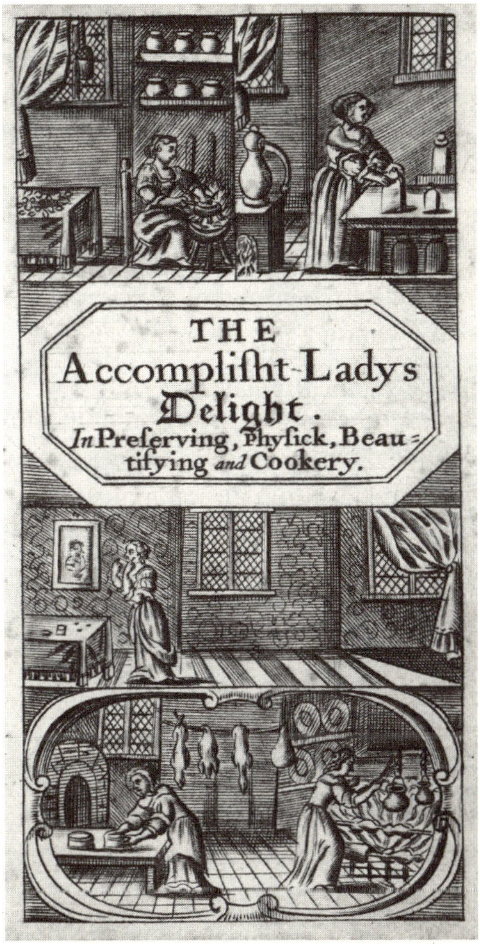

que estuviera elaborando medicamentos. En la parte inferior, la misma pareja, también en la cocina, con la carne colgada detrás, ocupada preparando la comida. En la del centro, la señora está sola frente al espejo, mejorando su rostro con «algunas aguas de belleza raras para adornar y añadir hermosura a la cara y el cuerpo», citando el propio libro.[9] Woolley fue una de las escritoras más exitosas de la Edad Moderna y se hizo un nombre escribiendo libros sobre la administración del hogar.

A diferencia de los folletos de belleza anteriores, que se centran en encontrar marido, *Gli ornamenti* de Marinello está salpicado de serias advertencias a las señoras que no guardan las apariencias ante sus cónyuges. «¿Qué hay más desagradable para un marido que una esposa cuya nariz siempre gotea?», pregunta en cierto momento. En otro señala:

> Es indecente que una señora que duerme al lado de su marido si, mientras duerme, le gotea de la boca saliva o esputo; porque, aunque derive de algún defecto del estómago o del cerebro, al ser repugnante puede empezar a odiarla.

También advierte del peligro que representa para la armonía conyugal el mal olor de los pies, el aliento y las axilas.[10] Aunque los hombres también deben mantenerse limpios y sin olores, es claramente más importante que las mujeres no «se dejen», por usar una expresión moderna. Ya al comienzo del libro, al hablar de la depilación corporal, explica a las lectoras —que imagina de clase media y alta:

> Todo nuestro trabajo tiene por objeto complaceros y asegurar que seáis amadas y acariciadas por vuestros maridos, quienes, debido a algún defecto de vuestro cuerpo, no mantendrán la promesa de castidad e irán detrás de otra mujer a vuestras espaldas.[11]

En esencia, las casadas que no cuidaban su aspecto estaban empujando a sus maridos al adulterio.

Madres e hijas

Isabella Pallavicina se quedó viuda a los veintiún años. Durante el resto de su vida, dedicó sus considerables energías a ser una poderosa mecenas literaria. En 1580, fundó la Academia de los Iluminados, un salón literario donde mantener conversaciones eruditas, representar obras de teatro pastoriles y leer poesía.[12] En 1593, se trasladó a Parma y las reuniones comenzaron a celebrarse allí.

Como fue el caso de otras viudas exitosas de este período, el aspecto de Isabella siguió siendo objeto de comentarios constantes, sobre todo por parte de los artistas a los que apoyó. Su belleza es «resplandeciente», proclama una carta de 1581 que prologa la edición del poema épico *Jerusalén liberada*, de Torquato Tasso, una publicación que patrocinó.[13] En el soneto de agradecimiento que Tasso le envió a Isabella al año siguiente, la describe como la ninfa Calisa, con el «cabello dorado como una brisa de verano».[14] Varios poetas más la identificaron posteriormente con Calisa y cantaron alabanzas de sus diversas virtudes. Es tan bella como Venus, su rostro resplandece como el sol, sus ojos brillan como las estrellas; «el hermoso rayo de luz que emana del precioso rostro de esta mujer maravillosamente bella me inflama», en palabras del escritor Mutio Manfredi.[15] Incluso en un poema dedicado a los estudios de astrología de Isabella, el escritor consigue hablar de su «hermoso rostro» y su «cabello dorado».[16] A los lectores de hoy este escrutinio del aspecto de las mujeres en la vida pública podría resultarles tristemente familiar. Los elogios vertidos sobre la belleza de Isabella por la mayoría de sus poetas-admiradores son bastante convencionales y servirían para marcar gran parte de las casillas del cartón del bingo de la belleza renacentista. ¿Cabello rubio ondulado? ¿Ojos como estrellas? ¿Piel blanca clara? ¡Bingo!

Por desgracia, no se ha conservado la poesía que, al parecer, escribió la propia Pallavicina, y gran parte de la información que existe actualmente sobre su vida son estos himnos de alabanza convencionales que, para nuestra frustración, dicen muy poco. ¿Le exasperaba estar atrapada en esa «jaula dorada» de la belleza? ¿Cómo se podía escapar de ella? ¿Cómo se sintió al ofrecer a su propia hija en el mercado matrimonial, donde se juzgaba con tanta dureza?

Una importante protegida suya, la poeta y dramaturga Maddalena Campiglia (1553-1595), da a entender un camino divergente. En su retrato de finales de los años ochenta del siglo XVI (véase el pliego de ilustraciones, imagen n.º 7), Campiglia nos lanza una mirada fija, penetrante, medio divertida. Se cubre con un manto negro enorme que parece más una tienda de campaña que un vestido; es evidente que no se trata de una mujer a la que le interese hacer un alarde convencional de los «ornamentos» de la belleza. Luce el cabello oscuro suelto, cortado a la altura de la barbilla como el de un niño; su rostro es burlón, con las líneas de expresión y las arrugas del entrecejo acentuadas, en contra de la moda.

Campiglia escribió en 1589 un poema pastoril, *Calisa*, en honor a la boda del hijo de Pallavicina. La historia celebra explícitamente el deseo lésbico: «Sé que yo, una mujer, amo a una mujer». Cuando otros escritores cuestionaron estos sentimientos y los calificaron de potencialmente indecorosos, Campiglia explicó que Pallavicina era tan hermosa que incluso las mujeres se enamoraban de ella.[17] Sin embargo, Campiglia ya había ido más allá de este uso poco convencional de la alabanza tradicional. Su obra de teatro de 1588, *Flori*, incluye una de las pocas descripciones de una relación romántica entre mujeres que conservamos del siglo XVI. En el acto inicial, la ninfa, poeta y heroína del mismo nombre no puede superar la muerte de su amada compañera: «¿Quién me arrebató a mi amada Amaranta? ¡Oh, muerte! ¡Oh, dulce ninfa! ¿A dónde huyes y me abandonas? ¡Oh, muerte, regresa! ¡No me dejes!». Gracias a una ceremonia mágica, Flori se enamora de un pastor con el que se cruza, pero, en lugar de casarse —como en el tradicional final feliz de las obras pastoriles como esta—, se convierten en amantes platónicos para que la joven pueda evitar el yugo del matrimonio y proseguir con su actividad literaria.

Naturalmente, Flori es una proyección apenas ficticia de la autora. Campiglia, hija ilegítima de una pareja de nobles de Vicenza, ambos viudos de matrimonios anteriores, se casó en 1573, pero abandonó a su esposo siete años más tarde. En su testamento confesaba que «a los ojos de Dios», no había «sido nunca su verdadero marido». Tras regresar a casa de sus padres, se introdujo en los círculos literarios vicentinos y más tarde se convirtió en protegida de Pallavicina.[18]

En el prefacio a *Flori*, dirigido a Pallavicina, Campiglia critica la forma en que las madres preparan a sus hijas para el mercado matrimonial. Explica:

> Las madres de hoy, cuando envían a sus hijas al mundo, siempre las visten de la manera más elegante que uno pueda imaginar, y para ello recurren a todos los artificios más rebuscados y abstrusos a su disposición. Pero ese no es mi estilo; al contrario, procuro apartarme de los hábitos normales de las mujeres.

En lugar de embellecer sus creaciones teatrales, Campiglia insta a Pallavicina a profundizar:

> Que tus ojos serenos no busquen en ella las vulgares vanidades de la apariencia extrínseca, porque nació en los bosques silvestres y aprendió de su madre a desdeñar todos esos vanos adornos políticos.

Campiglia pedía a sus lectores que reconocieran a las mujeres por su valor y sustancia más allá de lo superficial.

Isabella, que había disfrutado durante mucho tiempo de la autonomía que le brindaba la viudedad, ¿se sentía con valor para forjar un camino diferente para su propia hija Camilla (1569-1611)? En 1583, a los catorce años, Camilla interpretó el papel de Amarilli, la ninfa principal de la diosa cazadora Diana, en otra obra pastoril, *Danza di Venere* [Danza de Venus], de Angelo Ingegneri, dedicada a su madre. La obra ponía a prueba las capacidades de Camilla —aparece en los cinco actos y debe recitar más de cuatrocientos versos— y le exigía bailar y cantar en solitario. Se decía que hizo gala de «una rápida memoria, la mente más vivaz y una gracia incomparablemente elegante». No cabe duda de que también se trató de un plan para introducir a la joven en la escena social. Catorce años era la edad a la que comenzaba la búsqueda de un marido. Además de demostrar que era inteligente, elegante y musical, la actuación de Camilla en la obra evidenciaba su obediencia a la autoridad patriarcal. Cuando su amigo le insta a oponerse a un matrimonio forzoso, su personaje argumenta que «es del todo inapropiado que una buena hija contradiga» a sus progenitores: «No me animes a rebelarme contra mi venerable padre ... Deseo obedecerle siempre».[19]

Camilla consiguió un buen partido a los diecisiete años, Mario Farnese, el duque de Latera, y cuando tuvo una hija, fue la abuela Isabella quien se encargó de darle una educación completa: «Aprender a leer y escribir, a tocar instrumentos y bailar, y a actuar en obras de teatro y funciones pastoriles». Todo ello tocaría a su fin cuando, a los ocho años, la hija de Camilla contrajo la viruela. A partir de entonces, se consideró que estaba demasiado desfigurada como para tener buenas perspectivas matrimoniales, por lo que había perdido su función esencial; ya no había necesidad de seguir educándola, así que fue recluida en un convento.

Brutal, quizás, pero nada sorprendente. Para las familias de clase alta, la belleza de las hijas siempre fue estratégica. Podía garantizar alianzas dinásticas favorables y asegurar la estabilidad financiera. Era una manera de presumir de estatus y riqueza en un mundo en el que había muchos evaluadores expertos, que juzgaban cada parte del cuerpo minuciosamente. No era una cuestión de que los hombres impusieran sus puntos de vista a mujeres reacias: las madres, los suegros y los amigos de la familia, tanto hombres como mujeres, desempeñaban un papel fundamental en la evaluación del aspecto de las novias de sus hijos y en la preparación de sus propias hijas para que compitieran. No es de extrañar que los libros de Marinello fueran tan populares a finales del siglo XVI y principios del XVII: reforzaban estos rituales de belleza, pero quizás también conseguían que las mujeres se hicieran al menos la ilusión de tener cierta agencia y control sobre sus descarriados pretendientes y maridos.

6

Caras blancas

El retrato que hizo Tiziano de Laura Dianti, la concubina del duque de Ferrara, con su joven sirviente (véase el pliego de ilustraciones, imagen n.º 9), de principios de los años veinte del siglo XVI, es probablemente la primera imagen que yuxtapone a una mujer blanca refinada y bien vestida con su esclavo negro devoto y dependiente, pero no iba a ser ni mucho menos la última. Esta iconografía florecería a lo largo de las décadas siguientes hasta acabar metamorfoseado, quizás, en la caricatura de la *mammy*, tan común en la cultura estadounidense en los siglos XIX y XX.[1]

Aunque rara vez se habla de ello en las grandes descripciones triunfales de los logros culturales del Renacimiento, en esa época era habitual que los hogares italianos acomodados tuvieran esclavas. Desde los tiempos clásicos, y durante toda la Edad Media, niñas y jóvenes fueron arrancadas de sus hogares en Crimea, Rusia y la zona que rodea al mar Negro para acabar vendidas en los mercados de esclavos de Génova y Venecia. A partir de finales del siglo XV, el origen étnico de esta población esclava empezó a cambiar. La apertura desde los años cuarenta de las rutas comerciales portuguesas hacia la costa atlántica africana, junto con la conquista otomana de Constantinopla en 1453, hizo que resultara más fácil conseguir esclavos del África septentrional y subsahariana, por lo que a partir de entonces los esclavos de piel oscura eran cada vez más comunes. A mediados del siglo XVI, las ciudades portuarias europeas, sobre todo las de la península ibérica e Italia, incluían un elevado porcentaje de personas del África subsahariana: hasta uno de cada diez habitantes de las grandes ciudades comerciales, como Sevilla, Venecia, Amberes, Livorno y Nápoles, eran negros. El historiador de la esclavitud Salvatore Bono ha calculado que, en la Edad Moderna, vivían en Europa más de 2,5 millones de esclavos. Las jóvenes negras con edades comprendidas entre los dieciocho y los veinticinco años eran la categoría de esclavos más cara en aquel momento y la belleza era uno de los criterios utilizados para fijar el precio. Tras la compra, solían marcarlas en la cara, a veces con el nombre completo de su amo, para poderlas reconocer fácilmente en caso de que huyeran. Estas mujeres servían como criadas en los hogares adinerados y como juguetes sexuales para los hombres de la familia y, si se quedaban embarazadas, podían contratarlas como nodrizas.[2]

Cuando el color de la piel de los esclavos pasó a ser más oscuro, crecieron las presiones a las «damas» de la casa para que su cutis fuera más blanco. El blanqueamiento de la piel ya era el objetivo de muchas recetas de cosméticos europeas durante la Edad Media, pero su número y complejidad aumentaron durante el siglo XVI con el incremento del contacto europeo y la colonización de pueblos de tez más oscura en ultramar. Por ejemplo, *Gli ornamenti delle donne*, de Marinello, tiene un capítulo dedicado a las «maneras de conseguir que el rostro, el cuello, el pecho, las manos y cualquier otra parte del cuerpo sean blancos como el alabastro» y contiene no menos de 74 recetas que se elaboran con toda clase de ingredientes, desde el albayalde (tradicional), hasta pastas elaboradas con mármol, trigo y brionia. Los remedios para aclarar la piel estaban presentes en todos los libros de secretos de Europa y otros lugares.

Los estudios sobre la Inglaterra renacentista han demostrado la relación entre las prácticas femeninas de blanqueamiento epidérmico y la expansión colonial del Estado inglés. Como ha señalado Kim Hall de manera convincente, «la división inglesa/europea de la belleza en "blanco" o "negro" no solo tenía fines estéticos, también respaldaba una ideología que todavía sigue estando al servicio de los intereses de la supremacía blanca y la hegemonía masculina».[3] En otras palabras, es posible apreciar los comienzos de la ideología racial en los libros de belleza de la Edad Moderna. Como hemos visto en el libro de consejos de Juan Huarte, la piel blanca y el cabello dorado estaban asociados con la delicadeza femenina: la fetichización de estas cualidades solo era una de las muchas maneras de justificar el trato brutal y deshumanizador que se dispensaba a las mujeres de piel más oscura.

Las opiniones de Huarte sobre el temperamento y la apariencia, tan influidas por las ideas sobre el color de la piel y la textura del cabello, se formularon en una Europa que se expandía en el extranjero y contaba con una diversidad étnica cada vez mayor en su interior. Como se creía que los humores se veían afectados por factores externos, como el calor del sol, la pureza del aire o la calidad del agua, se consideraba que las personas eran un producto de su entorno y fundamentalmente distintas dependiendo del lugar donde nacieran y crecieran. Esta división de las personas en función de la geografía, que los investigadores han llamado geohumoralismo, se fusionó con la ideología racial cuando la trata transatlántica de esclavos ganó importancia para la economía europea.[4] Las ideas renacentistas sobre la belleza (la blancura de la piel, el brillo dorado del cabello) reforzaron la idea de que el aspecto exterior estaba relacionado con la valía interior y que algunos cuerpos eran «por naturaleza» superiores a otros.

Una impactante pintura de 1632 del artista holandés Christiaen van Couwenbergh (véase el pliego de ilustraciones, imagen n.º 10) muestra la agresión sexual a una mujer negra por parte de dos hombres blancos casi desnudos que se ríen. Ella levanta la mano horrorizada y trata de escapar, pero es retenida con fuerza en el regazo de uno de los agresores. No está clara cuál es la relación de otro hombre, que aparece completamente vestido y con la piel más oscura, con la agresión. Levanta las manos, aparentemente conmocionado, mientras es testigo de la escena. En esta imagen, la oscuridad de la piel de la víctima, una silueta negativa sobre el blanco de las sábanas, hace que su cuerpo sea prácticamente indescifrable, pero el horror en su rostro y el miedo en sus ojos sí son evidentes.

No se sabe mucho sobre este cuadro. Se ha asociado con la fábula *El etíope*, de Esopo, popular en el Renacimiento, pero no se parece a ninguna otra visualización de este tema. Lo único que comparte con esta historia es su carácter deshumanizador. Resulta difícil de mirar. El espectador está implicado en la violación, ya que el hombre blanco que está de pie mira a su público riendo y señalando con el dedo a la víctima. Cuesta no ver esta pintura como una especie de alegoría para mostrar la violencia sistemática y a menudo irreflexiva que desataron muchos europeos en gran parte del resto del mundo durante los siglos XVI y XVII.

Mujer, pobre y negra, y probablemente atrapada en Europa sin lazos familiares, es despojada de su individualidad y obligada, literalmente, a no expresar ninguna voluntad. La mujer de este cuadro hace pensar en la descripción de Saidiya Hartman de las mujeres en el comercio transatlántico de esclavos:

> Arrancada de su familia y su comunidad, exiliada de su país, deshonrada y violada, la esclava define la posición de forastera. Es la marginada perpetua, la migrante coaccionada, la extranjera, la niña avergonzada en el linaje.[5]

Las historias de las personas de piel oscura de este período pueden ser difíciles de rastrear, aunque a veces se pueden encontrar pistas en lugares inesperados. La pintura *Retrato de cortesanas en el baño*, de alrededor de 1545 (véase el pliego de ilustraciones, imagen n.º 11), es obra de Paris Bordone. Este artista de Treviso que emigró a Venecia para trabajar con Tiziano se especializó en pintar «mujeres ideales», como la dos que aparecen, respectivamente, en el centro y a la derecha de este cuadro: jóvenes con el cabello rubio ondulado, la tez blanca sonrosada, los pechos redondos y pequeños, y los brazos robustos y carnosos. Son mujeres que, de acuerdo con el análisis fisionómico que estaba en boga a finales del siglo XVI, serían buenas esposas, fértiles y obedientes. Sin embargo, el artista muestra aquí que su «belleza» podría ser superficial. Con un peine en la mano, y un frasco y una esponja desechados en la parte inferior del lienzo, parece que la joven del centro se ha estado aplicando algo en el cabello (¿lejía?). La blancura de los brazos y del rostro, y el tono sonrosado del pecho y de las mejillas ¿son demasiado blanco, demasiado rosa, demasiado perfectos de una forma poco auténtica? La mujer mayor situada a nuestra izquierda señala un espejo de mano, un gesto destinado a recordar a los espectadores el carácter transitorio de la belleza, que, como la imagen que se refleja, es efímera.

Esta última figura es, con mucho, lo más fascinante de la pintura. Al mirarla de cerca se pueden apreciar los tatuajes azules que luce desde debajo del ojo hasta el pómulo y en la superficie redondeada de la barbilla. Estos detalles, en especial si se la compara con sus compañeras de belleza convencional, son como una clave semioculta, un rasgo que es fácil pasar por alto.[6]

No es habitual ver tatuajes como estos hoy en día, aunque algunas mujeres todavía los llevan, normalmente señoras mayores de las comunidades amazigs (bereberes) de la región del noroeste de África conocida como el Magreb, que incluye partes de Argelia y Marruecos. El tatuaje amazig es un arte ancestral que estaba asociado con el primer período menstrual de las niñas y que se volvió cada vez más infrecuente a partir de los años setenta del siglo pasado. A principios del siglo XX era una parte intrínseca de la vida social y cultural de las mujeres, cuando las amigas y familiares se juntaban para tatuar a varias chicas a la vez. Los dibujos se hacían con carbón y luego se pinchaba la piel con una aguja para aplicar un pigmento obtenido de la alfalfa o el índigo, que se dejaba durante unos tres días para que se fijara el color.[7]

Aunque los tatuajes de esta mujer seguramente se los realizaron —¿su madre, sus hermanas, sus amigas?— en las primeras décadas del siglo XVI, son similares a los diseños del siglo XX. El significado exacto de cada motivo no está claro, pero suele aceptarse que la combinación de formas de estos tatuajes vinculaba a las mujeres con su lugar de origen y las distinguía de otros grupos; eran un signo indeleble de identidad, de pertenencia. Aun así, nos permiten saber algo sobre el pasado de la modelo de Bordone o, al menos, un poco más de lo habitual cuando se trata de la vida de los sirvientes y esclavos representados en la imaginería renacentista.[8]

Sus tatuajes faciales indican que es factible que a esta mujer se la llevaran por la fuerza después de la adolescencia de su hogar en el norte de África, probablemente en el actual Marruecos, como parte del próspero comercio de personas en el Mediterráneo. Muchos esclavos llegaron a Italia como consecuencia de violentos enfrentamientos en el mar entre corsarios cristianos y musulmanes o de incursiones en asentamientos costeros del sur y el este del Mediterráneo musulmán, desde Marruecos hasta el mar Negro. A los hombres capturados solían enviarlos a remar en las galeras italianas, mientras que las mujeres y los niños se convertían en esclavos domésticos. Salvatore Bono calcula que entre 90.000 y 120.000 esclavos musulmanes entraron en Italia en el período comprendido entre aproximadamente 1500 y 1700; en torno al año 1600, había unos 20.000 esclavos musulmanes en Nápoles, y en Sicilia representaban el cuatro por ciento de la población.[9]

En Italia, a las esclavas casi siempre se las separaba de sus familias y amigos de forma permanente, se las obligaba a convertirse al cristianismo y, a menudo, tenían que renunciar a su nombre cuando los nuevos amos las bautizaban con otros más comunes en Italia, como Caterina, Lucia o Maria. En la mayoría de los casos, sus nombres verdaderos han desaparecido para siempre de los registros.[10] No es de sorprender que a los investigadores les resulte muy difícil recuperar las voces de las mujeres y niñas esclavizadas. El historiador Noel Malcolm ha encontrado en fecha reciente el relato de 1606 de una conversa musulmana de veintinueve años, Theodora Tedea, cuyo fragmentado sentido de la identidad debían compartir muchas de las personas arrancadas de sus hogares, a veces en repetidas ocasiones. La dislocación de la vida familiar, la violación y otras formas de coerción sexual fueron experiencias comunes y casi definitorias para las esclavas. Theodora habló con los inquisidores en Nápoles:

> ... cuando mi padre murió y yo estaba con mi madre, llegaron los turcos por el mar con galeras y ... me capturaron y me llevaron a un distrito de los turcos llamado Balliciauso. Esto sucedió hace cinco años. Como yo era virgen, mi amo me entregó como esposa a un turco, su sirviente, y durante algunos años estuve con ese turco, mi marido, y me quedé embarazada. Y mientras estaba casada con ese turco, un griego llamado Marino me separó de ese turco, diciéndome que quería llevarme al lugar donde vivía mi madre; me complació, ya que le creí. Me llevó a Lecce [una ciudad del sur de Italia], donde me vendió como esclava a Giovanni Battista Moles, quien me trajo aquí. Llevo aquí dos años y como Giovanni Battista Moles ha muerto, soy la esclava de la señora Amelia Branci, su esposa.[11]

Es posible que esta vida desarticulada también le resultara familiar a la modelo de Bordone. Tal vez fuera una esclava liberada, una de las muchas a las que convirtieron por la fuerza al cristianismo las instituciones religiosas de la ciudad de los canales: a partir de 1557 pasaron a depender de la Santa Casa de los Catecúmenos veneciana, una organización que alojaba, instruía y bautizaba a los niños y jóvenes musulmanes y judíos en la fe católica. Bajos sus auspicios, fueron convertidos muchos musulmanes que trabajaban como esclavos domésticos en Venecia y solo uno de cada diez de ellos procedía del norte de África.[12]

En este cuadro toma la apariencia de una alcahueta o *ruffiana*. Estos personajes, normalmente antiguas prostitutas que a veces actuaban como celestinas de sus hijas, comparecían a menudo en los tribunales, donde se las suele identificar como inmigrantes. Entre ellas figuraban mujeres como la griega Lena, que en 1522 fue azotada en público y atada a una columna por permitir que dos de sus prostitutas se acostaran con no cristianos («tres moros de Berbería»); Caterina la contrabandista, que en 1552 y de nuevo en 1559 fue condenada por proxenetismo; Lena, la gran esclava de Zara [probablemente Zadar en Croacia], condenada en 1560; o la polaca Sicile, una meretriz y *ruffiana* judía que fue expulsada de Venecia en 1650 por blasfemar.[13] Algunas de estas encausadas también eran conocidas por vender hechizos y remedios.[14] En este libro se habla más adelante de varias mujeres que se ganaron la vida vendiendo cosméticos, filtros de amor y otros hechizos mágicos, así como alquilando habitaciones a trabajadoras sexuales, y este contexto podría sugerir el tipo de mujer que Bordone representa en esta pintura.

No obstante, la razón por la que el cuadro es tan interesante es porque este personaje extranjero, la mujer amazig con el rostro tatuado y un tocado de color añil, está desempeñando un papel moral de gran trascesdencia. Está pidiéndoles a sus compañeras más jóvenes y embellecidas con cosméticos que se miren en un espejo, un gesto asociado con el autoconocimiento y la prudencia. Puede que estas mujeres cumplan todas las expectativas de los ideales de belleza, pero no son, al parecer, virtuosas. Su belleza proviene de los frascos.

Este cuadro sugiere que, incluso en un contexto de desconfianza generalizada hacia las personas de tez morena y negra, varios artistas y escritores europeos fueron capaces de explorar ideas alternativas sobre la belleza femenina que resaltaban el atractivo estético de las pieles más oscuras. Es la época en la que comienza a aparecer cierta cantidad de esculturas de la «Venus negra». Estas estatuillas, realizadas para hogares ricos, estaban concebidas para que se pudieran admirar desde varios ángulos y se sujetaban y giraban en la mano. Normalmente aprovechaban los colores de materiales como el ébano, el bronce y las piedras semipreciosas para evocar una piel marrón o negra, lisa y brillante. La estatuilla táctil de una Venus agachada (véase el pliego de ilustraciones, imagen n.º 12) data de alrededor de 1600. El artista ha utilizado el veteado en forma de remolino del palisandro para representar y realzar la postura de la mujer. Esta pose es bien conocida y se utilizaba desde la época clásica para representar a la diosa de la belleza y el amor siendo sorprendida mientras se baña. Cualquier espectador instruido de la Edad Moderna habría reconocido de inmediato que se trataba de una deidad clásica.[15]

También se conservan varios camafeos tallados de mujeres negras, de entre las décadas de 1560 y 1610, asociados al taller de Girolamo Miseroni en Milán. El que se muestra en el pliego de ilustraciones (véase la imagen n.º 13), de solo seis centímetros de altura, aprovecha las variaciones naturales del ágata, una piedra semipreciosa, para representar a una mujer negra que mira fijamente por encima de su hombro desnudo. Combina la línea capilar «en forma de uve» que estaba de moda a finales del siglo XVI con una túnica arremolinada, un intrincado tocado orlado y una diadema.[16]

Esta última pieza indica que se trataba de una mujer de elevada posición social. Muchos europeos habrán oído hablar de las poderosas reinas africanas, sobre todo de Njinga (1583-1663, a veces también Nzinga), la monarca de los reinos ambundu de Ndongo y Matamba, en la actual Angola, que deslumbró a los portugueses en Luanda en 1622 cuando encabezó una delegación para reunirse con ellos ataviada con un vestido tradicional de su pueblo, que incluía joyas preciosas y plumas de colores en el cabello. Las fuentes europeas describen sus negociaciones con los portugueses o celebran su conversión al cristianismo.[17]

La belleza de las mujeres negras también se explora en la poesía italiana de la época, aunque en un contexto en el que a las mujeres en general, y a las inmigrantes (forzosas) en particular, se las solía despojar de agencia, la dinámica de poder inherente en estos versos puede resultar perturbadora. Un poema de Giambattista Marino sobre su «bella esclava», publicado en 1604, muestra cómo su deseo se entremezclaba con las jerarquías racistas del Renacimiento:

> Negra sí, pero bella, por naturaleza
> entre las beldades de Amor, encantador monstruo.
> Oscura es el alba ante ti, que pierde y se oscurece
> ante tu ébano, marfil y escarlata.

¿Cuándo, pues, o dónde el mundo antiguo o el nuestro
vio tan viva, sintió tan pura
una luz surgir de la tenebrosa tinta?
¿O nacer de un carbón extinto el ardor?
Siervo soy de mi sierva.
Atado llevo alrededor de mi corazón un lazo marrón
que blanca mano jamás soltará.
Allí donde más ardes, Sol, solo para tu afrenta
un sol ha nacido, un sol que en el bello rostro
lleva la noche y, en los ojos, el día.[18]

El primer verso deriva de la Biblia, del Cantar de los Cantares 1, 4: «Negra soy, pero hermosa» (ahora se suele traducir «negra y hermosa»), que, como ha señalado Joaneath Spicer, constituye la base de muchas descripciones de la belleza de las mujeres negras en la Europa del Renacimiento.[19] Ojalá pudiéramos saber más sobre estas mujeres de piel oscura. Esperemos que a medida que los historiadores sigan investigando en este campo, se encuentren más fuentes. ¿Ser un objeto de deseo podía aliviar algo una vida tan carente de agencia? ¿Existía la posibilidad de afecto real y de amor recíproco o esta admiración fetichista no era más que un pretexto para la explotación?

Isabel de Este, marquesa de Mantua (1474-1539, véase el pliego de ilustraciones, imagen n.º 14), tenía diecisiete años cuando compró en 1491 una esclava negra. Tal vez le influyó ver a su prima Isabel de Aragón llegar desde Nápoles para casarse en Milán, en 1490, con trece esclavos a cuestas: tres mujeres blancas, siete mujeres negras y tres hombres negros.[20] El comercio de esclavas domésticas del África subsahariana todavía era incipiente en aquellos años y por las niñas, en particular, se podían exigir precios elevados, por lo que eran bienes de estatus.

Isabel le pidió a su agente en Venecia, Giorgio Brognolo, que le comprara «una niña negra (una *moretta*) que no tuviera más de cuatro años ni menos de un año y medio». Más tarde le recuerda que quiere que «la niña negra … sea lo más negra posible». Brognolo tropezó con dificultades, ya que la mayoría de los esclavos en venta procedían de países eslavos y Tartaria (Asia Central), por lo que no tenían la piel lo suficientemente oscura.[21] No obstante, consiguió encontrar una posible adquisición:

> He buscado con la mayor diligencia para encontrar a una niña negra que satisfaga vuestros requisitos y me han sugerido a una de unos cuatro años de edad, muy negra y bien hecha, que no está a la venta [es decir, no es un esclava], sino que es la hija de un gondolero, a quien mandé llamar ayer, y al hablar de esta niña me dijo que el embajador de Ferrara ya se ha interesado por ella: al conversar después con su Magnificencia el embajador, me contó que su señora, vuestra madre [Leonor de Nápoles, duquesa de Ferrara], le ha pedido lo mismo que vuestra excelencia a mí; y que no puede tener a esta niña [sin toda la familia], por lo que ha tomado a la madre y al padre con un hijo varón, así como a esta niña, al servicio de su majestad, vuestra madre; y que la mujer está embarazada de seis meses, por lo que su excelencia podrá tener una raza de negros y, con el tiempo, podrá enviar uno de ellos a vuestra excelencia.

Isabel no quería esperar tanto. Unos días más tarde, Brognolo encontró a otra niña de «dos años o un poco más, que es muy negra» en el Ospedale della Pietà, una institución benéfica que acogía a niños abandonados y huérfanos, pero le explicó a Isabel que no iba a ser una gran compra. La pobre estaba enferma y no se sostenía erguida tras haberse caído de la cuna seis meses antes; así que le consiguieron atención médica y cuando viajó a Mantua era totalmente capaz de aguantarse de pie. A continuación, Isabel pidió un esclavo negro, tal vez para competir con su madre en la creación de una llamada «raza» de sirvientes negros.[22]

¿Podría ser el niño del retrato de Laura Dianti que pintó Tiziano (véase el pliego de ilustraciones, imagen n.º 9) un pariente de los nuevos sirvientes de Leonor? Laura Dianti fue la concubina del hermano de Isabel, Alfonso de Este, y, tal vez más tarde, su esposa. Sin embargo, y una vez más, lo que en la superficie parece una simple historia de jerarquías sociales y raciales esconde detrás profundidades complejas. Laura, que era de origen humilde, la hija de un sombrerero, aparece aquí semivestida, mostrando la camisa interior. Lleva el velo amarillo asociado a la prostitución. Su vestimenta en este retrato se utilizaría más tarde para cuestionar la legitimidad de sus hijos con el duque. En la pugna por la sucesión de su nieto para gobernar Ferrara, el Vaticano alegó que se representaba a Laura «con el atuendo de una mujer lasciva» y, por tanto, nunca se había casado. De hecho, es probable que el duque Alfonso intentara ocultar los orígenes humildes de su amada vistiéndola con ropas que los italianos asociaban en su mente con las mujeres nobles turcas, famosas por tener esclavos negros y admiradas por su gracia y esplendor. A las dos figuras del cuadro se las representa como hermosos adornos exóticos.[23] Aún no está claro si Laura se casó con el duque y aunque sus hijos y sus nietos acabaron siendo reconocidos como legítimos, perdieron el derecho a gobernar Ferrara debido a las objeciones del Vaticano. Durante su vida, Laura vivió apartada del resto de la familia y recibió un trato diferente incluso al morir, ya que fue enterrada lejos del panteón familiar. En su testamento, legó algo de dinero al «hombre negro que antes fue alférez del duque», probablemente su compañero en este retrato.[24]

En 1989, la jurista Kimberlé Crenshaw acuñó el término «interseccionalidad» para describir cómo interactúan la raza, el género y la clase para determinar las oportunidades y la desigualdad. Aunque de vez en cuando nos encontramos con que alguna mujer negra concreta de la Europa renacentista fue apreciada y respetada, la gran mayoría experimentó un triple sufrimiento debido a la deshumanización de las mujeres en aquella sociedad patriarcal, a los prejuicios relacionados con el color de la piel y el racismo, y al aislamiento social y la falta de identidad vecinal y de lazos familiares. Estas mujeres inmigrantes —en su mayoría forzosas— normalmente no tenían padres que las guiaran, ni tíos o tías que se hicieran cargo de ellas y las mantuvieran. Las leyes no respetaban su integridad corporal y eran vulnerables a las agresiones sexuales, con escasas consecuencias para el agresor. Aunque las mujeres blancas pobres a veces podían conseguir cierta riqueza y autonomía gracias a resultar atractivas a hombres más ricos, incluso este camino incierto, que se analiza más a fondo en el capítulo 10, era difícil de recorrer para aquellas cuyas caras y cuerpos se consideraban demasiado alejados del ideal de mujer de tez blanca y cabello dorado.

Tercera parte

EL «TRABAJO CORPORAL» EN EL RENACIMIENTO

7

Ponerse en forma

En 1499, Isabel de Este pidió disculpas al duque de Milán porque se veía demasiado gorda en el retrato que le había enviado. «El parecido no es bueno, ya que es un poco más gorda que yo», le explicó, preocupada. El duque respondió, de forma poco galante, que la semejanza le parecía muy buena: «Es cierto que os hace parecer un poco más gruesa de lo que su señoría parecía [la última vez], aunque quizás hayáis engordado desde entonces».[1] Isabel (véase el pliego de ilustraciones, imagen n.º 14), más conocida ahora por su extraordinario mecenazgo de las artes y su agudeza política, luchó contra el sobrepeso durante años. Ya en 1492, cuando solo tenía dieciocho años, le pidió a su cuñada Isabel Gonzaga que no le volviera a enviar higos porque estaba «comiendo para adelgazar», no siguiendo una dieta de engorde.[2] También hizo comentarios chismosos sobre la gordura de otros: en 1491 le dijo a su marido, Francisco Gonzaga, que su hermana Beatriz, duquesa de Milán (1475-1497), había engordado tanto desde su matrimonio con Ludovico Sforza que se arriesgaba a acabar como su madre.[3]

Isabel seguía a dieta diez años más tarde: en junio de 1509, regañó a su marido por enviarle como presente perdices, que, al igual que las innumerables cajas de bombones que se regalan actualmente como prueba de amor conyugal, amenazaban con arruinar su dieta de adelgazamiento. De hecho, en su carta explica irritada que si se hubiera confiado más en ella para tratar asuntos políticos, probablemente no habría engordado tanto.[4] Isabel no estaba siendo obtusa: como veremos, entre los consejos renacentistas para adelgazar figuraba incrementar la ansiedad. Recuerda a los famosos versos de *Julio César* de Shakespeare, cuando el gobernante epónimo sospecha que su astuto y flaco adversario está tramando una conspiración:

> Quiero tener a mi alrededor hombres gordos,
> de cara lustrosa y de los que duermen bien por la noche.
> Ese Casio tiene un aire demacrado y hambriento.
> Piensa demasiado. Semejantes hombres son peligrosos.

También los gobernantes varones podían estar preocupados por el peso. En 1476, Galeazzo Maria Sforza, duque de Milán, se negó a ponerse el gambesón, una prenda interior acolchada que servía de protección, antes de ir a la catedral para un oficio religioso porque le hacía parecer «demasiado grueso». Sin embargo, mejor gordo que muerto, como descubriría más tarde ese mismo día, cuando los puñales que lo asesinaron atravesaron fácilmente su jubón y su camisa.[5]

Podríamos reírnos de Isabel y de Galeazzo Maria, y algunos investigadores lo han hecho, por ser rollizos y vanidosos, pero creo que muchos de nosotros sentiremos empatía. Al fin y al cabo, la mayoría o estamos gordos o nos preocupa llegar a estarlo. Las últimas cifras facilitadas por la Organización Mundial de la Salud muestran que la obesidad se ha triplicado en todo el mundo desde 1975. En 2016, casi el cuarenta por ciento de la población adulta mundial padecía sobrepeso; en Estados Unidos, la cifra es aproximadamente del setenta por ciento, con una tasa de obesidad de alrededor del cuarenta por ciento.[6] Como ocurre con todos los asuntos relacionados con el cuerpo, los cambios de peso de toda una población sugieren que es aconsejable tener una perspectiva histórica más amplia.

Aunque se solía suponer que en el período premoderno la gordura era deseable, en buena medida porque la delgadez estaba asociada con la malnutrición y la enfermedad, los investigadores han demostrado en las dos décadas últimas que esto no era cierto. Lo más deseable era no estar ni demasiado delgado ni demasiado gordo.[7] El libro impreso más antiguo dirigido específicamente a ayudar a las personas a mantener su peso —y darles consejos sobre cómo engordar— fue publicado en 1481. Este *Tractado utilissimo circa la conservazione della sanitade* [Tratado muy útil sobre la preservación de la salud], atribuido al médico de la corte de Ferrara Ugo Benzi (1376-1439), estaba orientado a los lectores varones y había circulado en forma de manuscrito durante unos cincuenta años. Gran parte de la segunda mitad de este breve volumen está dedicado «a mantener y defender un cuerpo sano con hábitos regulares y mesurados, con consejos y sugerencias para ganar peso y también para no engordar demasiado con el paso del tiempo».[8] Curiosamente, había un ejemplar en la biblioteca de Sforza, por lo que es posible que, de haber seguido sus consejos, el duque Galeazzo Maria hubiese vivido más tiempo.

También se creía que un poco de sobrepeso en las mujeres era algo bueno y, de hecho, muchas veces «gordo» era un cumplido. Por ejemplo, en una carta de 1543 se dice que la duquesa de Florencia, Leonor de Toledo, de veintiún años (en el pliego de ilustraciones, imagen n.º 3), rebosa salud después del nacimiento de su segundo hijo: «gorda y fresca como una rosa ... Nunca he visto una mejor complexión en una mujer».[9] Sin embargo, como en todo en la medicina renacentista, la clave estaba en el equilibrio.

¿Por qué a finales del siglo XV a los nobles italianos les preocupaba engordar? Hay varias posibles razones. Un factor podría haber sido el nuevo interés por la apariencia y el comportamiento que comenzó a imponerse en la corte renacentista, ejemplificado a principios del siglo XVI por el auge de los libros de etiqueta como *El cortesano*, de Castiglione. La gracia y la belleza se convirtieron en atributos fundamentales del éxito social. La gordura también era mucho más perceptible en los hombres de finales del siglo XV debido a la nueva moda de los jubones muy cortos, que llegaban hasta las nalgas y dejaban las piernas, embutidas en medias, visibles para poder ser juzgadas por sus iguales.[10]

Es posible que la nueva preocupación por la gordura también guardara relación con un cambio de dieta. En el siglo XV, el precio del azúcar se desplomó debido a la implantación de un nuevo sistema de producción en las islas atlánticas de Madeira, Tenerife y Santo Tomé, gobernadas por los portugueses. Allí los comerciantes genoveses utilizaban mano de obra esclava, tanto nativos como cautivos importados de la costa occidental de África, para que realizara el agotador trabajo de cosechar la caña de azúcar.[11] Cuanto más rico eras, más azúcar podías comer. Las esculturas de azúcar empezaron a ser cada vez más habituales en los banquetes del siglo XV y es posible que alcanzaran su cúspide en 1513, cuando, según informa el boticario florentino Luca Landucci, el rey portugués le regaló al pontífice León X «un papa y doce cardenales de azúcar, todos ellos de tamaño natural», así como trescientas antorchas de azúcar, cada una de un metro de largo, cien baúles llenos de azúcar, cofres de especias, un hermoso caballo blanco y un moro, «uno de esos de Calicut», según se afirma, de «unos cuatro *braccia* (más de dos metros) de altura».[12] Seguro que la ingesta de todo ese azúcar tuvo algún efecto en la cintura de los ricos.

En un mundo sin básculas de baño, ¿cómo se sabía si se estaba demasiado gordo? No es del todo exacto decir que no existían máquinas para pesarse en el Renacimiento. Hubo al menos una, diseñada y construida por un médico de Padua llamado Santorio Santorio (1561-1636). Estaba interesado en averiguar qué hacía el cuerpo con la comida, así que creó una balanza en la que pudiera caber una persona entera. Afirmaba haber pesado a «centenares» de personas en su máquina, más el peso de todos los alimentos y bebidas ingeridos, y el peso de su orina y sus heces, lo que demostraba que el cuerpo de alguna manera utilizaba parte de lo que consumía. La silla para pesarse de Santorio aparece ilustrada en la edición de 1625 de su obra *De statica medicina*, en la que exponía los resultados de sus experimentos. Se trataba de

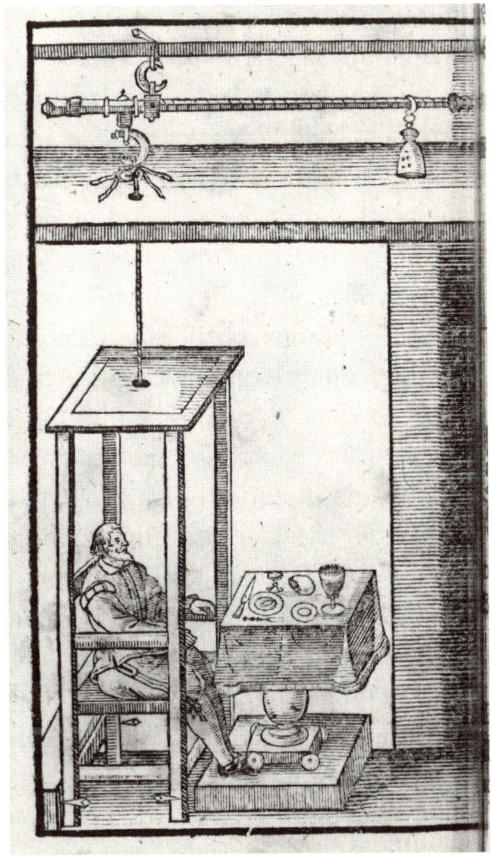

Balanza de Santorio Santorio,
De statica medicina (1657).

un enorme armazón de madera unido al techo con barras de metal y con una mesa al lado para poder pesarse mientras se comía.[13]

No obstante, para la mayoría de la gente la medida del sobrepeso, tomada de fuentes antiguas, guardaba relación simplemente con si dificultaba su vida de una forma u otra: por ejemplo, «cuando un hombre no puede limpiarse su propio trasero sin esfuerzo, cuando se cansa al caminar o cuando la gordura le impide doblarse para agarrarse los tobillos», explica Ugo Benzi en su manual de 1481.[14] En el caso de las mujeres, el exceso de kilos también se diagnosticaba a través de sus efectos en el cuerpo, según explica Marinello en su sección sobre la dieta: «La gordura es a menudo causa de cojera, de problemas del alma, fiebres malignas, la muerte y, lo que es mucho peor, de provocar esterilidad, y a las mujeres embarazadas, el aborto».[15] Así, para los contemporáneos del médico universitario Marinello, el sobrepeso solo era preocupante si causaba complicaciones secundarias: si la obesidad obstaculizaba la concepción y la actividad sexual, si provocaba palpitaciones cardíacas y si dificultaba el movimiento, entonces necesitaba tratamiento, mientras que la gordura saludable que permitía a las personas cumplir con su vida cívica y familiar no era algo de lo que los médicos tuvieran que preocuparse.

En los nuevos manuales médicos escritos a finales del siglo XVI, el exceso insano de kilos se definía como «obesidad» y las personas que sufrían esta dolencia se dividían en dos grupos: aquellas con obesidad «natural», destinadas a ser gordas desde su nacimiento debido al equilibrio de humores otorgado por Dios, y aquellas con obesidad «no natural», que estaba relacionada con un desequilibrio de los humores causado por la ingesta inmoderada de alimentos —entre otras cosas—.[16] Para poder diagnosticar de qué tipo de gordura se trataba, los médicos necesitaban examinar el aspecto del paciente. Según Gabriel Falopio, las personas obesas por naturaleza son «húmedas y frías … blancas y suaves … con venas finas … el cabello amarillo fino y escaso». Si «su cabello es duro, negro o rizado, entonces no se trata de obesidad natural y probablemente el cuerpo será rojo, serán hirsutos, y sus venas serán gruesas y bastas».[17] No había ningún tratamiento que se juzgara adecuado para los obesos naturales, ya que simplemente luchaban contra un equilibrio humoral innato. Entonces, como ahora, las personas a las que se consideraba demasiado gordas padecían el oprobio moral, aunque en el Renacimiento se debía a la creencia de que la gordura era una afección humoral que cambiaba la «complexión» de la mente y el cuerpo: según el médico Girolamo Mercuriale, quienes engordaban por culpa de la glotonería, también desarrollaban un intelecto gordo y lento.[18]

El libro de dietas más famoso el Renacimiento fue, probablemente, el *Trattato de la vita sobria*, de Alvise Cornaro (1484-1566). Publicado por primera vez en 1558, desde entonces se ha impreso de forma más o menos constante, pero se ha de entender como uno de los muchos regímenes de salud que salieron de las imprentas venecianas.[19] Cornaro da consejos a sus lectores sobre cómo utilizar las «seis cosas no naturales» para manipular sus humores y tener una vida longeva. Explica que escribe para «beneficiar a los nacidos con una mala complexión» (o equilibrio humoral), así como ayudar a quienes tuvieron la suerte de nacer bien equilibrados, pero han llevado una «vida desordenada» y desaprovechado su ventaja humoral natural, por lo que, al llegar a la edad de sesenta años, se ven aquejados por diversas dolencias. Cornaro recomendaba que el lector ingiriera cada vez menos comida a medida que fuera envejeciendo, que moderara la cantidad de vino que bebía y que solo comiera tanto como el estómago pudiera digerir fácilmente. Las implicaciones morales de la obra de Cornaro son claras: las personas que son gordas, o enferman al envejecer, solo pueden culparse a sí mismas.

La dieta renacentista

La mayoría de los consejos que incluye *Gli ornamenti*, de Marinello, están dirigidos a aquellas mujeres que están demasiado delgadas, lo que tal vez no sorprenda en una época de hambrunas esporádicas y enfermedades devastadoras como la viruela. Su prolijo plan para engordar es bastante disfrutable, así que creo que merece la pena citarlo en su totalidad:

Cómo lograr que todo el cuerpo engorde

> Propongo que busquéis habitaciones húmedas en las que podáis descansar. Sin demasiado esfuerzo, podéis decorar estas estancias con rosas, lirios y flores frescas similares; o perfumarla con agua de rosas o lirios, ámbar, alcanfor u otras fragancias frescas similares … Una hora antes de comer debéis frotaros suavemente para que la piel se enrojezca. Luego salid de la habitación lentamente en

compañía de sirvientes. En el almuerzo, elegid alimentos que no sean salados, ácidos o fuertes ... sino grasos, dulces y nutritivos, como huevos frescos, trigo, arroz, habas cocidas con leche, queso fresco, almendras, pistachos, piñones, nueces, higos, uvas; carne de capón graso, pollo, cordero, pato, paloma, ternera y carnes de este tipo...

Después de comer, ocupaos en bailes agradables, juegos, canciones y otros pasatiempos, y dedicad tres horas a cosas que os deleiten. Pero si deseáis la belleza, debéis vencer los apetitos carnales y absteneos, porque aunque sean necesarios para la conservación de la salud, no van a requerir mucho tales cosas de vos, damas que sois delgadas y flacas. Sobre todo, dejad a un lado la ira, porque calienta los miembros y perturba el ánimo, que es peor. No viváis solas ni de una manera melancólica, ya que la tristeza estropea la naturaleza, nos vuelve perezosas, nos consume, nos demacra; debilita nuestras fuerzas, vuelve lento el intelecto, hace perder la razón, priva del juicio y de la memoria.

Ahora que ya habéis superado felizmente esta parte tediosa del día, dad un agradable paseo por la ciudad, tomad un baño de agua fresca con manzanilla, rosa o malva, que reconfortan las extremidades, reviven y suavizan la piel ... Después de la cena, evitad la melancolía durante una hora y media con pasatiempos agradables; después, id a la cama a descansar; porque no hay mejor descanso ni más rejuvenecedor que el que proporcionar dormir con moderación. Permite digerir los alimentos, engorda el cuerpo, elimina los dolores, reconforta el alma, eleva el calor natural, equilibra los humores y despeja la mente.

Cuando hablamos de «dieta» hoy en día, solemos referirnos a un plan que cambie nuestra ingesta de alimentos para poder perder peso. Las actitudes con respecto a los patrones de alimentación en el Renacimiento hacen que la típica idea de «calorías que entran, calorías que salen» («¡comer menos, moverse más!») parezca burdamente mecanicista, al reducir la fisiología humana, por no hablar de la compleja relación emocional con la comida, a las simples líneas de una ecuación matemática. Como se puede apreciar en el consejo anterior de Marinello, la «dieta» en la época premoderna iba mucho más allá de la alimentación y guardaba relación con toda esa diversidad de actividades o «cosas no naturales» que constituían la base de una «vida saludable» más en general.[20] El objetivo era conseguir que el cuerpo fuera lo más equilibrado posible, lo que podía incluir adelgazar o engordar, pero también volverse más resistente a la enfermedad, más fértil, etc.

Se creía que la delgadez la causaban los humores demasiado secos. Por eso, para Marinello, el aire de la habitación de una dama delgada debía ser húmedo y con un olor dulce; esta debía caminar despacio, comer alimentos especiales, evitar la «evacuación» mediante el acto sexual —no es que los hombres fueran a estar muy interesados en mantener relaciones sexuales con ella, comenta irónicamente—, tomar mucho descanso «rejuvenecedor» y, sobre todo, evitar la melancolía y la ira. Para ganar peso era muy importante ser feliz. La comida recomendada hacía por sí misma sentirse feliz, ya que incluía almendras, semillas de sésamo y miel, o leche endulzada y enriquecida. Puede encontrar la receta de las deliciosas bolas de miel y nueces que engordan de Marinello en la p. 268.

Adelgazar era (casi siempre) menos divertido. Implicaba conseguir que los humores del cuerpo fueran más calientes y secos. En su obra *De decoratione*, Falopio aconsejaba a los hombres diagnosticados con «obesidad no natural» que se sentaran al sol desnudos para secar el cuerpo. También debían tomar baños calientes, hacer ejercicio como montar a caballo, quedarse despiertos por la noche estudiando, dormir sobre una tabla dura y comer poco, pero tener mucho sexo.[21] Según algunos, frecuentar balnearios también podía ayudar. En una carta informal de 1578, un funcionario de los Médici informaba de que el sexagenario jefe de correos de Siena, Francesco da Marradi, «devolvió una corpulencia grande y extraordinaria en el estómago a un estado prístino» tomando las aguas en Sarteano: una dieta milagro renacentista.[22]

El ejercicio femenino podía ser un tema controvertido. Es muy posible que a las aristócratas les resultara difícil moverse mucho, ya que se consideraba más apropiado que pasaran la mayor parte del tiempo dentro de casa. Algunas, como la florentina Isabel de Médici (1542-1576) y sus hermanas, montaron a caballo desde la infancia y salieron a cazar con sus pares masculinos, pero no parece que esta fuera la norma.[23] A finales del siglo XVI, los palanquines se habían convertido en un medio popular para que las mujeres ricas se desplazaran por las ciudades italianas, una innovación a la que se achacó a menudo tener efectos nocivos para la salud.[24] En *El cortesano* podemos apreciar el dilema al que se enfrentaban las señoras que querían estar activas. Un interlocutor afirma haber «visto mujeres jugando a armas y a la pelota, meneando un caballo, yendo de caza y haciendo casi todos los ejercicios que pudiera hacer un hombre», pero el sentir general de los presentes es que estos «ejercicios viriles tan robustos y ásperos» son impropios de una dama. Es mejor que la única actividad física que practiquen sea un baile elegante, con movimientos lentos, ejecutados con una «delicadeza blanda».[25] Incluso en el caso de los hombres, Mercuriale aconsejaba que las personas refinadas dejaran de hacer ejercicio en cuanto se alterara su respiración o se les enrojeciera el rostro. Explicaba que las acrobacias eran para los artistas y la lucha para los campesinos, cuyas complexiones eran más toscas y podían soportar más juegos bruscos, y sostenía que el mejor ejercicio era caminar:

> La naturaleza más sabia ha demostrado abiertamente cuánto beneficio reporta caminar en la vida humana … si hay un ejercicio físico que preserva la salud, disipa la debilidad adquirida por la enfermedad y fortalece un buen hábito del cuerpo cuyo uso es bastante frecuente entre todos los hombres y todas las naciones, ese es sin duda caminar.[26]

A finales del siglo XVI, la mayoría de las autoridades coincidían en que el mejor ejercicio era caminar. Las calles estaban

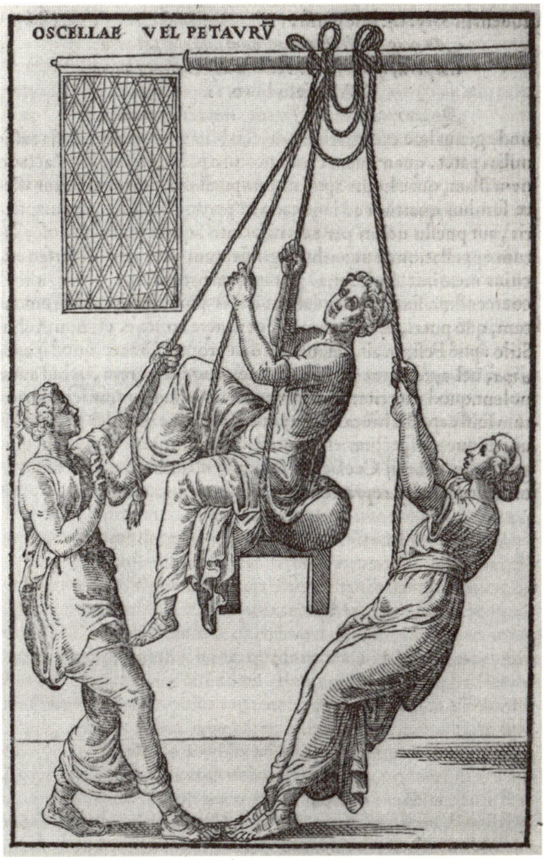

Mujeres columpiándose, en Girolamo Mercuriale, *De arte gymnastica* (1569).

pavimentadas, y los parques y los jardines de las villas se habían diseñado con largas avenidas para fomentar el paseo. Cuando hacía mal tiempo, si se era lo bastante rico también se podía caminar a cubierto, ya que las casas de la aristocracia contaban con largas galerías, normalmente cubiertas de pinturas de paisajes o bodegones de plantas y animales, por las que se podía deambular. Caminar también era uno de los pocos ejercicios físicos que se consideraban adecuados para las mujeres.[27]

Curiosamente, en *De arte gymnastica* (1569), de Mercuriale, con sus múltiples ilustraciones de hombres haciendo ejercicio, solo hay una que incluya mujeres, y las muestra columpiándose.[28] Una de ellas aparece sentada, de forma bastante inestable, en un taburete atado con cuerdas y suspendido sobre una barra elevada. Sus dos acompañantes se esfuerzan por mantenerla en el aire. Los médicos renacentistas consideraban «ejercicio» toda clase de movimiento del cuerpo, incluido el provocado por fuerzas externas, como un carruaje o, en este caso, un columpio. Cuesta imaginar cómo podría haberse beneficiado la mujer de la silla, pero de lo que no cabe duda es de que las acompañantes —probablemente sirvientas— que tiran de las cuerdas sí habrían hecho ejercicio. Naturalmente, es un recordatorio de que muchas mujeres que no aparecen en las fuentes escritas dirigidas a señoras de la clase mercantil o nobles sí habrían hecho mucho ejercicio como parte de su vida diaria debido a las exigencias de su trabajo, ya fuera en el servicio doméstico, el negocio familiar u ocupándose del cuidado de jardines y granjas.

Conseguir un cuerpo proporcionado

Es posible que conozca el *Hombre de Vitruvio*, de Leonardo da Vinci, una de las imágenes más famosas del Renacimiento: un hombre desnudo, con los brazos y las piernas extendidos, dentro de un círculo y un cuadrado. Leonardo llevó a cabo un ejercicio intelectual, que adoptaron muchos artistas de la época, para calcular las proporciones ideales dadas por Dios de un cuerpo no afectado por el pecado, particularidades naturales, la enfermedad o la edad. La idea de un cuerpo perfectamente proporcionado ya hacía siglos que circulaba cuando Leonardo hizo su dibujo, y todavía hoy usamos el término «proporción» para juzgar nuestros cuerpos y los de otros, pero tuvo un papel destacado en los debates sobre la belleza en la Italia del siglo XVI. Esta preocupación por el arte y la teoría permeó inevitablemente en la vida real.

Esta renovada fascinación por las proporciones corporales comenzó a principios del siglo XV, cuando teóricos y profesionales como Leon Battista Alberti intentaron calcular las proporciones perfectas a partir de la observación. Alberti midió a varios hombres jóvenes —considerados «bellos por la gente que sabe», según explicaba— y calculó las relaciones matemáticas medias entre las diferentes partes de sus cuerpos. En un principio, no estaba previsto que las reglas se aplicaran a individuos reales; de hecho, la idea era que la proporción perfecta no existía en una sola persona. El cuerpo perfecto era producto de la mente del artista.

En estas investigaciones del siglo XV se ignoraron ampliamente los cuerpos de las mujeres; al fin y al cabo, los hombres habían sido creados a «imagen y semejanza» de Dios y el sexo femenino no era más que una ocurrencia posterior. En palabras del pintor Cennino Cennini en torno a 1400, «quiero darte, detalladamente, las medidas del hombre. Las de la mujer las dejo a un lado, pues no tiene medidas perfectas». En el siglo XV, la idea de una «mujer de Vitruvio» habría sido considerada ridícula.[29]

Todo esto cambió a principios del siglo XVI, gracias a la insistencia en la superioridad de la belleza femenina frente a la masculina en la literatura de figuras feministas tempranas como Enrique Cornelio Agripa. Algunos de los autores que analizaron el atractivo de las damas dieron a conocer las proporciones «correctas» precisas. La mayoría de las autoridades creen que la altura de una mujer debe ser «siete veces la longitud de su rostro», según Niccolò Franco en su tratado sobre la belleza de 1542: «La cara debe tener la longitud de tres narices», «los brazos deben ser dos veces y media más anchos que la longitud del dedo gordo; la pierna, una vez y media más ancha que el brazo, y los muslos, tres veces el brazo», y continúa así sucesivamente con todo detalle.[30] La obra *Dialogo delle Bellezze delle Donne*, de Agnolo Firenzuola, un diálogo que aborda minuciosamente la belleza femenina ideal, fue especialmente influyente. Cabe destacar que la segunda edición del texto mostraba a una «mujer de Vitruvio», además de un diagrama de una cara perfectamente proporcionada.[31]

La influencia de estas imágenes de un cuerpo perfecto y armonioso logró ser especialmente acusada con el tiempo. Estos mensajes llegaron incluso a Inglaterra en los años sesenta del siglo XVII, en el libro *Artificiall embellishments* [Adornos artificiales],

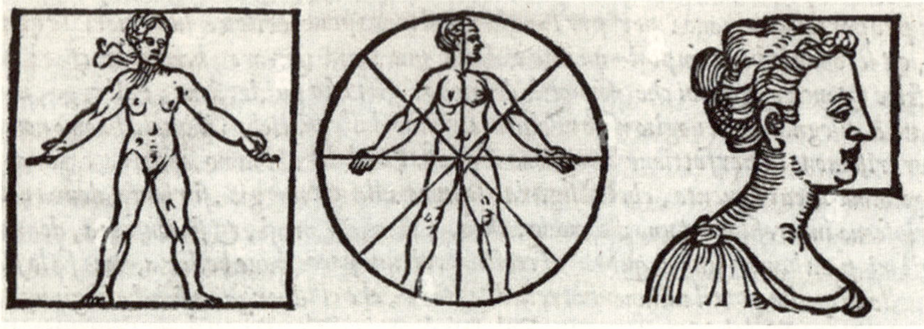

Las proporciones de la belleza femenina ideal. Agnolo Firenzuola, *Dialogo delle Bellezze delle Donne* (edición de 1552, publicado por primera vez en 1548).

de Thomas Jeamson, donde habla de cómo «reducir el cuerpo que es demasiado gordo a una proporción media y bella» y «conseguir que el cuerpo, o cualquier parte del mismo, que antes era demasiado delgado, sea rollizo y grueso». Jeamson no se reprime: «No puede ser agradable ver a un alma bajo una montaña de carne y el cuerpo estirado hasta alcanzar tales dimensiones, que lo hacen parecer un tonel andante», les dice a las mujeres preocupadas por estar gordas. Si estabas delgada no salías mejor parada: «En el extremo contrario a la corpulencia están esos esqueletos que respiran que llevan la Cuaresma en el rostro en una fiesta de Navidad».[32]

Si hoy en día creemos que nuestro cuerpo es «desproporcionado», hay varias vías que podemos elegir, dependiendo del problema: la restricción alimenticia, el ejercicio dirigido o incluso la cirugía plástica. Como cabía esperar, el influyente consejo de Marinello para adelgazar partes del cuerpo estaba impregnado de ideas relacionadas con los humores:

> Cuatro cosas se necesitan para adelgazar o reducir alguna parte del cuerpo, como las manos, los brazos, los senos y otras. La primera es hacer que esa parte del cuerpo repose al lado de algo que la enfríe. La segunda, que cerréis la vía por la que se toma la comida para nutrir esa parte y eso se consigue fácilmente con ataduras continuas. La tercera es esforzarse por que la alimentación habitual des-

cienda por otro lugar, lo que funciona cuando se quiere que la parte opuesta del cuerpo engorde y se vuelva blanda.[33]

Pese a lo que dice en la primera frase, Marinello no añade una cuarta cosa en ninguna de las ediciones o traducciones. La mayoría de sus sugerencias para engordar y adelgazar partes del cuerpo implican empapar un paño en varias sustancias y después añadir cera y envolver con ello la zona afectada durante la noche. A la mañana siguiente, se retira la envoltura de cera con vino caliente mezclado con hierbas.

Parece que en el Renacimiento, como ahora, la gente hacía lo imposible por alterar la forma de sus cuerpos para que se ajustaran a un ideal. Es posible que la batalla que Isabel de Este libró contra los kilos durante un largo período de tiempo les resulte familiar a muchos hoy en día. Rodeada, como estaba, de todas las lujosas tentaciones de las cortes italianas del siglo XVI y con su marido lejos participando en campañas militares, seguir una dieta para adelgazar melancólica, llena de sexo y pasando hambre debió ser extremadamente difícil. No obstante, Isabel y otros a quienes les resultaba difícil manipular sus cuerpos solo con la fuerza de la voluntad, tendrían otras opciones: como descubriremos en el próximo capítulo, las nuevas tecnologías inventadas entre el siglo XV y el siglo XVII hicieron posible cambiar los cuerpos renacentistas utilizando métodos más drásticos.

8

«Bolsas de pechos», rinoplastias y labioplastias

Se suelen situar los orígenes de la revolución científica en el siglo XVI, a menudo en 1543, ya que ese año se publicaron dos libros fundamentales: la obra pionera de Nicolás Copérnico sobre astronomía, *De revolutionibus orbium coelestium* [«Sobre las revoluciones de los orbes celestes»], y la obra magna de Andrés Vesalio sobre la anatomía humana, *De humani corporis fabrica* [«De la estructura del cuerpo humano»]. El Renacimiento fue, sin duda, una época de innovación tecnológica y científica significativa, no solo por parte de académicos con formación universitaria, sino también de artesanos y artesanas, individuos de un estatus inferior a los que se solía excluir de la educación superior formal. La finalidad de algunas de estas tecnologías, tanto buenas como malas, era «corregir» el cuerpo humano para que se ajustara a la estética de moda en aquel momento. Aquí profundizaremos en tres ejemplos.

«Bolsas de pechos», ballenas y bodis

El castillo de Lengberg se asienta serenamente sobre una pequeña colina en el Tirol Oriental, en Austria. Situado entre coníferas verdes, con vistas a tierras de cultivo suavemente onduladas y montañas nevadas a lo lejos, hasta las imágenes del castillo hacen que uno sienta que respira el aire tirolés tranquilo y fresco. ¿Quién iba a pensar que aquella fachada encantadora pero prohibida escondía un fascinante secreto desde hacía quinientos años, un secreto que, al ser revelado, sacudió los cimientos de la historia de la lencería?

En el verano de 2008, los arqueólogos comenzaron a investigar el castillo como parte de las obras de rehabilitación. En el segundo piso del ala sur encontraron una cavidad que había pasado inadvertida. Se trataba de una cámara entre diferentes niveles del edificio que llevaba tapiada desde que se añadió una nueva capilla al edificio en 1485. Aunque parece el argumento de una película de terror, los arqueólogos encontraron algo mucho más interesante que un montón de zombis prestos a atacar. La cámara se había rellenado con diferentes tipos de materiales: ramitas, paja, viejos trozos de madera, zapatos y más de 2.700 frag-

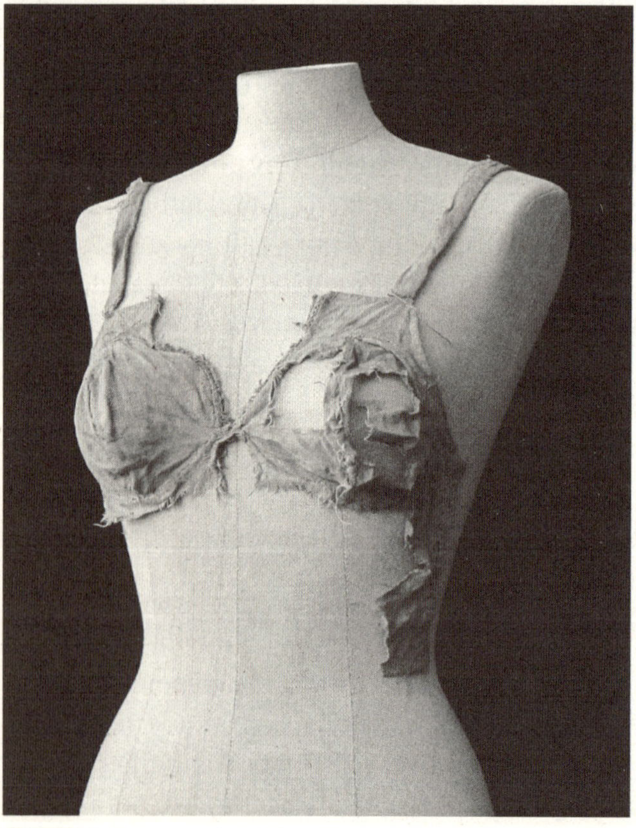

Sujetador de lino encontrado en el castillo de Lengberg, en el Tirol Oriental, Austria (*c.* 1400-1500).

mentos textiles. Tras revisarlos meticulosamente, descubrieron no uno o dos, sino cuatro sujetadores. Son los sostenes más antiguos que se conservan y causaron una gran sorpresa a la mayoría de los historiadores de la moda, ya que se suponía que esta prenda se había inventado unos cuatrocientos años más tarde.

Beatrix Nutz, la arqueóloga de espléndido nombre cuyo trabajo arrojó luz sobre el uso del sujetador en el siglo XV, ha recopilado pruebas escritas importantes sobre las «bolsas de pechos», que es el nombre que reciben estos sostenes en las fuentes del siglo XV, y sugiere que la necesidad de una sujeción mamaria adicional tiene que ver con las nuevas modas en confección. En lugar de un corpiño apretado que sujetara los senos mediante presión, las prendas más holgadas acentuaban la separación de los pechos. El sostén de Lengberg —el más completo es el que mostramos en la página anterior— fue diseñado para levantar, separar y sujetar de forma invisible.[1] «Más de una [mujer] confecciona dos bolsas para los pechos —reza un poema satírico anónimo escrito en el sur de Alemania en el siglo XV— y con ellas recorre las calles para que todos los hombres la miren y vean qué hermosos senos tiene. Pero aquellas cuyos pechos son demasiado grandes hacen bolsas apretadas para que no haya chismorreos en la ciudad sobre sus grandes senos.»[2]

La moda cambió poco después y pasó a ser más popular el «busto de paloma», con una suave curva sobre el pecho, el tipo de silueta que se puede apreciar en innumerables retratos del siglo XVI, con los pechos aplanados debajo de un corpiño de tela que estaba forrado con un material rígido como el lino, a veces reforzado con fieltro o cartón.[3] No obstante, el sujetador no murió en aquella cámara austriaca. La moda renacentista dictaba que los senos debían ser pequeños y redondos «como manzanas», y elevarse orgullosos en el pecho, por lo que la mayoría de las mujeres debía prestar atención si quería alcanzar este ideal, sobre todo cuando crecían en la adolescencia. Marinello sugiere llevar una prenda que recuerda sospechosamente a un sujetador para «conservar los pechos pequeños durante toda la vida». Después de bañar los senos en una mezcla de agua, vinagre y alcanfor, hay que «poner debajo de los pechos una banda, o colocarlos en unas pequeñas bolsas que mantengan los senos elevados hacia la garganta, y se volverán pequeños». En esta sección, también sugiere vendar los senos usando un paño empapado en una pasta de comino. Por suerte, los hombres también pueden sumarse: «Toda esta medicina … es asimismo buena para impedir el crecimiento de los testículos».[4] Quizás debido a la moda de los testículos pequeños y pulcros que se puede apreciar en los desnudos masculinos del Renacimiento —pensemos, por ejemplo, en el *David* de Miguel Ángel—, los hombres también tenían que sufrir para alcanzar la belleza en las partes íntimas de su cuerpo.

Artemisia Gentileschi (*c.* 1593-1653) es la pintora más conocida e influyente de las muchas que hubo en Italia en la Edad Moderna. En su *Autorretrato como tañedora de laúd* (véase el pliego de ilustraciones, imagen n.º 15), en el que probablemente adopta el aspecto de un músico ambulante en alguna función en la corte, muestra al espectador sus propios pechos turgentes, que asoman de un escote de corte bajo.[5] Dado que los sujetadores de Lengberg fueron una moda relativamente efímera, merece la pena analizar cómo logró Artemisia este impresionante escote. Marinello menciona la importancia de la ropa para dar a los senos la forma deseada y es probable que ese sea el secreto en este caso. La primera capa de ropa de Artemisia sería la camisa interior de lino blanco que asoma por debajo de su vestido azul. Encima lleva un corpiño azul y esta prenda es la que brinda la sujeción que eleva los pechos. El corpiño se solía abrochar en la espalda —para vestirse en este período podían hacer falta dos personas—, se ataban con fuerza los cordones y se colocaban los senos para que el busto fuera atractivo. Muchas damas añadían un pañuelo para cubrir el escote, pero solía haber más permisividad durante los espectáculos cortesanos, como las mascaradas, en las que algunas mujeres incluso actuaban con el pecho desnudo.

Además de aplanar o sujetar los senos, el corpiño también moldeaba el abdomen. Aunque se elogiaban los vientres redondeados, no se esperaba que fueran flácidos o abultados; el perfil debía ser liso, y la piel sin imperfecciones, lo que podía causar problemas a una población femenina que a menudo había pasado por varios embarazos. Las recopilaciones de recetas renacentistas incluyen habitualmente diferentes remedios para combatir las estrías. El siguiente párrafo de *Gli ornamenti*, de Marinello, revela por qué:

> Pocas mujeres hay, o ninguna, que hayan tenido bebés y no se le hayan formado estrías y otras imperfecciones en el cuerpo después de haber dado a luz. Y con ello pierden toda su belleza natural. Así pues, señoras (ya que están creadas para crear a otros), harían bien en eliminar este defecto después del parto y conseguir que el vientre luzca como deber ser.[6]

Lo que da a entender el texto de Marinello es que si sus lectoras no eliminan este «defecto», no podrán «crear a otros», ya que serán demasiado repulsivas como para que sus maridos mantengan relaciones sexuales con ellas.

En vista de las limitaciones de las cremas cosméticas —y de lo que entonces se entendía por ejercicio— para corregir un estómago «pasado de moda», en el siglo XVI se idearon nuevos tipos de prendas interiores moldeadoras para dar a los torsos de las mujeres una forma más escultural. Los corpiños reforzados con una tela rígida para aplanar el pecho fueron habituales durante todo el Renacimiento, pero a partir de mediados del siglo XVI los costureros empezaron a incorporar a la ropa interior materiales no flexibles, como las cañas huecas (*bents*, en inglés) o madera, barbas de ballena o alambres para controlar mejor una carne tan rebelde. Los pechos y el vientre se aplanaban con una camisa interior apretada, llamada *bodies* en inglés, y esta prenda se reforzaba con un *busk* —que en castellano se llamarían *ballenas*, debido a que se hacían con barbas de este cetáceo.

En palabras de Randle Holme, «el modisto de cámara» del rey Carlos II de Inglaterra, era «una pieza fuerte de madera o hueso de ballena que presiona en medio del estómago para mantenerlo recto y contenido, de forma que ni el pecho ni el vientre abulten demasiado».[7] Los *busks* se asemejan a reglas largas y ligeramente curvadas, con los extremos redondeados, que se estrechan en la parte inferior. Sus dimensiones variaban dependiendo del tamaño del torso de la persona que lo usara, pero podían medir unos treinta centímetros de largo y cinco de ancho en la parte superior hasta unos dos centímetros en la parte inferior. No es de sorprender que fueran con frecuencia motivo de insinuaciones obscenas que solían aprovechar sus cualidades fálicas. Se conservan algunos espléndidos ejemplares de madera y marfil que es evidente que fueron entregados como muestras de amor, repletos de corazones entrelazados y lemas amorosos: «Hasta el Adiós, Mi Fuego es Puro, el Amor está Unido»; «Isaac amaba a Rabekah, su esposa, y ¿por qué yo no puedo amar a Fransys?».[8] Estos elementos se deslizaban en la parte delantera de la ropa interior y se solían sujetar con cintas.

El corpiño más antiguo de este tipo que se conserva lo utilizó la condesa palatina Dorotea Sabina de Pfalz Neuburg (1576-1598). Hecho de moaré de seda, se abrochaba con cordones en la espalda. Hace tiempo que se ha desintegrado la barba de ballena o las cañas rígidas, pero todavía se puede apreciar la bolsa del centro donde el *busk* habría ajustado su vientre y mantenido los pechos separados.[9]

Estos corpiños apretados del siglo XVI fueron los precursores de los corsés y también tenían por objeto controlar la silueta. La reconstrucción de prendas de ropa interior femenina de este período ha mostrado que eran menos opresivas, sobre todo en la cintura, que los corsés del siglo XVIII y XIX. Los cordones se podían apretar o aflojar dependiendo de los niveles de comodidad requeridos. No obstante, estas piezas obligaban a las mujeres que las llevaban a mantener una postura erguida y la espalda recta, especialmente mientras estaban sentadas, y cuando no podían cerrar del todo las piernas —envueltas bajo las faldas.[10]

Algunos creían que estas prendas interiores eran peligrosas. El filósofo francés Michel de Montaigne (1533-1592) exclamó sobre sus contemporáneas en 1588: «Para lograr un cuerpo a la española, ¿qué tortura no soportan, tiesas y ceñidas, con grandes entalladuras en los costados, hasta la carne viva? A veces incluso hasta morir».[11] En 1547, en Venecia, el senado prohibió a las mujeres usar unos corpiños largos y puntiagudos que estaban de moda —llamados en el dialecto de la ciudad *cassi longhi*—, con soportes rígidos que, al parecer, se hacían con láminas de metal acolchadas con fieltro u otro material suave:

> Además del perjuicio del gran costo que conlleva hacerlos, sucede que debido al dolor que soportan las mujeres al usarlos, con frecuencia muchas embarazadas han abortado y muchas también han muerto, y sus hijos nacieron débiles, enfermos y maltrechos, y algunos incluso nacieron muertos por esta razón.

Esta preocupación por la maternidad puede deberse a que la prenda, larga y puntiaguda, presionaba la zona genital, sobre todo al estar sentada. Así, se declaró que todos los corpiños debían confeccionarse «sin soportes rígidos, redondeados y con la misma longitud en todos los extremos».[12]

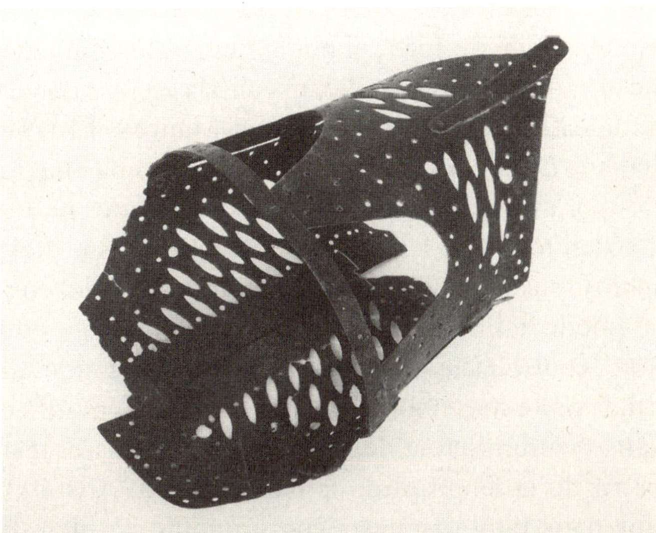

Peto de hierro, probablemente francés o italiano (*c.* 1580-1599).

Al parecer, a algunas mujeres les aconsejaron que llevaran corsés metálicos por razones médicas; el cirujano francés Ambroise Paré recomendaba petos de hierro perforado «para enmendar la torsión del cuerpo». En 1549, Leonor de Toledo le encargó a su armero dos de estas prendas, ya que necesitaba una sujeción adicional; no es de extrañar, ya que estuvo embarazada casi sin interrupción entre 1540 y 1554. Se conservan varios corsés de hierro de esta época, incluido el del siglo XVI que mostramos en la página anterior, fabricado probablemente para enderezar la espalda de una adolescente afectada, quizás, por un defecto congénito u otras enfermedades como el raquitismo. Más tarde, en el siglo XVII, se volvió cada vez más habitual que las niñas sanas usaran corpiños apretados, probablemente siguiendo el consejo de autoridades como Marinello de que había que mantener el busto y el torso ordenados y pulcros, aunque hubo otros médicos que denunciaron el daño potencial de constreñir los cuerpos jóvenes.[13] ¡Qué aspecto tan terrible tienen, toda esa carne rebelde controlada por el hierro!

Rinoplastias

En el verano de 1581, el por lo demás desconocido escritor milanés Lodovico Gandini dio una charla en un salón en la bien equipada casa de Silvio Calandra en Mantua. El tema era el poeta italiano del siglo XIV Petrarca. Gandini tenía una pregunta molesta: ¿por qué en todos los numerosos escritos en los que Petrarca alaba el rostro de Laura habla de sus ojos, sus mejillas, su boca e incluso sus pechos, «cada una de las partes del cuerpo de las que se puede hablar con franqueza», pero nunca menciona su nariz?

A continuación, entona una canción de amor al apéndice nasal, la parte más noble, más importante, pero más difamada de la cara. Gandini habla de que Vitruvio medía el resto de la cara a partir de la longitud de la nariz, de que Aristóteles comparaba una nariz bien dispuesta con un gobierno bien dispuesto, y de que si la nariz se mutila, se destroza toda la cara. Sostiene que Petrarca debió pasarla por alto del mismo modo que el pintor de la antigua Grecia Apeles dejó sin terminar su retrato de Venus: «Esta parte inacabada hace que el resto sea más digno de asombro».[14] En otras palabras, las narices son tan hermosas que la más perfecta trasciende la capacidad humana para representarla o describirla y es mejor que se deje a la imaginación del lector.

Marinello, que a diferencia de con los ojos, cuyo tamaño y color insistía imprudentemente en que se podían cambiar solo con seguir los regímenes dietéticos correctos, se da inusualmente por vencido cuando se trata de la nariz. Incluye recetas para corregir la secreción nasal, el mal aliento y los estornudos —que argumenta que deforman terriblemente la cara—, pero señala que cambiar el aspecto de la nariz supera la capacidad de sus lectoras. Es mejor dejar las rinoplastias a los profesionales.

En 1590, una joven suiza, a la que solo se conoce como Susanna N., fue atacada por un grupo de soldados. Se resistió a sus intentos de violarla y, como venganza, le cortaron la nariz. Dos años más tarde, el cirujano francés Jean Griffon reconstruyó con éxito su nariz mediante el empleo de técnicas nuevas desarrolladas por primera vez en el sur de Italia, que consistían en utilizar piel de la parte superior del brazo. Hay constancia documental de que su nueva nariz, salvo porque se volvía ligeramente azul cuando hacía mucho frío, seguía teniendo buen aspecto en 1611 y 1613.[15]

Son muchas las razones por las que la cirugía de la nariz y las prótesis llegaron a ser importantes en el Renacimiento. Era habitual que los apéndices nasales fueran el blanco de venganzas y de duelos de honor. Gandini explica: «Los enemigos arrancan a veces la nariz con los dientes como parte de una venganza para causar deshonra. Esto no solo sucede en nuestros tiempos, también ocurría en la antigüedad».[16] La desfiguración facial también se usaba como venganza, sobre todo contra las mujeres que eran adúlteras o habían menospreciado de algún modo a un hombre. Por ejemplo, en 1583 la cortesana Fulvia Bellestra fue atacada por un joven desconocido que le cortó la nariz y la cara con una daga. Lo más probable es que fuera un sicario enviado por otra cortesana o un amante despechado.[17] Hay casos similares documentados a principios del siglo XVI en Núremberg, donde una mujer y su marido intentaron cortarle la nariz a su antigua criada como represalia porque ese mismo esposo la había dejado embarazada.[18]

También los magistrados utilizaron a veces la amputación de este órgano como un «castigo vergonzante». Cuando las autoridades judiciales ordenaban cortar o lesionar de algún modo la nariz, normalmente el caso guardaba relación con delitos sexuales y, en particular, con delitos relacionados con mujeres o jóvenes «afeminados» acusados de actos homosexuales. Por ejemplo, a una mujer griega llamada Gratiosa la desterraron de Venecia por «hechizar» a un hombre de clase alta para convertirlo en su amante. Fue paseada por las calles con una corona de la vergüenza en la cabeza, multada y marcada en ambas mejillas y en el labio superior antes de ser expulsada de la ciudad. Si alguna vez regresaba a Venecia, le cortarían la nariz.[19]

La cirugía de reconstrucción nasal surgió en Sicilia en el siglo XV, cuando la familia de cirujanos Branca se hizo famosa por recomponer no solo narices, sino también orejas y labios. La técnica no fue registrada y compartida hasta un siglo más tarde, en 1597, cuando el cirujano boloñés Gaspare Tagliacozzi (1545-1599) publicó su innovador libro *Chirurgia delle mutilazioni*. En él describe cómo se cortaba un trozo de piel de la parte posterior del antebrazo y, mientras aún estaba unida al brazo, se «injertaba» en la cara, en el lugar de la nariz. Inventó un equipo especial, que aparece en su tratado y que mostramos aquí, para mantener la cabeza y el brazo del paciente en la posición correcta durante las tres semanas que se requerían. Esta reconstrucción fue anunciada como una de las cimas de la «moderna» medicina renacentista. Sin embargo, no todo el mundo era apto para este tipo de cirugía. Debido al dolor y el esfuerzo físico que entrañaba —Tagliacozzi aconseja que «dos hombres vigorosos» sujeten al paciente—, la intervención solo estaba recomendada para personas jóvenes y fuertes. Se trataba casi siempre de hombres. Un co-

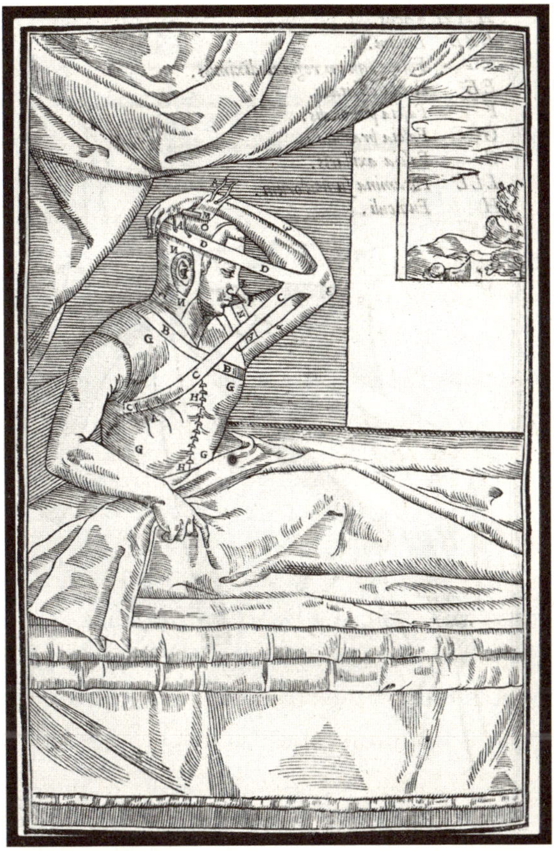

Cirugía de reconstrucción de la nariz, en Gaspare Tagliacozzi, *De curtorum chirurgia* (1597).

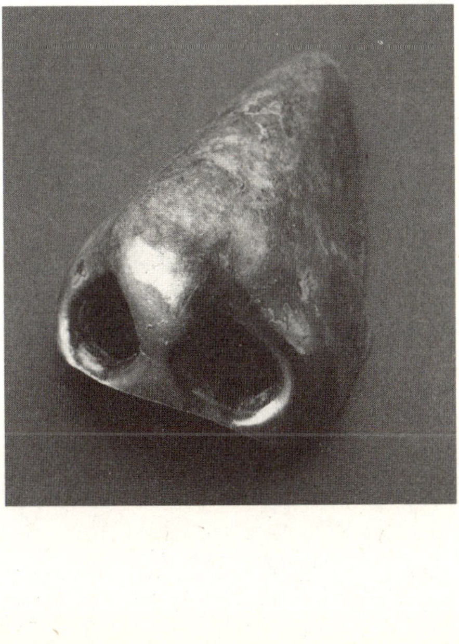

Nariz artificial de metal chapado (*c.* 1601-1800).

mentarista inglés posterior señala que es «tan difícil y dolorosa … que rara vez o nunca se intenta».[20]

Otros tendrían que arreglárselas con una prótesis nasal, que podía ser de cera, marfil o incluso de metales como la plata, y se ataba a la cara con una cinta.[21] Todavía se conservan algunas narices postizas de la Edad Moderna, como la que muestra la fotografía en la página anterior, que está fabricada en metal plateado y se encuentra ahora en el Museo de la Ciencia de Londres. Son objetos desconcertantes, extrañamente íntimos, que se exponen en las vitrinas de los museos aislados de un rostro, como si Petrarca los hubiera desechado sin pensar.

Labioplastias en el Renacimiento

La barda galesa Gwerful Mechain —que escribió entre 1462 y 1500— dedicó una oda a la vagina. Comienza riéndose de los poetas masculinos que describen obsesivamente las bellezas del cuerpo femenino, pero omiten la mejor parte:

> Cada estúpido poeta ebrio se apresura
> en su pomposa vanidad a…
> Cantar todo el día a las muchachas del lugar…
> Pero deja el centro sin alabanzas,
> el lugar donde los niños son concebidos.
> La cálida vagina, clara esperanza
> tierna y adorable, círculo abierto fuerte y brillante
> el lugar que amo, delicado y saludable
> El coño bajo el vestido…
> Círculo de labios con bordes anchos
> Un coño junto a un espléndido culo
> Tabla de canto con su doble en rojo.[22]

Mechain tenía razón. Petrarca, además de omitir la nariz de Laura, concluía su descripción de la belleza de esta en la cintura.

Las «partes pudendas» de las mujeres, como se las llamaba comúnmente, fueron ignoradas por los poetas líricos varones hasta finales del siglo XV y, después, descritas con metáforas pastoriles ridículamente empalagosas. El libro de poemas de Caio Baldassarre Olimpo degli Alessandri titulado *Gloria d'amore* (1522) es uno de los primeros textos italianos que mira debajo de las faldas. El poeta elogia a su amada de la cabeza a los pies, incluida

> aquella parte secreta donde nace una amplia veta de dulzura; la oculta parte donde el amor pace; donde se posa, anida, alberga y está; la parte escondida que yo, atado, amé con suprema majestad; la dulce parte, aquel valle agradable, en la que al pensar me parece casi viva.[23]

La *Eglogha pastoral de Philebbo e Dinarcho pastori*, un librito de alrededor del mismo período, compara de forma similar los genitales femeninos con

> ese canal que entre una y otra orilla de un monte desciende hasta aquel manantial en el que abunda la leche. Al pie de la colina, en su orilla, se extiende un pequeño prado con un poco de hierba, que la vista del manantial no ofende. Esta [la hierba, es decir, el vello púbico] me gustaría ser, encantadora y negra como los ojos y las cejas, y escasa, corta y algo rizada.[24]

Sin embargo, la deliberación más extensa de la Italia del siglo XVI sobre el poder de los genitales de las mujeres para cautivar a los hombres es *Il libro della bella donna*, de Federico Luigini, de 1554. Después de describir a una mujer hermosa con todo detalle, uno de los interlocutores, el personaje del señor Giacomo, «comenzó a sonreír» antes de hablar sobre «las partes de las mujeres no nombradas». Su belleza es como un «jardincito» que presenta ante nuestros ojos «las dulces flores blancas y rojas de la primavera» y donde oímos «al ruiseñor cantar su lastimera canción de infortunio». Luigini explica que ese es el poder de mirar los genitales femeninos y que «lo disfrutamos tanto, que nuestros espíritus gran divertimento obtienen».[25] Estas actitudes poéticas hacia los órganos sexuales de la mujer parecían extenderse incluso a su denominación misma: a los labios menores —y a veces, confusamente, al clítoris— se los llamaba en italiano *ninfe* (ninfas). Juan Valverde de Amusco explica en *Historia de la composición del cuerpo humano*, de 1586: «Estas son aquellas ninfas tan celebradas de los poetas, tras las cuales fingían ellos andar perdidos los sátiros por los bosques».[26]

Aunque la evidencia puede ser contradictoria, es probable que muchas mujeres sintieran demasiada vergüenza como para permitir que alguien del sexo opuesto, incluidos sus maridos y otras parejas sexuales, las vieran desnudas de cintura para abajo. Había muchos tabúes en torno a ver los genitales femeninos, que se creía que estaban ocultos de forma natural. Los comentarios de Lodovico Domenichi en *La nobiltà delle donne* [La nobleza de las mujeres], de 1549, son típicos. Explica que ellas nunca se tocan «aquellas partes del cuerpo» que él llama sus «bosques naturales»; que sus «miembros genitales se mantienen dentro, en un lugar más seguro y más secreto»; y que la naturaleza ha escondido sus «partes generativas porque son cosas sucias y realmente siempre deben permanecer ocultas; a diferencia de en los hombres, cuyos genitales pueden aparecer en público para que otros los vean, los de las mujeres son bellos y hermosos». Prosigue diciendo que muchas preferirían morir a que un médico examinara sus genitales. De hecho, al parecer eran púdicas incluso tras fallecer: a diferencia de los hombres, cuando las mujeres se ahogaban, flotaban con el rostro hacia abajo a fin de proteger con pudor sus genitales.[27]

Por tanto, culturalmente era difícil que los médicos y anatomistas varones pudieran examinar de cerca los genitales femeninos externos, lo que probablemente explique por qué el clítoris no fue «descubierto» oficialmente en los manuales de anatomía del Renacimiento hasta los años sesenta del siglo XVI. En los juicios en que se requerían preguntas relacionadas con los genitales femeninos —por ejemplo, si se había consumado un matrimonio

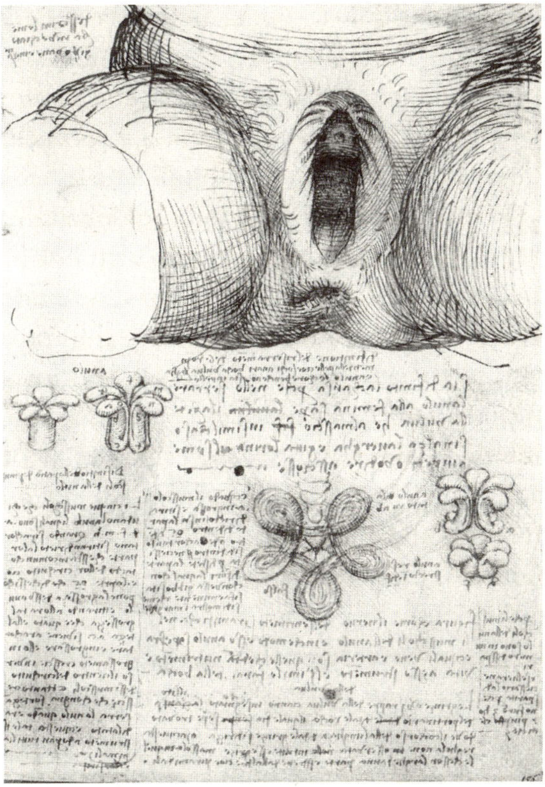

La vulva y el ano,
en Leonardo da Vinci,
Anatomical Manuscript B
(*c.* 1508).

o si era posible que mantuvieran relaciones sexuales debido a la estrechez de la vagina— se solía llamar a declarar a las parteras, en lugar de a los médicos varones, ya que tenían (literalmente) un conocimiento práctico de muchos cuerpos femíneos. En lugar de examinar a las pacientes directamente, muchos médicos les pedían que llevaran un paño menstrual para poder evaluar la composición humoral de la sangre de su periodo.[28] La falta de oportunidades de examinar de cerca los genitales de la mujer explica probablemente un dibujo bastante aterrador de Leonardo da Vinci, que se encuentra ahora en la Royal Collection y muestra los labios de la vulva abiertos para revelar un agujero enorme y poco más.

Antes de criticar a los anatomistas del Renacimiento por su falta de conocimiento de los órganos sexuales femeninos, merece la pena señalar que la anatomía del clítoris no se delimitó con precisión hasta 1998.[29] Se sigue intentando indicar cuáles son las proporciones «normales» de los genitales de la mujer con el fin de facilitar información precisa a las pacientes que están pensando en someterse a una labioplastia estética.

Pese a que muchos médicos evitaban los órganos sexuales femeninos, en la Edad Media y en la Edad Moderna existió una tradición paralela que buscaba «corregirlos» mediante la cirugía. En caso de hermafroditismo, se alteraban quirúrgicamente los genitales para que fueran más parecidos a los masculinos o femeninos. También se podían interpretar un clítoris o unos labios menores agrandados como una señal de lesbianismo e hipersexualidad —de ahí el término *ninfomanía*— y algunos médicos recomendaban que se extirparan. Por último, se podían cortar los labios menores simplemente por razones estéticas, porque se consideraban «feos».[30]

La labioplastia estética es examinada en muchos textos clásicos y medievales que se reimprimieron y consultaron ávidamente en el Renacimiento. Por ejemplo, la *Hypomnema*, del médico bizantino Pablo de Egina, fue publicada repetidamente entre finales del siglo XV y principios del siglo XVI.[31] Egina y sus seguidores sostenían que el órgano femenino podía crecer «por encima del orden natural, de modo que su aspecto sea vergonzosamente feo» e incluso ponerse erecto como un pene.[32] Advertía en contra de cortar los labios vaginales demasiado abajo y causar un sangrado excesivo, que denominaba *rhyadica*. Se trataba de un término lo suficientemente común como para que Otto Brunfels lo incluyera en su diccionario médico, el *Onomastikon medicinae* (primera edición de 1528), donde se explicaba que lo causaba el corte de las «ninfas» debido a que son «inmodestamente prominentes».[33]

Algunos textos latinos influyentes también incluían el consejo de cortar los labios menores «excesivos». Lanfranco de Milán en su *Cirugía mayor*, escrita originalmente en 1296 y publicada en Venecia en 1498, sostiene que las mujeres con lo que consideraba partes de los genitales femeninos «desproporcionadas», que «cuelgan del cuerpo», serán «mucho menos amadas por los hombres», por lo que esa superfluidad se debe amputar y después cauterizar hasta que se reduzca a su forma «natural».[34] Esta insistencia en la estética también se puede apreciar más adelante, en el siglo XVI, en lengua vernácula, en el manual para comadronas de Scipione Mercurio, de 1596. En las mujeres con exceso de humores flemáticos, son como «carnes que parecen crestas de gallo, que tanto quieren salir de la naturaleza, y cuelgan creando un horrible espectáculo». Esto podía impedir que la mujer cumpliera con las tareas esenciales de la reproducción y era necesaria su amputación —por una comadrona si a la paciente le daba demasiada vergüenza recurrir a un cirujano—.[35] Esta interesante frase sugiere, tal vez, que eran las comadronas quienes, en la práctica, vigilaban el aspecto de los genitales de otras mujeres y las que tomaban la decisión final sobre el corte de los labios menores y el clítoris.

Las prácticas europeas de mutilación genital femenina se cohesionaban en redes de creencias sobre la estética, la sexualidad y la feminidad «correcta» que se reforzaban mutuamente, lo que demuestra que la cultura de la belleza y la tecnología pueden combinarse para formar una mezcla inquietante y a veces coercitiva. Por un lado, la demanda de modificación corporal estaba obligando a la ciencia a buscar soluciones creativas y transgresoras. Por otro, las personas podían verse empujadas a someterse a intervenciones a veces dolorosas o perjudiciales para cumplir con lo que se consideraba un canon.

9

Caza de brujas y vello corporal

La ciudad de Como, en el norte de Italia, es un destino turístico popular. Enclavada de forma espectacular entre las estribaciones de los Alpes y el gran lago del mismo nombre, es también el lugar donde tuvo lugar una matanza histórica. En 1485 se celebró allí un juicio por brujería y «41 hechiceras fueron reducidas a cenizas después de que les fuera afeitado el vello de todo el cuerpo». Este suceso está reseñado con aprobación en el importante manual sobre la caza de brujas *Malleus Maleficarum* [«El martillo de los brujas»], publicado dos años después y escrito por los frailes dominicos Heinrich Kramer y, muy probablemente, Jacob Sprenger.

A veces se supone que la persecución y la quema de hechiceras fue una práctica «medieval», pero en realidad fue un fenómeno renacentista. Se calcula que entre cuarenta mil y sesenta mil personas, principalmente mujeres, fueron asesinadas durante las matanzas perpetradas en Europa entre los siglos XV y XVII, y muchas miles más fueron torturadas en aras de la persecución de la malévola hechicería. Como ocurriera con otras tendencias del Renacimiento, la caza de brujas en Italia se produjo antes que en otras partes de Europa y hubo numerosas ejecuciones en el siglo XV y principios del XVI. Los pueblos diseminados por las regiones montañosas del norte de Italia, donde se creía que la población quedaba fuera del alcance tanto de la Iglesia como de las autoridades laicas, eran considerados especialmente susceptibles a lo oculto y los frailes cazadores de brujas los sometieron a un intenso escrutinio.[1]

Hay conexiones interesantes entre las culturas de la cosmética y de la brujería. Como gran parte de la población no podía permitirse acudir a un médico con formación universitaria o a un boticario instruido, recurrían a «mujeres sabias» que podían diagnosticar las enfermedades y vender pociones curativas, a veces junto con hechizos mágicos y aguas cosméticas. Un ejemplo arquetípico podría ser una mujer conocida solo como Maddalena la Tejedora, que fue juzgada en Roma en 1613 por fabricar venenos. Además de su supuesto negocio de pócimas nocivas, Maddalena ofrecía magia amorosa a sus clientes, alquilaba habitaciones a trabajadoras sexuales y, según ella misma explicaba, «hago aguas para lavar la cara de las mujeres y también aceites de hierbas de todo tipo».[2] Camilla Orsetta, una curandera veneciana que trabajó en la década de 1580 y fue juzgada por brujería por el mismísimo Santo Oficio de Venecia, era famosa por sus eficaces curas para una amplia gama de afecciones, desde dolores de cabeza hasta huesos rotos, enfermedades cutáneas y melancolía. Su contemporánea, Elena Crusichi, apodada la Draga (la Dragona, por el nombre del más activo de los espíritus bajo su control) podía diagnosticar la enfermedad de un niño con solo tocar su ropa y prescribía baños de hierbas como cura, después de los cuales se debía arrojar ritualmente el agua a un canal.[3]

Según el *Malleus*, la magia amorosa era «la forma más conocida y común de brujería». Se solía asumir que las trabajadoras sexuales usaban este tipo de conjuros para embrujar a sus clientes y a veces se acusaba a las mujeres de clase baja a las que amaban hombres de clase alta de haberlos hechizado. En 1567, una mujer veneciana acomodada, Franceshina Orio, acusó a una madre pobre y a su hija de confabularse para embrujar a su hijo Silvestro y obligarlo a casarse con la hija «con perjuicios a nuestra casa y ruina de su honor». La pareja fue llevada ante la Inquisición.[4]

Hay pruebas de que las mujeres, sobre todo las de menos recursos, solían utilizar hechizos para conseguir una propuesta de matrimonio; por ejemplo, en la década de 1590 se celebraron una serie de juicios relacionados con la magia amorosa en Módena, donde las mujeres utilizaban nuez moscada, velas y objetos religiosos encantados para conseguir un buen partido. Las mujeres de Venecia se aplicaban en los labios óleo sagrado robado de las iglesias para besar al objetivo elegido.[5]

Las mujeres de clase alta también podían recurrir a métodos similares para los asuntos amorosos. Una carta de 1578 con chismorreos sobre los intentos de la reina Margarita de Valois de conquistar el corazón de su marido, el rey Enrique IV de Francia, revelaba que había estado encerrada en el baño con sus criadas durante tres días «siempre en el agua, blanca como un lirio, oliendo a bálsamo, se frota y vuelve a frotar, usa incienso de un modo que cabría pensar que es una bruja con sus hechizos».[6] A una mujer más pobre y menos noble podrían haberla acusado de brujería por mucho menos.

Muchos de los tipos de pociones y lociones que las mujeres usaban para embellecerse también se utilizaban supuestamente en la magia. Un manual de brujería milanés de 1608 sostiene que las hechiceras pueden envenenar a una víctima «ungiéndola con sus lociones, aguas, aceites y pomadas ... Untan los muslos, el vientre o la cabeza, la garganta, el pecho, las costillas o alguna otra parte del cuerpo». Y continúa citando muchos ejemplos de mezclas mágicas, incluido un ungüento para volar.[7] Las recetas, incluso las de médicos como Marinello, contienen muchas veces ingredientes animales que hoy en día parecen claramente «brujescos»: tritones, palomas, murciélagos, ranas y pollos que han comido serpientes. Para las afecciones de la piel incluso recomienda «la sangre de un niño» o «tres litros de sangre de hombres pelirrojos sanos no mayores de veinticinco o treinta años».[8] No es de extrañar que los tratamientos cosméticos se asociaran a veces con la brujería.

En los juicios solía haber descripciones de ungüentos, aceites, bálsamos y pociones especiales, por lo general a partir de confesiones obtenidas mediante tortura. Por ejemplo, Bellezze Ursini se suicidó en 1528 después de haber sido martirizada y encarcelada por brujería por la Inquisición romana. Una larga fila de vecinos hizo cola para dar testimonio de su «maldad». Antes de morir escribió de su puño y letra una petición de clemencia y esas páginas, con su letra infantil y vacilante, todavía se conservan.[9] Bajo tortura, admitió toda clase de brujerías: mantener relaciones sexuales con el diablo, matar y comer bebés a petición de este, enseñar a otras mujeres hechicerías y embrujar a la gente de diversas maneras. También insistió en que había ayudado a muchas personas, medicando y curando enfermedades de todo tipo. Al igual que Catalina Sforza (1463-1509), la condesa de Forlì, a la que presentaremos debidamente en el capítulo 14, Bellezze afirmaba haber escrito un libro de «secretos» que incluía recetas, conjuros y ungüentos. La aristocrática Catalina fue elogiada por sus conocimientos, mientras que Bellezze se suicidó en la cárcel. Los márgenes de la sociedad podían ser un lugar fértil para la invención por necesidad, pero en muchos casos esta era malinterpretada por unas autoridades hostiles. En palabras de Dinora Corsi, «un juez inexorable e implacable, la gélida cámara de tortura y la garrucha transformaban creencias y conocimientos antiguos en asesinatos rituales y prácticas demoníacas».[10]

Vello vergonzante

Se creía que los cuerpos de las mujeres albergaban secretos misteriosos que un buen cazador de brujas debía investigar. El *Malleus Maleficarum* recomienda eliminar por completo el vello corporal de los sospechosos, como en el caso de Como:

> Para la taciturnidad, [los brujos] guardan a veces amuletos supersticiosos que consisten en ciertos objetos entre sus ropas o los pelos del cuerpo, o a veces en los lugares más íntimos, que no se pueden nombrar.[11]

Aunque en los juicios por brujería celebrados en Italia se practicó la eliminación total del vello corporal, Kramer señala en otra publicación que «en las regiones de Alemania, este tipo de afeitado, sobre todo alrededor de los lugares íntimos, se considera muy denigrante, razón por la que los inquisidores ... no lo usan», aunque sí afeitaban la cabeza de las víctimas.[12]

Las actitudes culturales hacia el vello corporal y su eliminación diferían notablemente en el norte y el sur de Europa, sobre todo en aquellas zonas meridionales influidas por las prácticas de baño islámicas.

Las convenciones culturales y religiosas que promueven la depilación han existido desde siempre en las culturas islámicas, y la eliminación del vello en los baños públicos ya era una práctica habitual probablemente desde la antigüedad. Era bien conocida en la Europa cristiana y a menudo suscitaba interés en los viajeros. Quizás el relato en primera persona más antiguo es el de Usama ibn Munqidh, un árabe sirio (1095-1188), que cuenta la historia de un empleado de una casa de baños al que un caballero franco le arrancó el taparrabos. Al ver que tenía la zona púbica rasurada, el caballero pidió que le afeitara el vello de su propio cuerpo y que hiciera lo mismo con su esposa.[13] En su crónica de una visita a unos baños en Turquía, publicada en 1545, Luigi Bassano —un viajero de Zadar, una antigua ciudad veneciana en la actual Croacia— describe cómo ambos sexos eliminaban el vello corporal con un tipo de pasta: «Los turcos usan mucho esta pasta porque creen que tener vello en las partes ocultas es motivo de vergüenza ... las mujeres son más supersticiosas al respecto que los hombres». Más adelante afirma que, tras depilarse, algunas de ellas también se teñían la zona púbica con alheña.[14] Johannes Wild (m. 1619), un soldado de Núremberg que fue capturado y después esclavizado en El Cairo, contó que estas mujeres usaban ungüentos hechos con «caliza» y tierra india. En *Habitus Praecipuorum Populorum* [«Las Costumbres de los Princi-

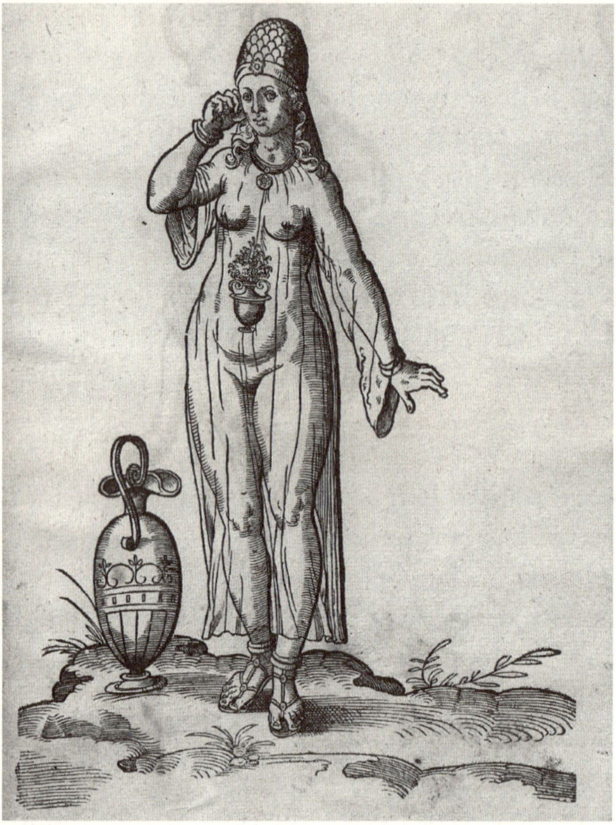

Mujer turca
en los baños,
en Hans Weigel,
Habitus Praecipuorum Populorum (1577).

pales Pueblos»], publicado en 1577 por Hans Weigel, se muestra a una mujer turca con una túnica transparente, a través de la cual los lectores pueden vislumbrar el pubis depilado.[15]

La pasta que menciona Bassano se conoce como *rusma* y se utilizó durante siglos para eliminar el vello en muchas partes del mundo mediterráneo y árabe. Se trataba de una combinación altamente alcalina de oropimente (sulfuro de arsénico) y cal viva (óxido de calcio), que arrancaba el cabello de un modo muy similar a las cremas depilatorias actuales. También se utilizaba para eliminar el pelo de las pieles de animales. Recetas con estos ingredientes básicos aparecen, por ejemplo, en un manual de El Cairo para farmacéuticos escrito a mediados del siglo XIII (donde se usa oropimente, lima, vinagre y aceite de sésamo).[16] A pesar de la sorpresa que causaba en los viajeros europeos la depilación, las mujeres del lado europeo del Mediterráneo también utilizaban una receta similar en la Edad Media y la Edad Moderna.

También se pueden encontrar variaciones de la receta de la *rusma* en un manuscrito de remedios de salud y cosmética para las mujeres medievales que tuvo mucha difusión, la *Trotula*, llamado así por Trota, una monja del siglo XII de Salerno, en el sur de Italia, un importante centro de conocimientos médicos en aquella época. La escuela de medicina de Salerno se benefició de la traducción de textos médicos árabes al latín en el siglo XI en el cercano monasterio de Montecasino. La tercera sección de la *Trotula* está dedicada a las recetas cosméticas. Las investigaciones de Monica Green han demostrado que la sección sobre cosméticos no la recopiló Trota, sino un médico varón, quien afirmaba haber obtenido la información de «mujeres que he encontrado acostumbradas a la práctica del arte de la cosmética». La versión de la *rusma* de la *Trotula* es la siguiente:

> Para que una mujer pueda llegar a estar suavísima y lisa, y sin pelos de la cabeza a los pies ... debe tomar un baño de vapor y untarse un depilatorio hecho con oropimente y cal viva ... pero no debe frotarse porque se excoriarían sus miembros. Tras haberlo mantenido un rato, ha de intentar retirar el vello del área púbica. Si no se cae fácilmente, que se vierta agua caliente encima y se lave por todas partes, moviendo suavemente la palma de la mano [sobre su piel] ... Tras hacerlo, que se meta en agua tibia y se lave bien.

Después hay que exfoliar con salvado, lavarse con agua tibia, secarse la piel y untarse alheña. Tras otro enjuague, un paño de lino blanco y ya se puede ir a la cama.[17]

Este texto sobre cosméticos siguió siendo popular y circuló en forma de manuscrito durante los siglos XIII y XIV, pero son escasas las pruebas de que influyera directamente en la cultura cosmética del Renacimiento. Por ejemplo, el folleto *Venustà*, tantas veces reimpreso, solo incluye una receta para «conseguir que el cabello se caiga de forma que nunca vuelva a crecer», que contiene jabón, goma de vino y oropimente, pero no cal viva.

No obstante, a medida que avanza el siglo XVI comienzan a proliferar las recetas de cremas depilatorias, primero en textos manuscritos y más tarde difundidas en forma impresa desde aproximadamente los años cincuenta, lo que tal vez sugiere que a las mujeres de la élite inicialmente les preocupaba más eliminar su vello corporal que a sus iguales de un estatus inferior. Así, un manuscrito anónimo de alrededor de 1500 conocido como el *Ricettario galante* contiene toda una sección que se describe como «Un tratado sobre la eliminación del vello del cuerpo de diversas maneras para que nunca vuelva». Como en la *Trotula*, se aconseja a las señoras que acudan a los baños para eliminar el vello «que queda mal en varios lugares del cuerpo de una mujer». Este texto contiene al menos dieciséis recetas para depilarse, que abarcan desde variaciones de la combinación tradicional de cal viva/arsénico hasta otras más esotéricas elaboradas con ingredientes que incluyen hiedra, huevos de hormiga y erizos.[18]

Hay una serie de técnicas de depilación corporal igual de eclécticas e inventivas en *Experimenti*, de Catalina Sforza, tal vez basado en la correspondencia con la comunidad judía de Roma.[19] La influencia de las culturas no cristianas en las prácticas de depilación italianas también se aprecia en las muchas ediciones de un exitoso libro de consejos para el hogar, *De secreti* (primera edición de 1557), de Alessio Piemontese, quien revela con admiración una «receta extremadamente rara utilizada por las Grandes Damas Moriscas para evitar que sus hijas tengan pelo debajo de los brazos o en otros lugares, porque no les gusta el vello corporal». Afirma haber aprendido la receta en Siria. Se trata de un procedimiento que ahora nos resulta brutal, ya que se quema la piel de las niñas recién nacidas con oro caliente y las cicatrices resultantes impiden el crecimiento del vello.[20]

Las mujeres árabes, judías y cristianas que vivían bajo el mismo régimen en la península ibérica, Provenza y el sur de Italia compartían una cultura de recetas médicas y cosméticas desde alrededor del siglo XIII.[21] Después de la expulsión de los judíos de las tierras españolas en 1492, muchos hombres y mujeres se vieron obligados a emigrar. Y lo vemos también en la ficción, ya que la Lozana andaluza tiene clientas que responden a las demandas de sus maridos:

> … vézanos a mí y a esta mi prima cómo nos rapemos los pendejos, que nuestros maridos lo quieren ansí, que no quieren que parezcamos a las romanas que jamás se lo rapan.

Que los maridos pudieran pedir a sus esposas que se depilaran el vello púbico en la década de 1520 es fascinante. Durante los treinta años siguientes, el deseo de mujeres depiladas, que parece haber sido relativamente minoritario, se convirtió en algo popular, al menos en Italia. Lodovico Domenichi, en su *La nobiltà delle donne* de 1549, explica que mientras que los cuerpos de los hombres son peludos, ellas solo tienen pelo «en aquellas partes que siempre están ocultas y en las partes que se cubren, y mucho menos que nosotros». Otro contemporáneo explica que el vello corporal no es apropiado o adecuado para una mujer mediante una comparación con un caballo calvo: «Si una mujer fuera peluda, sería fea; si un caballo no tuviera pelo sería una deformidad».[22] En los años sesenta del siglo XVI, los libros de secretos impresos contenían una variedad cada vez mayor de recetas relacionadas con la depilación corporal; cabe suponer que tanto para reflejar las normas como para establecerlas. Marinello explica:

> El vello corporal, si no está afectado por la sarna u otra dolencia, tiene que ser eliminado después o durante el baño (porque son superfluidades de nuestra nutrición, no menos que el sudor). Cuando el pelo es superfluo en todo el cuerpo, como ocurre con muchas damas, que se vuelven tan peludas que parecen una bestia salvaje, hay que eliminarlo, lo que se puede hacer de forma excelente en el baño.[23]

Hay muchas recetas para eliminar el pelo «de todo el cuerpo» en los recetarios impresos en torno a los años cuarenta del siglo XVI. Aunque tienden a ser algo evasivos sobre a qué partes del cuerpo se refieren exactamente, de vez en cuando se encuentran fórmulas que especifican que son para «eliminar el vello alrededor de la naturaleza de una mujer», una metáfora utilizada con frecuencia para los genitales.[24]

Muchos de estos textos también insistían en el peligro de quitar el vello de forma incorrecta. En un libro de 1557, se insta a las mujeres a depilarse solo «cuando la luna esté menguando» y evitar las pinzas, ya que son demasiado violentas para la piel y agrandan los poros. Tras retirar el vello, se ha de calmar de inmediato la piel con aceites fríos de rosa o violeta.[25] Era bien sabido que la *rusma* podía ser nociva y abundan las advertencias en las instrucciones de uso. Varias fuentes recomiendan probar la mezcla en una pluma de gallina o de pato: si las barbas se desprendían, estaba lista para su aplicación. Una fórmula demasiado fuerte dejada durante un tiempo excesivo quemaba la carne, así como la piel. Se indicaban varias estrategias para calcular bien el tiempo que debía mantenerse la mezcla. Mientras Marinello se limita a sugerir probar repetidamente y eliminarla en cuanto el vello se caiga, otros recomiendan retirar la pasta en cuanto se note la piel caliente, «muy rápidamente, para no arrancar la piel».[26] Sforza da instrucciones más concretas: debe dejarse durante el tiempo que se tarda en rezar el padrenuestro dos veces.[27]

La información aportada por fuentes italianas sugiere que la depilación, casualmente o no, se puso de moda por dos razones. La primera fue la llegada de refugiados de España que llevaron nuevas técnicas a las mujeres italianas. La otra, quizás, es la proliferación de desnudos femeninos sin vello en diversos medios visuales, una moda artística que sugería que las damas idealmente atractivas no tenían vello corporal.

Esta moda italiana de la depilación no se había impuesto en toda Europa. La primera traducción al inglés de *Los secretos*, de Alessio Piemontese, de 1560, omite las recetas relacionadas con ella que recoge el original italiano. La única fórmula que incluye para eliminar el vello está adaptada para los hombres: «Para hacer que el pelo se debilite al salir … o crezca en hombres jóvenes … en la barba, así como en otras partes».[28] Contiene los mismos ingredientes, más o menos, que las recetas para la depilación corporal de las mujeres que aparecen en las versiones italiana y francesa, pero readaptadas. En cambio, parece que en la Holanda del siglo XVII se esperaba que tanto los hombres como las mujeres se depilaran las axilas, el pecho y la zona púbica para evitar cualquier posibilidad de sudoración y olores.[29]

Al parecer, quienes vivían en los territorios germanoparlantes de Europa estaban horrorizados y fascinados a un tiempo por el vello corporal y su eliminación, y tenían algunas recetas de depilatorios. La versión de la *Trotula* realizada en los años sesenta del siglo XV por el médico Johannes Hartlieb «habla de todas las dolencias de las mujeres que causan disgusto a los hombres, ya sean enfermedades de la vagina, de las manos, de la boca, de los dientes o de la piel. Ofrece tan grandes remedios, que parece un verdadero milagro que una mujer pueda adquirir tanta belleza». Entre ellos figuraba la depilación corporal.[30] Sin embargo, parece que para muchos alemanes el vello corporal era un fuerte tabú; el pintor Hans Baldung, en particular, estaba bastante obsesionado con él. Una curiosa copia de una de sus pinturas de los años veinte del siglo XVI (véase el pliego de ilustraciones, imagen n.º 16), mostrada originalmente en la «sala de desnudos» de la corte de los margraves de Baden-Durlach, en Basilea, muestra una escena de baño con tres mujeres desnudas reunidas en torno a un gran espejo convexo. En el frente de la escena, una mujer joven se inclina para mirar su reflejo mientras se arregla el cabello. Su compañera, de pie, acerca un cepillo a su vello púbico, tal vez para aplicar un depilatorio, mientras una mujer mayor que está agachada a sus pies sostiene unas grandes tijeras en la mano. En otro cuadro de la misma época, Baldung muestra a una mujer desnuda mientras se mira en un espejo convexo que sostiene entre las piernas.[31] No es casualidad que también fuera clave en

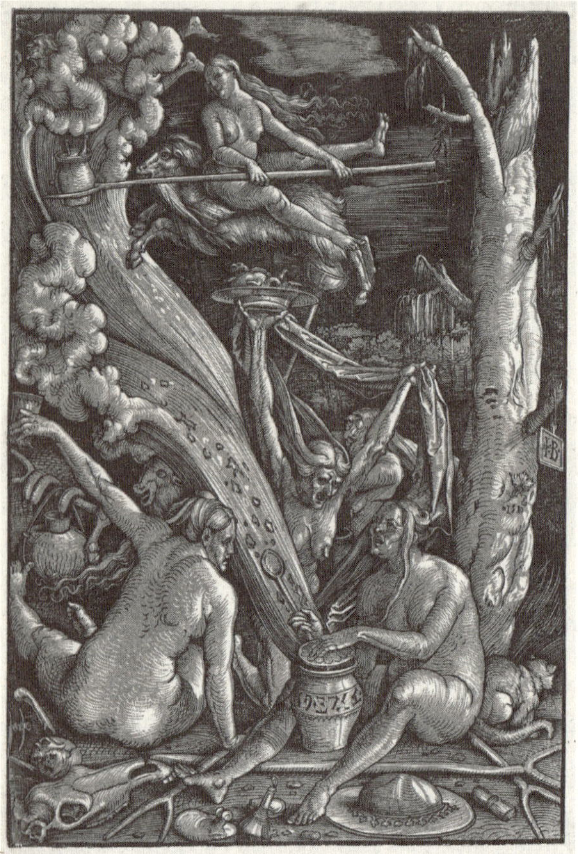

Hans Baldung,
Las brujas (1510).

la creación de algunas de las imágenes más influyentes de brujas; sus dibujos, pinturas y grabados de principios del siglo XVI combinan la sexualidad y el horror. Sus hechiceras siempre aparecen desnudas, a veces en poses claramente sexuales, y, como en su grabado más famoso, preparan pociones con ingredientes animales y vegetales. En el suelo, a los pies de las brujas, se muestra un cepillo similar al utilizado para empolvar el vello púbico en el cuadro del baño. También hay un espejo convexo: un espectador renacentista asociaría los espejos con el embellecimiento y también con la brujería.

En un principio podría parecer una elección extraña asociar la historia de la depilación corporal con la brujería, pero las actitudes hacia los cuerpos femeninos a menudo se manifiestan mediante el control del cabello y su eliminación. En el siglo XVI, las modas relacionadas con el aspecto del cuerpo, al igual que con la vestimenta, circulaban por toda Europa —y más allá—, reflejadas y probablemente impulsadas por la nueva disponibilidad de los libros impresos baratos. La fiebre por los cuerpos femeninos sin vello en las artes visuales vino acompañada de nuevas técnicas de cuidado corporal y cosméticas, influidas y enriquecidas por la migración forzosa y el estrecho contacto entre las comunidades judía, musulmana y cristiana.

La historia de la depilación corporal renacentista es un recordatorio de que las elecciones que hacemos y las decisiones que tomamos sobre las partes más aparentemente íntimas de nuestras vidas están ligadas a fuerzas sociales y políticas mucho mayores. Como en las pinturas de Baldung, pueden revelar la mezcla embriagadora y a veces peligrosa de deseo y repulsión, placer y miedo, que es inherente a la manera en que una sociedad patriarcal entiende el cuerpo femenino. Lo que empieza en el baño puede acabar en la cámara de tortura.

Cuarta parte

(DES)VESTIRSE PARA EMPODERARSE

10

Los peligrosos caminos de la belleza

Una historia del siglo XVI con muchas reimpresiones contaba el «miserable final» de la señora Anzola, una cortesana ficticia de Ferrara. Tras su sorprendente ascenso de la pobreza a la riqueza y la fama en su juventud, fue humillada cuando todavía era relativamente joven. Desfigurada por la viruela francesa (la sífilis), fue paseada por la ciudad en un carro para que todos vieran sus lesiones. En algunas ediciones de la historia aparece representada mostrando su cuerpo enfermo a los espectadores, tumbada en

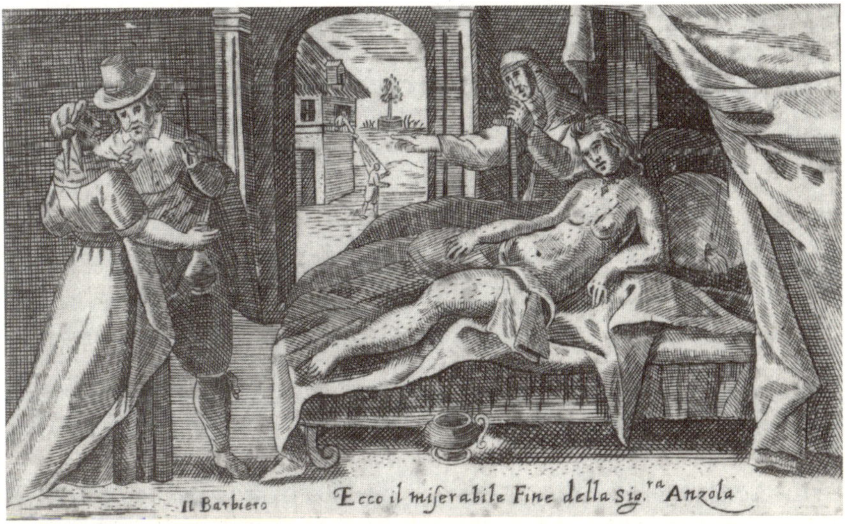

Anzola mostrando sus lesiones sifilíticas. De *Il miserabile fine della Signora Anzola* (*c.* 1590).

un sofá como una Venus terriblemente angustiada. Tanto el texto como las imágenes se deleitan en ver degradada a esta mujer antes exitosa y deseable, afligida por las señales visibles de su propio pecado. El escritor se explaya sobre su nueva pobreza, el dolor en sus extremidades y el hedor de sus llagas sifilíticas.[1]

El odio hacia las cortesanas en la Italia renacentista no tenía que ver solo con la misoginia, también estaba relacionado con la posición social. Por lo general, estas mujeres habían nacido pobres, pero habían logrado ser agasajadas socialmente, enriquecerse y ser cortejadas por hombres de la élite. Era un papel nuevo para las mujeres del Renacimiento —el término italiano *cortegiana* no fue acuñado hasta los años noventa del siglo XV— y la aparición de la cultura cortesana constituyó para muchos una especie de crisis moral. Su atractivo exterior, que las equiparaba a las mujeres nobles, desbarataba la idea de que la belleza externa reflejaba la virtud interior, lo que perturbaba el orden social. Un diálogo satírico de 1535 titulado *La tariffa delle puttane di Venegia* declara que «las putas están llenas de toda clase de malicia y falsedad, y, exactamente igual que las estatuas, tienen barro dentro, pero están decoradas por fuera».[2]

Aunque las cortesanas eran el ejemplo más evidente de las mujeres que se ganaban la vida, al menos en parte, gracias a su atractivo físico, como ya hemos visto muchas otras usaban su aspecto para mejorar su posición social mediante el matrimonio. Sin embargo, también hubo quienes utilizaron su belleza para que las ayudara a escapar de las limitaciones impuestas por su linaje y su sexo, y para abrirse paso en profesiones dominadas por los hombres. Un ejemplo de ello son las siguientes historias de cuatro mujeres creativas que tuvieron éxito (una pintora, una actriz, una compositora y una poeta cortesana): Sofonisba Anguissola, Vincenza Armani, Barbara Strozzi y Veronica Franco. Pero, como veremos, este camino podía ser extremadamente peligroso en una época en la que se disfrutaba al ver a las mujeres transgresoras, sobre todo a las de origen humilde, recibir su merecido en público.

Sofonisba Anguissola (*c.* 1535-1625) debió pasar buena parte del tiempo entre los veinte y los treinta años mirándose al espejo. Pintó más autorretratos que ningún otro artista del Renacimiento, de los que se conservan unos diez, todos ellos de entre 1554 y 1564. El que se muestra en la imagen n.º 17 del pliego de ilustraciones es, probablemente, el último autorretrato que pintó, cuando tenía cerca de treinta años. Qué elegante y segura de sí misma parece, mirando fijamente al espectador como debió haber mirado su propia cara. Su cabello dorado oscuro, profusamente rizado en la parte delantera, está adornado con un postizo amarillo dorado, con perlas ensartadas y coronado por un pasador con un rubí. Su rostro, con la tez pálida y las mejillas sonrosadas, aflora inmaculado de la puntilla de una gorguera de encaje. Cuando pintó este autorretrato, hacía unos cuatro años que Anguissola vivía en la corte española. Los españoles la habían captado para que fuera dama de compañía, retratista y profesora de pintura de la reina Isabel de Valois, la tercera esposa adolescente del rey Felipe II.[3]

Sofonisba primero se dio a conocer en Italia pintando escenas familiares íntimas que no solo eran innovadoras desde el punto de vista artístico, sino también profundas psicológicamente. No hay que dejarse engañar por el rostro impasible de esta imagen: se trataba de una mujer con una notable capacidad para la picardía. Su pintura más famosa es un retrato de dos de sus hermanas jugando al ajedrez mientras una criada mayor observa. La hermana menor, Europa, también mira la partida y sonríe divertida, alegrándose del mal ajeno, cuando la hermana mediana recibe un jaque mate.[4] Se trata de una de las pocas pinturas del Renacimiento que superaría directamente el test de Bechdel: no contiene un solo hombre y no hace ninguna referencia al apego romántico. Sofonisba era brillante a la hora de expresar el tipo de amor fraternal que se manifiesta como una jocosa ojeriza. Uno de sus dibujos más célebres, «no solo hermoso, sino también ingenioso», según una carta escrita en 1562 por Tommaso Cavalieri, el amado de Miguel Ángel, muestra al hermanito de Sofonisba, Asdrubale, llorando porque le ha mordido un cangrejo de río que estaba escondido en una cesta. Su hermana mayor Europa está a su lado, disfrutando claramente de la broma.[5]

El padre de Sofonisba, Amilcare, fue una especie de bala perdida cuyas ocurrencias para enriquecerse rápidamente —desde vender papel hasta ser dueño de una botica y elaborar queso— no habían servido para mantener a sus siete vástagos, hasta que tuvo la novedosa idea de enviar a dos de sus hijas, Sofonisba y Elena, a formarse con el pintor local Bernardino Campi. Era todo un riesgo en una época en la que la virtud de una mujer y el honor de la familia estaban ligados a la virginidad femenina. El escritor Lodovico Domenichi solo bromeaba a medias cuando escribió en 1549 que «si tuviera una mujer bella y grácil en mi casa, no se me ocurriría nada mejor que dejar que fuera presa de un artista presuntuoso y temerario, probablemente joven y lujurioso. ¡Dios sabe si regresaría intacta e inviolada!».[6] Sin embargo, parece que Campi trató bien a sus alumnas y les enseñó a pintar con considerable destreza. Con poco más de veinte años, Anguissola se había convertido en una especie de sensación internacional.

Sofonisba no fue ni mucho menos la única artista renacentista que pintó reiteradamente autorretratos; a veces se supone que las mujeres se pintaban a sí mismas porque no se les permitía pintar otros temas. Hay algo de cierto en ello: debido a las normas del gremio, normalmente las mujeres no podían dirigir el tipo de talleres necesarios para pintar retablos o frescos a gran escala, por ejemplo.[7] Sofonisba siguió realizando retratos, en lugar de pinturas narrativas de grandes formatos. Sin embargo, a veces pienso que este argumento es un poco despectivo. Nadie lo dice de artistas masculinos como Durero o Rembrandt, que también son famosos por sus autorretratos. Aunque es cierto que se creía que el retrato era un género más adecuado para las mujeres, en el reiterado retorno de Sofonisba a su rostro se aprecia claramente una autofiguración —ese deseo particularmente renacentista de construir una imagen pública mejorada— y una parte aún mayor de autopromoción.

Amilcare hizo famosa a su hija enviando su retrato a dignatarios y escritores locales, quienes quedaron asombrados no solo de la habilidad pictórica, sino también del atractivo de la pintora. Uno de los destinatarios, el poeta Annibale Caro (1507-1566), le escribió a Amilcare en 1558 que «no hay nada que desee más que la imagen de la propia artista, de modo que en una única obra se puedan ver dos maravillas juntas, una la obra, otra la artista». Sofonisba era célebre por ser especialmente hermosa; en una carta de 1554 la mencionaban como «la bella pintora cremonesa» y, según se dice, hizo que al menos un hombre se volviera loco de deseo de casarse con ella.[8] De hecho, en su juventud su soltería fue muy ensalzada. Firmó sus primeros retratos con el epíteto *virgo* o «virgen». Otras jóvenes pintoras del siglo XVI, Catharina van Hemessen y Lavinia Fontana, hicieron lo mismo e insistieron en su «pureza», una precaución socialmente necesaria en ese siglo, cuando el honor de las mujeres y la posición de la familia podían verse amenazados incluso por historias de conducta sexual inadecuada, pero también, quizás, una tentadora insinuación de que estaban disponibles para el pretendiente adecuado.

Anguissola fue una de las pocas mujeres del siglo XVI que tuvo un control significativo de su propia imagen. Tal vez no sea de extrañar que el aspecto que muestra en los autorretratos esté claramente en consonancia con los ideales de belleza del momento.

Sofonisba se presenta con el cabello dorado, largo, abundante y rizado. Su frente es de un color blanco brillante y mide el doble de ancho que de alto —seguramente la había medido—. Las cejas son negras, finas, con el pelo suave y corto. Los ojos son redondos, con el iris oscuro, casi negro; según Marinello, los mejores ojos se asemejan a los de un buey. La nariz es fina y recta, y sonrosada en la punta, y las orejas son lo que este autor describe como «de tamaño medio» y «de un color vivo». Las mejillas son blancas pero, de nuevo en palabras de Marinello, «con el abultamiento de las mejillas se vuelven más rojas, como un montecito cuya cima se enrojece al atardecer». Incluso su barbilla está adornada con un «grácil hoyuelito». En los retratos anteriores, donde no está oculto por una gorguera, se puede ver lo que Marinello describe como «casi un segundo mentón bajo el primero», una cualidad que dice que confiere al rostro una «belleza singular», un «real adorno de damas gordas y un grácil compañero de una hermosa garganta».[9]

No hay rastro de cosméticos artificiales. En sus retratos anteriores, pintados antes de viajar a la corte española, se muestra vestida con ropa negra sencilla y sobria, salvo por una camisa blanca prístina que asoma por el cuello del corpiño negro liso. Esta ausencia de adornos ostensibles acentúa retóricamente su belleza natural: pintaba lienzos en lugar de pintar su rostro. El médico y crítico de arte Giulio Mancini creía que su aspecto y su habilidad para pintar eran la misma cosa. En sus *Considerazioni sulla pittura*, de 1620, señalaba que «no es de extrañar que pintara tan bien y bellamente las cosas de este mundo, ya que se pintaba a sí misma siendo ella hermosísima».

Dado que en aquel momento se ensalzaba mucho la belleza juvenil, a Sofonisba le habría resultado muy fácil casarse y dejar de trabajar, el destino de otras mujeres artistas como Catharina van Hemessen (1528-después de 1565), la primera artista que se pintó a sí misma ante el caballete, o simplemente desaparecer del registro histórico.[10] Algo extraordinario para aquella época, y pese a tener un gran número de pretendientes, Sofonisba siguió soltera hasta finales de la treintena, cuando el rey español le presentó una selección de hombres italianos adecuados para que eligiera. Escogió a Fabrizio Moncada, el gobernador de la pequeña ciudad de Paternò, en Sicilia, y regresó allí con él en 1573. Por desgracia, Fabrizio se ahogó cinco años más tarde de camino a Madrid. Al año siguiente, Sofonisba, ya con cuarenta y cinco años, decidió regresar a Cremona con su hermano Asdrubale, el que fuera víctima de las pinzas del cangrejo de río. Sin embargo, el viaje se interrumpió: Sofonisba se enamoró del capitán del barco en el que viajaba, un hombre unos diez años más joven que ella llamado Orazio Lomellino. Pese a las objeciones de su familia y del duque de Florencia —debidas en buena medida a la posición social inferior del novio—, se casó con él de todos modos. Aquella vena rebelde tan evidente en las primeras imágenes de sus hermanos no había desaparecido. Orazio y Sofonisba vivieron durante algún tiempo en Génova, donde organizaron fiestas y recibieron a invitados distinguidos, y después se mudaron a Palermo en algún momento cuando ella ya tenía setenta u ochenta años.

En 1624, el prometedor pintor de veinticinco años Anton van Dyck fue a visitar a Sofonisba a su casa de Palermo. Dejó por escrito sus impresiones sobre la artista de noventa y dos años, a la que pintó, y su cordial admiración resulta evidente:

> Todavía tiene memoria y la mente muy despierta, es muy amable y aunque está perdiendo la vista debido a su edad, ponía los cuadros delante con gran entusiasmo y pegaba con gran esfuerzo la nariz a ellos para poder discernir un poco, lo que disfrutaba mucho. Mientras pintaba su retrato, me dio varios consejos, como no tomar la luz desde demasiado arriba para que las sombras no remarcaran las arrugas de la vejez, y muchas otras sugerencias acertadas. También me contó parte de su vida, cuando era reconocida por ser una gran y milagrosa pintora de la naturaleza, y que la mayor pena que tenía era que debido a su falta de visión ya no podía pintar, aunque su mano seguía siendo firme, sin temblor alguno.[11]

Incluso cuando ya tenía más de noventa años, Sofonisba seguía preocupada por cómo aparecía ante los demás. El retrato terminado (véase el pliego de ilustraciones, imagen n.º 18) muestra, claro está, que ha envejecido, pero su piel parece suave y clara, sus ojos velados son penetrantes y profundos, y los mechones de pelo que escapan del velo siguen siendo de color rubio miel. Sofonisba logró combinar con éxito su belleza y su extraordinario talento como pintora. Su aspecto fue una llave que le permitió abrir puertas que estaban firmemente cerradas para la mayoría de las mujeres. Tuvo una vida extraordinaria. Murió un par de años después de recibir la visita de Van Dyck y fue enterrada en la iglesia local, San Giorgio dei Genovesi, donde todavía se puede ver el epitafio de su lápida, que hizo grabar su marido, aquel capitán de barco con el que nunca estuvo destinada a casarse. Recuerda tanto su belleza como su talento:

> Por su belleza y extraordinarias dotes pertenece a las mujeres famosas del mundo. En la representación de la imagen humana fue tan insigne que nadie de su tiempo fue estimado de igual manera. Orazio Lomellino, afligido por un inmenso dolor, le dedicó este último honor, exiguo para una mujer tan grande, máximo para cualquier mortal.[12]

La actriz

De placer lleno
beso su pecho y sus senos.
Y de su boca bella
bebo luego el grato néctar.
Yo mudo y callada ella,
feliz ella y yo dichoso,
compartimos las altas chispas
con besos a miles y miles.
Lo que suceda después
solo el amor puede decirlo,
porque, ebrios ambos
en el colmo del goce,
perdemos en nuestro inmensa dicha,
el alma, los espíritus, los sentidos.[13]

En este fragmento de su poema «Notte felice e lieta» («Noche feliz y dichosa»), la actriz Vincenza Armani (*c.* 1530-1569) se libera de las limitaciones habituales del decoro al representar el papel de un amante masculino. Al igual que Isabella Andreini unas décadas más tarde, Armani pudo subsumir aquí su propia identidad en la de los personajes que interpretaba, tanto hombres como mujeres. Esto permitía a los actores-escritores componer y declamar versos que se explayan con nostalgia en la belleza del cuerpo femenino de un modo que habría emocionado y encandilado al público.

Las actrices, las cantantes y las cortesanas —y a veces se era todo a un tiempo— usaban su voz, tanto al hablar como al cantar, para abrirse paso en un mundo en el que el silencio femenino solía equipararse a la castidad, y la locuacidad, a la promiscuidad sexual. «Una mujer elocuente nunca es casta», rezaba un dicho popular en el siglo XV. Ellas asumían grandes riesgos para hacerse oír en una cultura que ensalzaba su mutismo: «La mujer verdaderamente virtuosa es aquella que está completamente silenciada y borrada de la sociedad», aseveraba el poeta Torquato Tasso en 1582, pese al apoyo recibido de su mecenas Isabella Pallavicina.[14]

Para ser realmente hermosa, una mujer debe ser silenciosa, casta y sumisa. En *Gli ornamenti*, Marinello se esfuerza por recordar que para ellas es inapropiado charlar demasiado y también propone que hablen «en voz baja y rara vez en lugar de con frecuencia». Incluso argumenta que hay razones médicas para guardar silencio: «Haría bien de guardarse de usar [los labios] … Hablar o reír de continuo recrudece tanto las fisuras en la piel, para las que luego ya no existe medicina».[15]

Pese a estas siniestras aseveraciones sobre los peligros de que las mujeres hablaran, en la segunda mitad del siglo XVI las italianas comenzaron a asumir un papel protagonista en compañías de teatro profesionales. Atrajeron a grandes públicos y se granjearon fama internacional, así como las inevitables críticas, y fueron acusadas con frecuencia de prostitución. Según un erudito jesuita en 1631:

> Las mujeres [actrices] son siempre, o casi siempre, faltas de pudor. La cohabitación [de hombres y mujeres] es libre, sin que las mujeres estén por su cuenta en habitaciones separadas; por eso los hombres las ven frecuentemente vestirse y desvestirse, peinarse; a veces en la cama, a veces medio desnudas; y siempre deseosas de hablar con ellos de cosas lascivas ... Generalmente ellas son extraordinariamente bellas, elegantes en el porte y en los vestidos, elocuentes, ingeniosas, hábiles en la danza y el canto, artistas talentosas. Y todo esto excita la libido de los espectadores.[16]

Vincenza Armani fue una de las primeras actrices profesionales y la primera de la que tenemos bastante información. Fue extremadamente famosa en vida. «Ha puesto el arte de actuar a la par de la oratoria y, en parte con su maravillosa belleza, en parte con su gracia indescriptible, ha erigido un gran monumento de sí misma, con el mundo como espectador, revelándose como la actriz más excelente de nuestra época», proclamó un crítico. Fue elogiada por su extraordinaria capacidad para evocar emociones: «Con tal fervor, de esa dulce boca / el odio, la ira y el furor, bien fingido, dispara». Provocaba alegría en su audiencia, lágrimas; incluso sed.[17]

Armani no solo era famosa por usar su boca para dar voz a los personajes, sino también por tener un rostro muy expresivo que le permitía transmitir emociones en silencio. Según el dramaturgo contemporáneo Leone de' Sommi, si escuchaba algo fuera de tono, «una palabra falta de modestia o sensatez»:

> vergonzosa aparta los ojos, calla y suspira;
> ese desvío de la mirada, esa inclinación de cabeza,
> asesinan a quien tal acto observa,
> tan dulcemente expresa, con grato silencio,
> el sincero desdén que en su corazón esconde.[18]

Aun sin voz, al menos el rostro podía ser un vehículo de comunicación. El único texto que se conserva que sabemos con certeza que Armani interpretó se titula «Prólogo para la señora Vincenza, actriz, recitado por ella vestida de hombre». Es un discurso humorístico sobre la importancia del silencio, concebido para ser pronunciado al comienzo de una obra de teatro para convencer al público de que guarde silencio durante la actuación. Este personaje andrógino prometía una recompensa a los espectadores que hicieran lo que se les pedía: «Aquellos que callen encontrarán mis ojos, mi boca, mi lengua y mi cuerpo más dispuestos a deleitarlos».[19]

La vida de Armani estuvo llena de aventuras y tal vez incluso las buscó intencionadamente. En lugar de interrumpir su exitosa carrera teatral en Mantua en el verano de 1567 para marcharse con su aristocrático amante, Federico da Gazzuolo, rompió con él en la calle:

> Aquella traviesa, no queriendo abandonar de un plumazo lo que había ganado a lo largo de muchos meses con su propio sudor, fingiendo desdeñarlo, rompió con él abiertamente y este, como una mujer de la calle, se volvió hacia ella de inmediato fanfarroneando y haciendo reproches, ya que no le quedaba más que la lengua para vengarse.[20]

Al final, Armani fue silenciada demasiado pronto, ya que murió envenenada a los treinta y nueve años. El abrupto final de su brillante y tempestuosa carrera recuerda al de la señora Anzola. Se desconoce quién fue su asesino, tal vez un amante despechado, un rival del teatro o uno de los muchos moralistas que se oponían a que las voces de las mujeres fueran tan fuertes, tan elocuentes y tan públicas.

La compositora

Si un aspecto hermoso podía hechizar el cuerpo a través de los ojos, para el varón incauto era igual de peligrosa una voz melodiosa al hablar o cantar. Como en el caso de los estímulos visuales, se creía que cuando los sonidos entraban en el cuerpo podían afectar a su equilibrio emocional —y, posteriormente, humoral—. La historiadora de la música Bonnie Gordon explica que «se pensaba que la voz en la Edad Moderna era aire vibrante que fluía a través de la garganta del cantante hasta el vulnerable oído del oyente». Además con frecuencia se comparaba la garganta con la vulva, las amígdalas con el pene y el clítoris con una pequeña lengua. El extraordinario control necesario para ejecutar el adornado trémolo y los ágiles trinos que los compositores barrocos exigían a sus cantantes asombraban y encandilaban al público de la época. Uno de esos compositores fue Barbara Strozzi (1619-1677).[21]

El «Canto di bella bocca» de Strozzi, publicado en su *Il primo libro di madrigali*, de 1644, tenía la intención explícita de provocar deseo en el oyente. Pone música a un poema de su (supuesto) padre, Giulio Strozzi, y debían cantarlo dos sopranos. Comienza así:

> Cuán dulce es oír una espléndida boca
> alegre cantar versos de amor.
> Voz leve, encantadora,
> con veloz movimiento
> te seduce, te rodea, incluso te toca,
> y por dentro casi te besa el corazón.[22]

La hermosura de la boca se corresponde con la complejidad del canto, concebido para cautivar y transportar al oyente. Las dos intérpretes se turnan para cantar pasajes imposiblemente complejos que descienden y se elevan.

Strozzi era hija ilegítima de una sirvienta, Isabella Garzoni y, según se cree, de su señor, el escritor Giulio.[23] La implicación de su padre en las academias artísticas y literarias, donde se promovía la participación de las mujeres, fue decisiva para la carrera de la joven Barbara. Parece que Giulio le asignó un profesor de música, Francesco Cavelli, que la animó a irrumpir en la escena pública. La atracción y el rechazo de la sexualidad, tan típico del

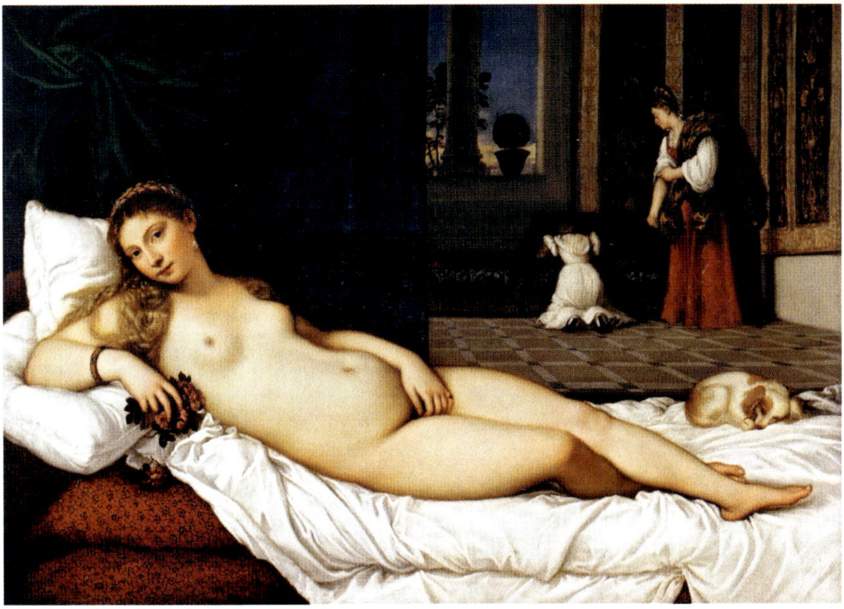

1. Tiziano, *La Venus de Urbino* (*c.* 1534).

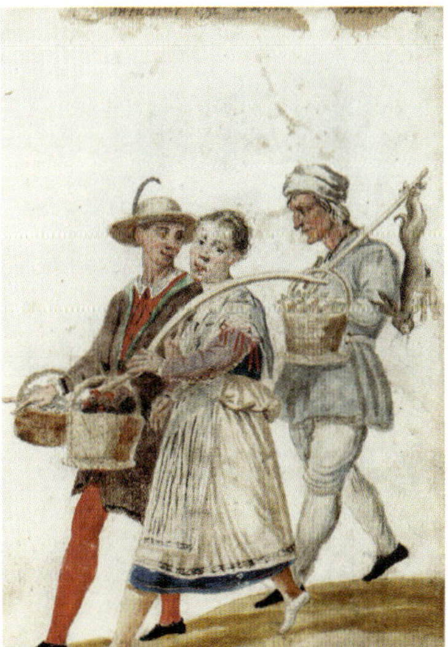

2. «Mujeres de camino al mercado» (de *Mores Italiae*, 1575).

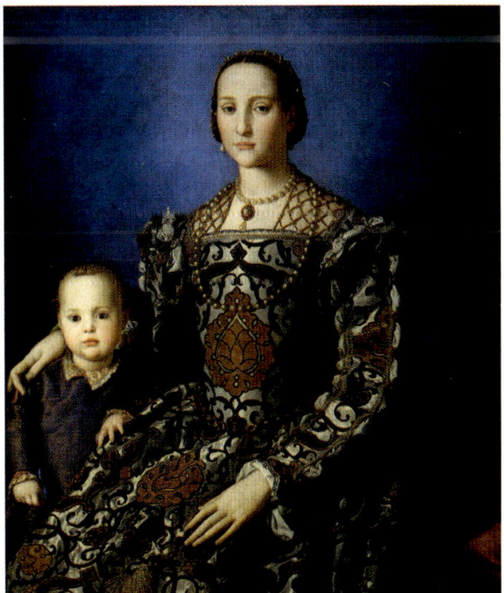

3. Bronzino, *Retrato de Leonor de Toledo* (*c.* 1545).

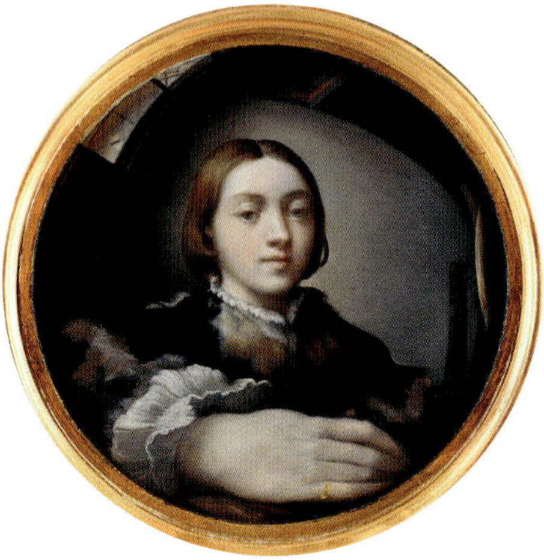

4. Parmigianino, *Autorretrato en espejo convexo* (*c.* 1524).

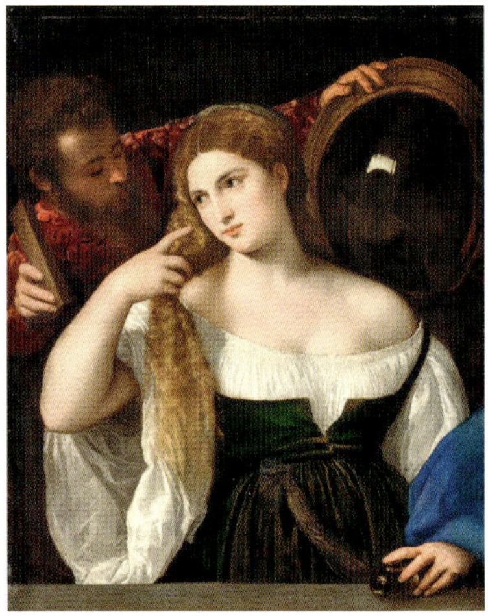

5. Tiziano, *Mujer ante el espejo* (*c.* 1512-1515).

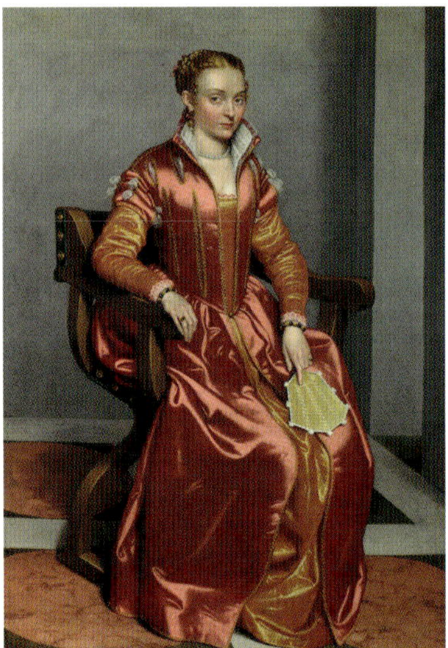

6. Giovanni Battista Moroni, *Retrato de una dama* (*La dama de rojo*) (*c.* 1560).

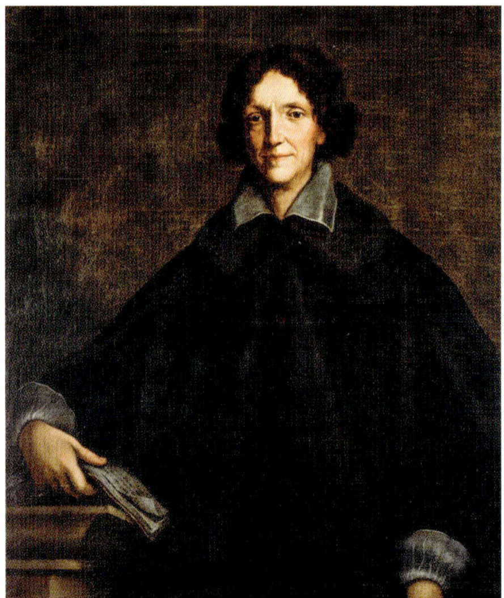

7. Alessandro Maganza, *Retrato de Maddalena Campiglia*.

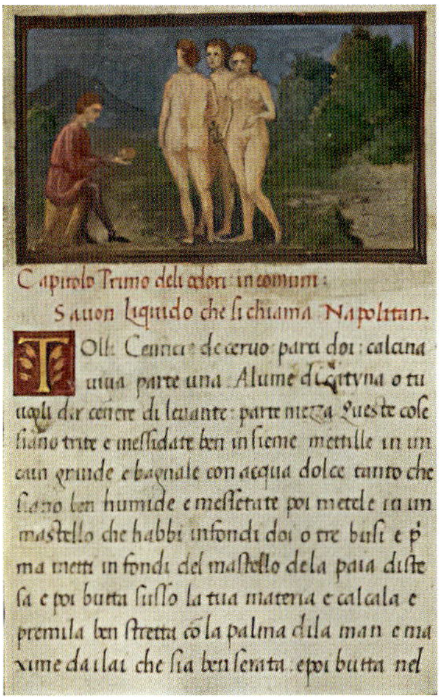

Capitolo Primo deli odori in comuni:
Savon liquido che si chiama Napolitan.
Tolli Cenneri de ceruo parti doi: calcina
uiua parte una Alume di gatyna o tu
uogli dir cenere di leuante: parte mezza Queste cose
siano trite e messidate ben insieme mettille in un
cain grande e bagnale con acqua dolce tanto che
siano ben humide e messetate poi metele in un
mastello che habbi in fondi doi o tre busi e p
ma metti in fondi del mastello dela paia diste
sa e poi butta susso la tua materia e calcala e
premila ben stretta cō la palma dila man e ma
xime da i lai che sia ben serata. e poi butta nel

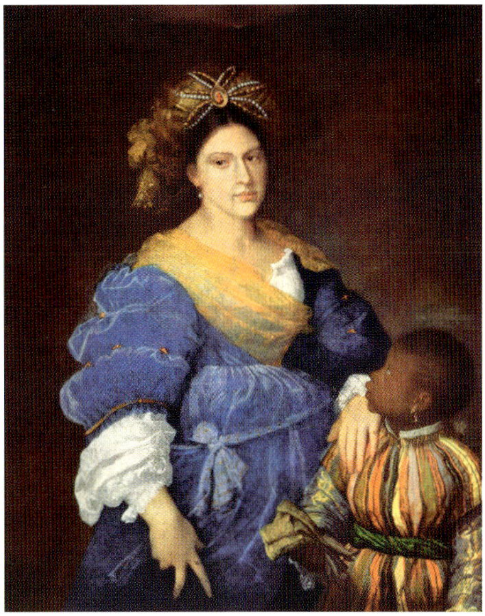

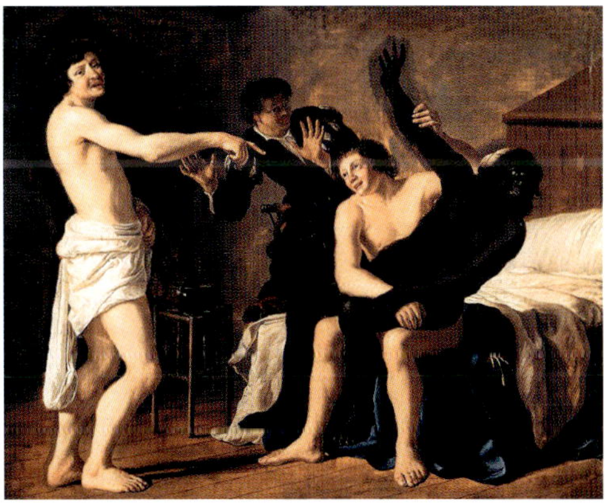

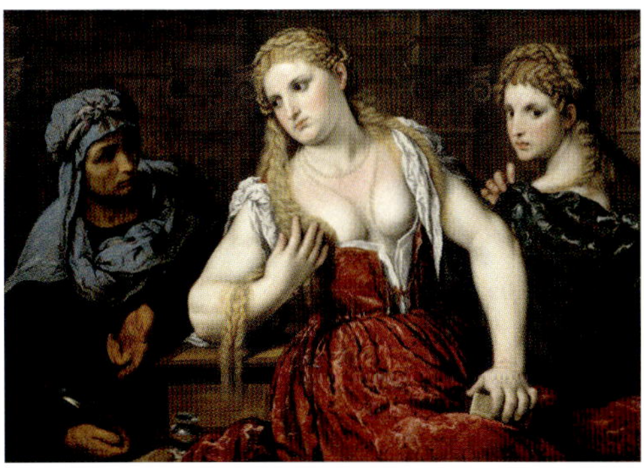

8. *Arriba, izquierda. Juicio de Paris* (de *Ars profumatoria vel cosmetica*, *c.* 1500).

9. *Arriba, derecha*. Tiziano, *Retrato de Laura Dianti con un joven sirviente* (*c.* 1520-1525).

10. *Centro*. Christiaen van Couwenbergh, *Agresión sexual a una mujer negra por hombres blancos* (*c.* 1632).

11. *Abajo*. Paris Bordone, *Retrato de cortesanas en el baño* (*c.* 1545).

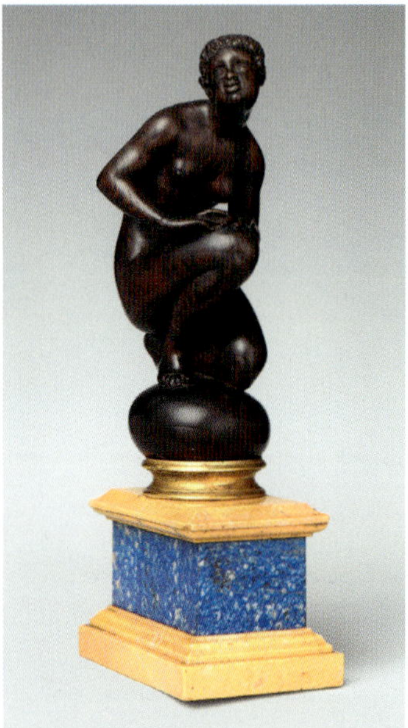

12. *Venus agachada* (probablemente alemana, *c.* 1610).

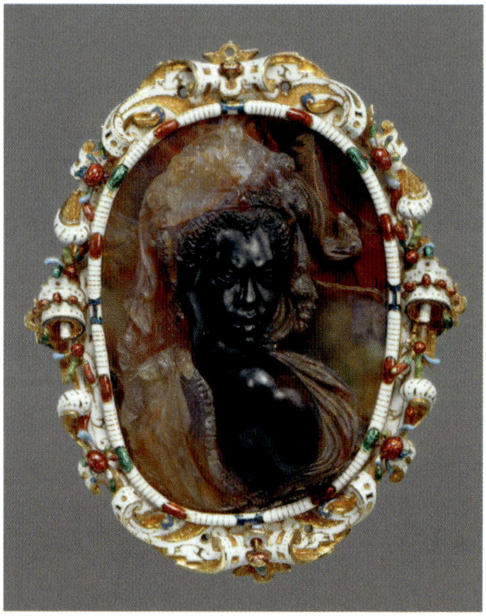

13. Girolamo Miseroni, camafeo de mujer (*c.* 1602).

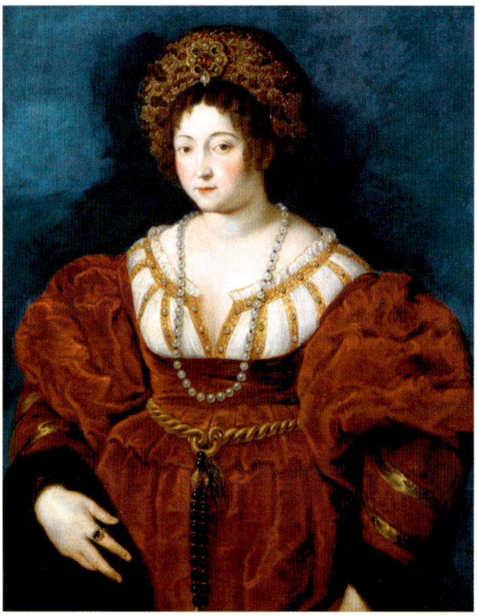

14. Pedro Pablo Rubens, *Isabel de Este* (*c.* 1605, a partir de un original de Tiziano de *c.* 1530).

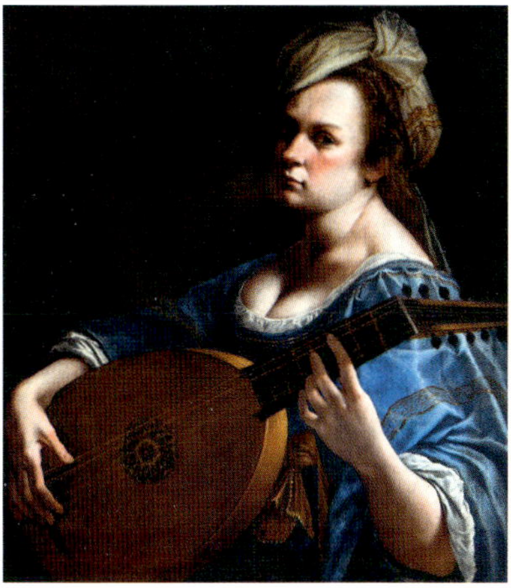

15. Artemisia Gentileschi, *Autorretrato como tañedora de laúd* (*c.* 1615-1617).

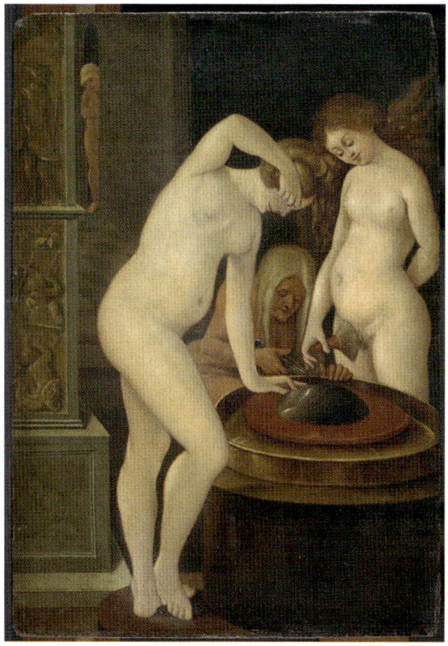

16. Copia del original de Hans Baldung, *Baño de mujeres con espejo* (*c.* 1600).

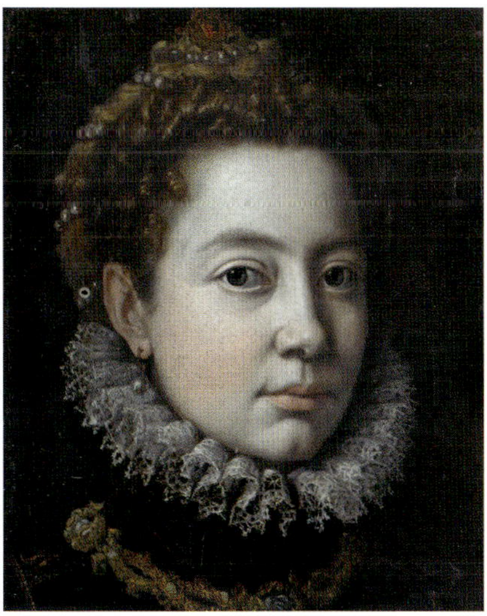

17. Sofonisba Anguissola (atribuido), presunto autorretrato (*c.* 1560).

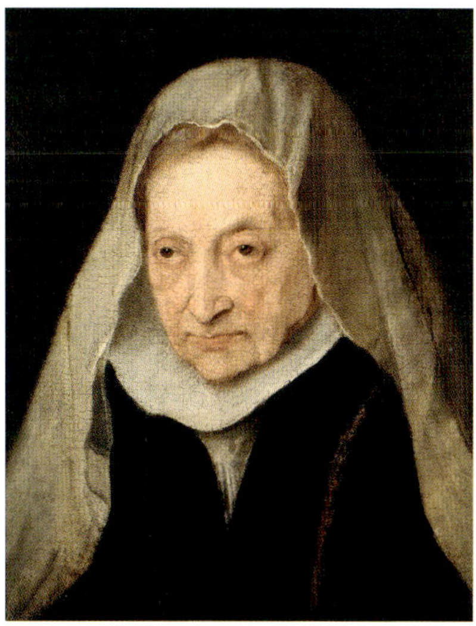

18. Anton van Dyck, *Retrato de Sofonisba Anguissola* (*c.* 1624).

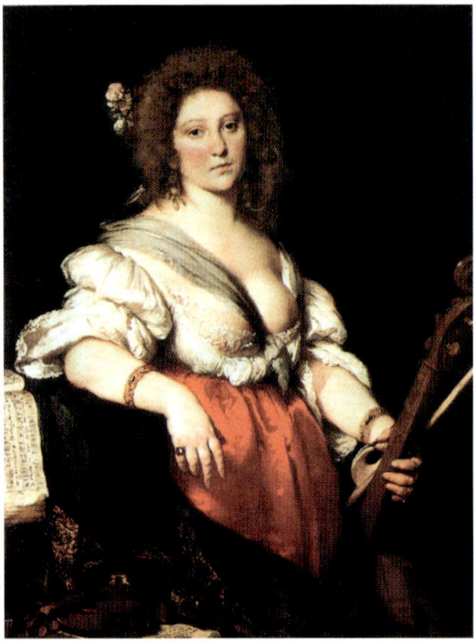

19. Bernardo Strozzi, *Retrato de Barbara Strozzi* (*c.* 1640).

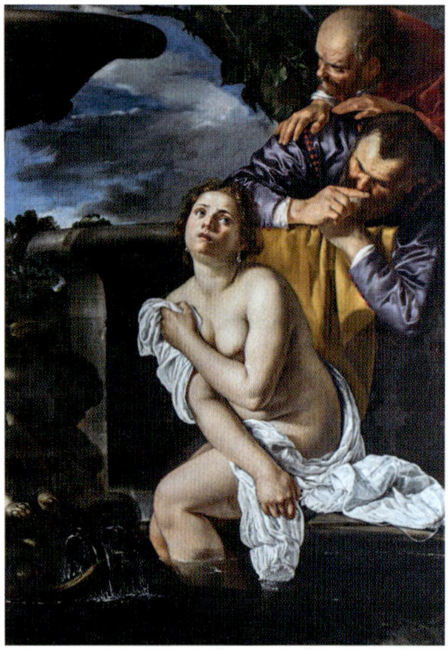

20. Artemisia Gentileschi, *Susana y los viejos* (*c.* 1622).

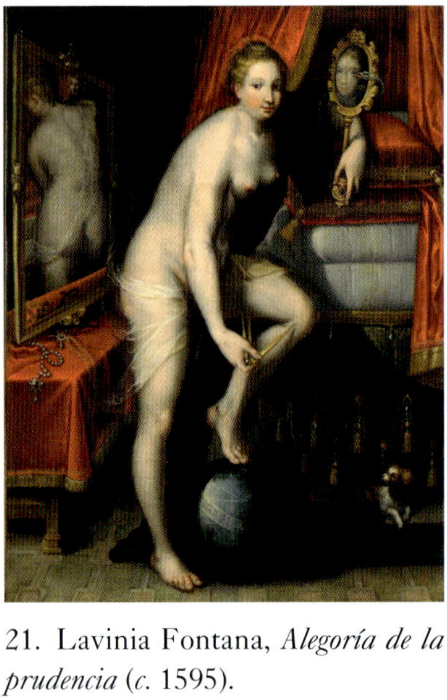

21. Lavinia Fontana, *Alegoría de la prudencia* (*c.* 1595).

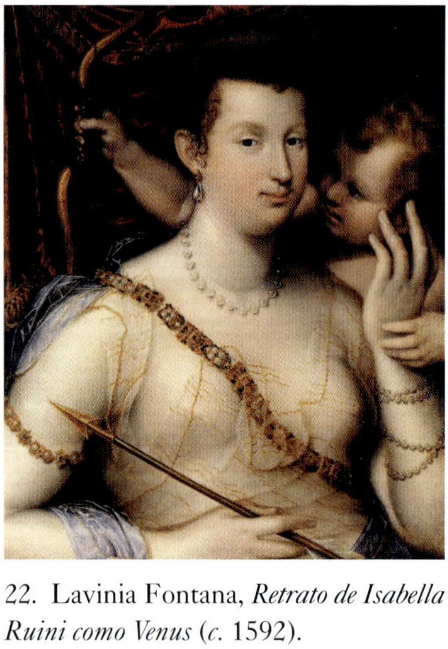

22. Lavinia Fontana, *Retrato de Isabella Ruini como Venus* (*c.* 1592).

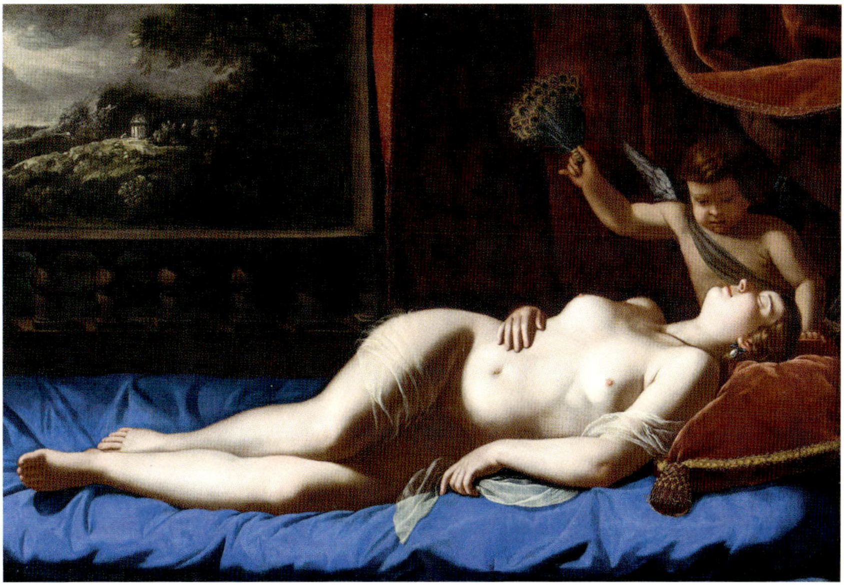

23. Artemisia Gentileschi, *Venus y Cupido* (*c.* 1626).

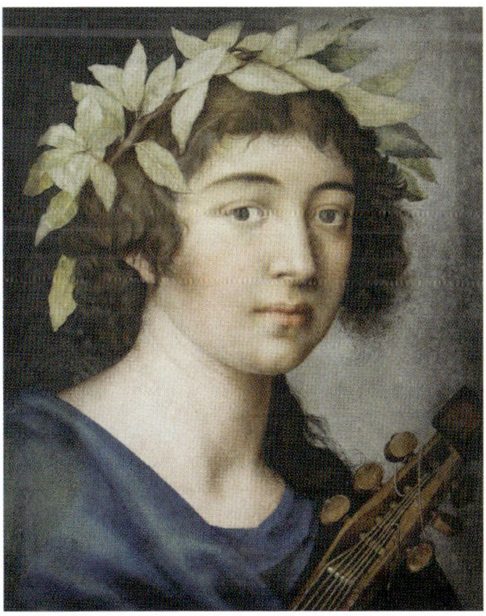

24. Giovanna Garzoni, *Autorretrato como Apolo* (*c.* 1618-1620).

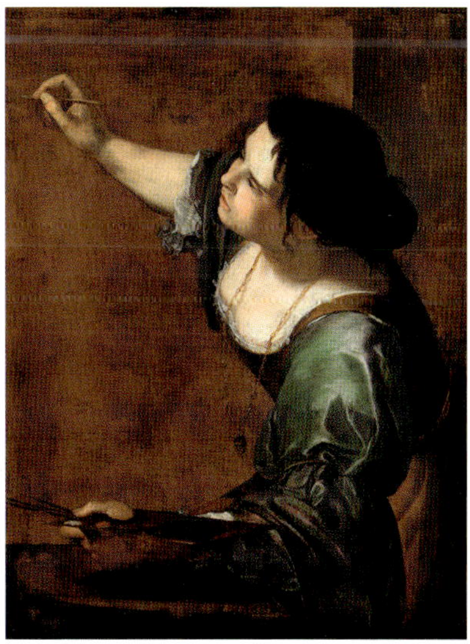

25. Artemisia Gentileschi, *Autorretrato como alegoría de la pintura* (*c.* 1638-1639).

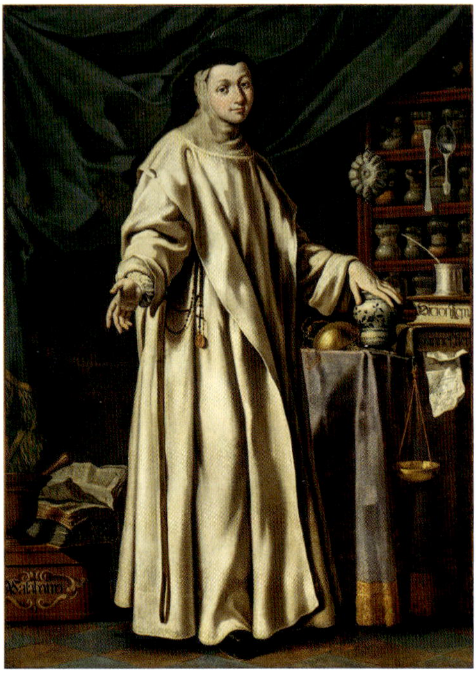

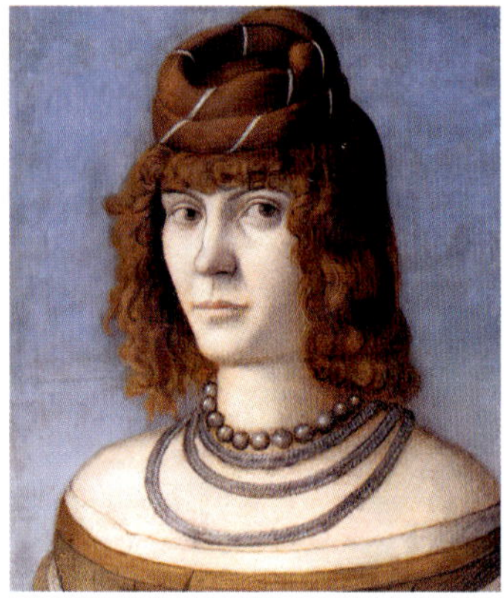

26. *Arriba*. Vittore Carpaccio (atribuido), *Mujer pelirroja con flequillo* (*c*. 1495-1500).

27. *Izquierda*. Stefano Gherardini, *Retrato de una monja farmacéutica*, 1723.

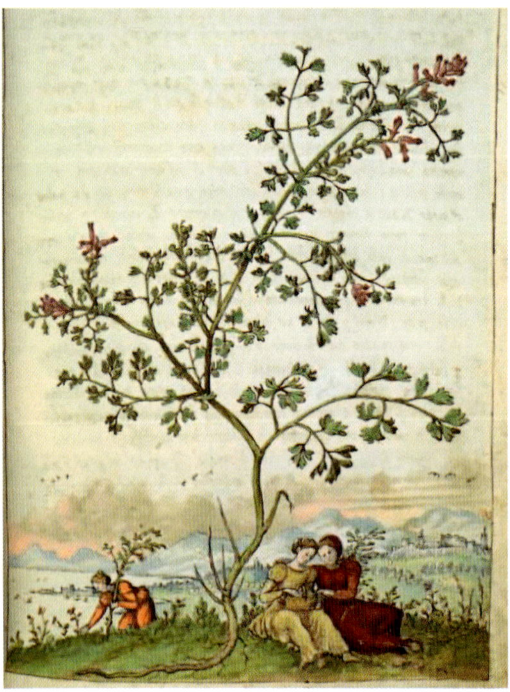

28. «Mujeres recogiendo fumaria» (de la copia ilustrada por Gherardo Cibo de *I discorsi… nelli sei libri di Pedacio Dioscoride Anazarbeo della materia medicinale*, de Pier Andrea Mattioli, 1564-1584).

trato que recibían las mujeres jóvenes en la cultura renacentista italiana, fueron argumentos utilizados desde el principio, y la primera vez que la mencionaron en un texto impreso, cuando solo tenía dieciséis años, fue descrita como una «sirena casta». Strozzi nunca se casó, pero desde al menos 1640 mantuvo una larga relación con uno de los amigos de su padre, Giovanni Paolo Widmann. Tuvo cuatro hijos, posiblemente de él, aunque todos ellos fueron inscritos como ilegítimos.

Strozzi consiguió vivir al máximo esta vida poco convencional. Publicó más música vocal secular que ningún otro compositor de la época —al menos ocho volúmenes durante su vida— mientras seguía triunfando como intérprete. El peso intelectual que subyace en sus canciones no se ha empezado a reconocer hasta ahora y todavía hay pocos ensayos recientes sobre ella. A diferencia de Armani, Strozzi fue cauta con sus ganancias, logró la independencia financiera gracias en parte a la música y, en parte, a prestar dinero con intereses, y pudo mantener a su padre en su vejez. Pese a su propio éxito, sus dos hijas se hicieron monjas en lugar de seguir los pasos de Strozzi y optar por una carrera musical secular o el matrimonio. Debieron contar con su bendición y aliento como cabeza de familia, lo que tal vez sea una señal de la carga que podía conllevar el hecho de ser una mujer creativa con éxito.

Tal vez no sorprenda que el único retrato probable de Strozzi (véase el pliego de ilustraciones, imagen n.º 19) sea profundamente erotizante.[24] Mientras sostiene una viola de gamba —un instrumento que se tocaba entre las piernas, como el violonchelo—, los grandes pechos de Strozzi aparecen casi desnudos mientras asoma un pezón del encaje de su camisa. Luce una flor sobre el pelo suelto, que es de color castaño oscuro y rizado —el cabello rebelde comúnmente asociado a las personas creativas—. La partitura musical que se muestra es un dúo entre una voz masculina y otra femenina. Hay otra viola de gamba sobre la mesa, que, de forma tentadora, invita al espectador del retrato a unirse a la atractiva mujer retratada para crear bella música juntos.

La cortesana veneciana Veronica Franco (1546-1591) fue una trabajadora sexual cuyo nombre aparece por primera vez junto al de muchas otras adolescentes en el *Catalogo di tutte le principal e più honorate cortigiane di Venetia*, de 1565. Su madre, también prostituta, vendía sus servicios a los hombres por dos *scudi* (monedas de plata).[25] Al parecer, fue una historia familiar para muchas mujeres pobres de la Venecia renacentista, pero Franco destaca porque, al menos durante algún tiempo, consiguió escapar de unos comienzos bastante deprimentes.

De adulta, Franco se hizo famosa por su encanto y su elocuencia en la cultura de los salones venecianos. Hay varios retratos supuestamente de ella; el que se muestra aquí es un cuadro de la escuela de Jacopo Tintoretto, que fue pintado probablemente en los años ochenta del siglo xvi. Se puede vislumbrar su pezón izquierdo, que asoma por encima de la jareta fruncida de la camisa interior. Franco muestra los pechos desnudos en la mayoría de los retratos, una señal de su «belleza natural» (¡no hacen falta bolsas de pechos aquí!) y un símbolo de franca sinceridad de corazón abierto.[26]

Franco escribió varios poemas y en 1580 publicó una recopilación de cartas que incluía misivas a muchos personajes políticos clave, incluido el rey Enrique III de Francia, quien fue su cliente cuando visitó Venecia en 1574. Franco era excepcional al mostrar explícitamente su talento erótico:

> Tan dulce y deliciosa me vuelvo
> cuando estoy en el lecho con un hombre,
> quien siento que me ama y me disfruta,
> que el placer excede todo deleite,
> y el nudo amoroso, aunque ya antes apretado,
> está aún amarrado con aún más fuerza.[27]

En mucha de la poesía erótica escrita por mujeres italianas, estas asumen el papel de un hombre, como es el caso de Vincenza

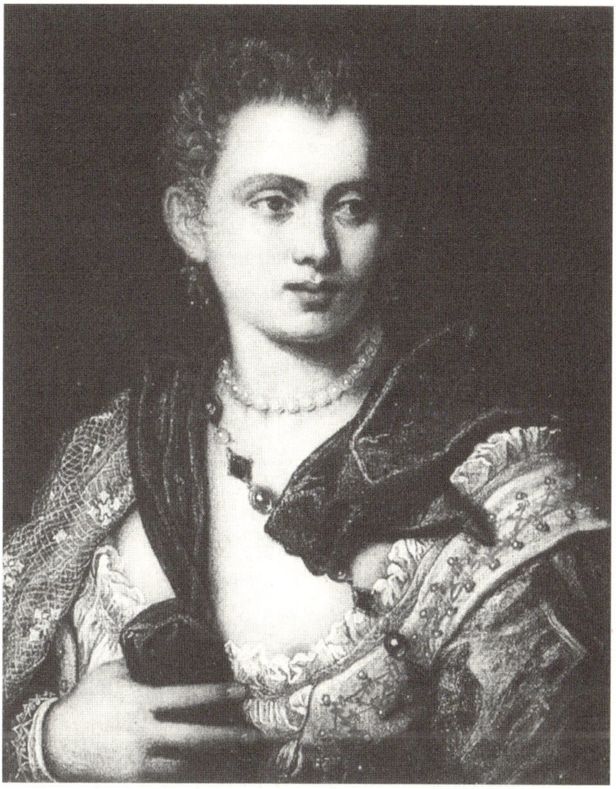

Escuela de Tintoretto, *Retrato de una dama* (se dice que Veronica Franco, *c.* 1575-1594).

Armani o Isabella Andreini (cuya descripción erótica de los senos se puede encontrar en el próximo capítulo). La inusual audacia de Franco al expresar su propio deseo sexual hizo que tuviera un éxito increíble en su momento de apogeo; se convirtió en una atracción turística por derecho propio para los visitantes de la ciudad.

Pese a ser rica y muy admirada, ser reconocida en público como cortesana también entrañaba riesgos. El popular poeta Maffio Venier (1550-1866) escribió de forma anónima tres poemas obscenos sobre Veronica en los años setenta del siglo XVI. El último de la secuencia, «Veronica, ver unica puttana» («Veronica, la única y verdadera puta»), incluye una descripción que ridiculiza el tradicional blasón de Petrarca: la enumeración poética de las partes hermosas de la cara y el cuerpo femenino, que era tan común en el Renacimiento, que se convirtió en un frecuente objeto de burla:

Hay un número infinito de poetas
que quieren cantar todos tus males,
todos tus defectos, todas tus faltas,
expectativa de puentes y hospitales.
Frente verde, ojos amarillos,
nariz malograda, pechos y mejillas arrugados,
orejas cada hora cargadas de sabañones,
boca llena de mosquitos.

Franco contraatacó también en verso. Explicaba que aunque al principio estaba enfadada y pensó que era injusto que un hombre atacara a una mujer, no tardó en hallar la fuerza para cambiar de parecer:

Y, espada en mano, aprendí las artes del guerrero
y, empuñando armas, aprendí
que las mujeres por naturaleza no son menos ágiles que los hombres…
Cuando también nosotras armadas y adiestradas estemos,
a cada hombre podremos demostrar
que manos, pies y corazón tenemos como los suyos.
Y aunque seamos suaves y delicadas,
hay hombres delicados que son fuertes
y hombres rudos y violentos que son cobardes.
Las mujeres aún no se han dado cuenta,
que de resolverse a hacerlo
podrían luchar con vosotros hasta la muerte.
Y para demostrar que es cierto,
seré la primera entre muchas mujeres
en actuar erigiéndome como modelo…
Y aunque me llames «meretriz»
o des a entender que no soy una de ellas,
o que entre ellas algunas merecen alabanza,
cuanto en las meretrices de bueno haya
cuanto de gracia y de nobleza,
me asigna el sonido de tu palabra.[28]

La voz de Franco es extraordinaria, una voz transgresora en una época en la que las presiones para que las mujeres se atuvieran a formas de probidad sexual eran enormes y las penas, severas. La mayoría de las escritoras publicadas provienen de entornos relativamente privilegiados. Franco invalidó las críticas desenmascarándose a sí misma: reconociendo su propio poder de seducción en sus poemas muy eróticos, admitiendo su condición de trabajadora sexual e instando a otras mujeres a desafiar la camisa de fuerza social en la que se habían criado.

Sin embargo, las incesantes presiones para mantener una superficie bellamente pulida comenzaron a afectar a Franco. En una carta escrita a una conocida que estaba pensando en criar a su hija para que fuera una cortesana, Franco es igualmente sincera al reconocer la terrible carga que supone tener que parecer siempre atractiva, seductora, hermosa, tener que ocultar en todo momento los propios sentimientos:

> Muy miserable e infeliz, contrario a la razón humana, obligar al cuerpo y el espíritu a una servidumbre tal, que aterra con solo pensar en ella, entregarse a tantos hombres con el riesgo de ser desposeída, robada, asesinada, que uno solo te quite lo que de muchos has adquirido en mucho tiempo, con tantos otros peligros de injurias y enfermedades contagiosas y espantosas; comer con boca ajena, dormir con ojos ajenos, moverse según deseos ajenos, corriendo siempre hacia el naufragio manifiesto de facultades y vida. ¿Qué mayor miseria? ¿Qué riquezas, qué comodidades, qué deleites pueden compensar todo esto? Creedme, de todas las desdichas mundanas esta es la más extrema.[29]

La suerte de Franco decaería con la muerte de su principal mecenas, Domenico Venier, en 1582. Le robaron sus posesiones más preciadas y después la acusaron de brujería, aunque acabó siendo absuelta; los registros de impuestos sugieren que, a mediados de la treintena, era prácticamente indigente. Se mudó de un lugar a otro, aunque se quedó durante algún tiempo cerca de la iglesia de San Samuele, un lugar asociado con la prostitución callejera. Murió en la pobreza en 1519, a la edad de cuarenta y cinco años.

Aunque Franco fue una figura extraordinaria, en muchos sentidos sus escritos, y la triste historia de su vida, resumen las contradicciones imposibles inherentes a la feminidad en el período renacentista —y en otros—. Se instaba a las jóvenes a ser bellas pero no demasiado seductoras, a ser deseables pero castas. Aunque mujeres como Franco publicaron obras en las que abogaban por la igualdad intelectual y el aumento de las libertades para las mujeres, dependían principalmente de la buena voluntad y el apoyo financiero de los hombres que las apoyaban. Crear una obra pionera como mujer renacentista significaba ocuparse del propio aspecto a un nivel u otro, pero este camino era peligroso. El mantenimiento de una máscara bonita solía ser esencial para las carreras femeninas y conllevaba un importante coste psicológico y físico, sobre todo para las mujeres sin recursos familiares. Como en la historia de la señora Anzola, siempre había un público de detractores dispuestos a regodearse si las cosas iban mal.

11

La desnudez y el poder de la mirada

Vulnerable, desnuda, apenas cubierta por una sábana, la Susana de Artemisia Gentileschi (véase el pliego de ilustraciones, imagen n.º 20) tapa con el brazo su carnoso cuerpo desnudo, consciente de las miradas lascivas de los dos hombres de detrás. El tema de «Susana y los viejos» era popular a principios del siglo XVII, pero Artemisia fue más capaz que la mayoría de sus colegas varones de articular los sentimientos de las víctimas de una atención sexual no deseada: igual si no hago nada, si me quedo quieta y finjo que no los he visto, estos mirones no buscados se marchan. Susana clama al cielo, cubriéndose la camisa para protegerse, con los ojos prácticamente anegados en lágrimas, suplicando la intervención de un héroe divino. Se cierne la noche, a juzgar por el fondo que se oscurece amenazadoramente, y es difícil entender por qué Susana habría de estar desnuda en una fuente en un jardín, expuesta tanto a los elementos como a la mirada de unos viejos repulsivos.[1]

Esta pintura parece articular a la perfección una idea cultural moderna, que John Berger describe en su ensayo *Modos de ver*, de 1972: «Según los usos y convenciones … los hombres actúan y las mujeres aparecen. Los hombres miran a las mujeres. Las mujeres se contemplan a sí mismas». Se da por sentado que en los cuadros de desnudos femeninos, un tema que se popularizó en la Italia renacentista, la dinámica de poder se asienta en el artista y el espectador, que se supone que son hombres, un proceso de cosificación que Laura Mulvey describió como la «mirada masculina».[2] En este capítulo se dará la vuelta a estas ideas. Examinaremos la «mirada femenina» renacentista a través del arte y la poesía de mujeres. Descubriremos que en el Renacimiento la mirada intensa estaba imbuida de poder real. Exploraremos las salas de vapor de los baños públicos, un lugar privilegiado en el que se podía ver a las mujeres desnudas, y por último nos preguntaremos cómo expresaban ellas una visión erotizada a través de las palabras y las imágenes.

Aunque ser mirado pueda parecer inofensivo en sí mismo, Artemisia sabía muy bien lo que estaba en juego; como muchas mujeres jóvenes de la época, había sido víctima de una violación violenta. El instigador fue un colega de su padre, el pintor Agostino Tassi. Su testimonio en el juicio por violación que se celebró en 1612 sigue siendo difícil de leer:

> Me tiró sobre la cama, inmovilizándome con una mano sobre el pecho y poniéndome una rodilla entre los muslos para que no pudiera cerrarlos … Me puso una mano con un pañuelo en la garganta y en la boca para que no gritara … dos rodillas entre mis piernas y apuntando con su miembro a mi naturaleza comenzó a empujar y lo metió dentro … Sentí una fuerte quemazón y me dolía mucho, pero como me estaba tapando la boca no pude gritar.[3]

Es la posibilidad de lo que podría sucederle a continuación a Susana lo que hace que la pintura de Artemisia esté llena de tensión dramática y que la discusión de la mirada también sea significativa. Al final, el poder masculino tiene que ver con la violencia. El público renacentista sabía que los viejos iban a obtener su justo merecido y que Susana iba a ser exonerada de toda falta. También Artemisia acabaría recuperándose de la violenta agresión y encontraría su voz pintando a heroínas como Judit, que decapita con ferocidad a sus opresores.

El poema más famoso, quizás, de Veronica Gambara es el que escribió sobre los ojos de su amado:

> Ojos brillantes y bellos
> ¿cómo puede ser que en un mismo instante
> nazcan de vos esas nuevas formas y tantas?
> Alegres, tristes, orgullosos, humildes, altivos,
> os mostrais en un momento, ondas de esperanza
> y de temor me invaden,
> y tantos efectos dulces, amargos y fieros
> por vos juntos llegan al corazón ardiente
> a cualquier hora que deseéis.
> Ahora que mi vida y muerte sois,
> ojos felices, ojos benditos y amados,
> sed siempre serenos, alegres y claros.[4]

Gambara (1485-1550) publicó unos ochenta poemas durante su vida y varios fueron musicalizados. El poema sobre los ojos fue interpretado como un madrigal, lleno de amor anhelante, y lo más probable es que originalmente estuviera dedicado a su marido, Giberto, que era veinticinco años mayor que Veronica, además de algo mujeriego. Pasó largos períodos de tiempo luchando en las guerras italianas y fue asesinado en 1518, cuando Veronica tenía poco más de treinta años.

Gambara fue una de las varias mujeres que tuvieron relevancia política en una de las pequeñas ciudades del norte de Italia durante las guerras franco-italianas, junto con Isabel de Este y Catalina Sforza. Gambara, así como otras poetas, sobre todo Vittoria Colonna (*c.* 1490-1547), se apropió de la poesía petrarquista, con su claro foco en la belleza femenina, y centró su mirada poética en los hombres. Estas poetas utilizaron los modelos de Petrarca para expresar sus propios sentimientos sobre el amor, la pérdida y el deseo.[5]

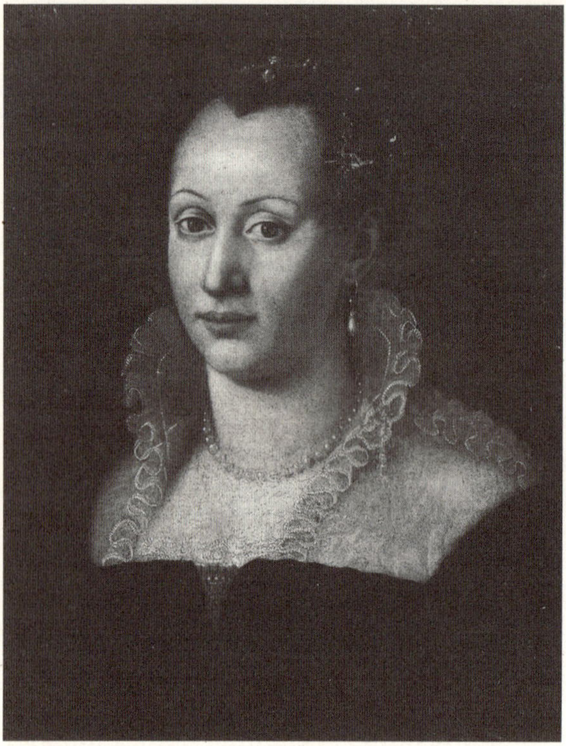

Pintor cremonés desconocido, *Veronica Gambara da Correggio* (*c.* 1509).

Gambara procedía de la provincia de Brescia y provenía de una familia con una larga tradición de mujeres eruditas y poderosas. Se benefició de recibir la misma educación que sus hermanos. Veronica organizaba fiestas sofisticadas en su «Pequeña Casa de las Delicias», en el campo cerca de su feudo de Correggio, y fundó una academia literaria en la podían reunirse poetas, historiadores y pintores para conversar y recitar poesía.

En su madurez, rehuyó la, a su juicio, «tontería infantil» de sus poemas de juventud («a todas horas luchaba contra / mis propios deseos … intensamente sentidos / en carne hormigueante») y su poesía se volvió cada vez más política y estratégica. Utilizó sus versos para ganarse para su causa a los gobernantes, en particular al emperador Carlos V, pilotando con éxito su pequeño dominio por las agitadas aguas de las guerras italianas que causaron estragos durante su gobierno.[6]

Los ojos desempeñaban un papel especial en la cultura renacentista ya que se entendía que eran una parte especialmente porosa del cuerpo, donde se podían transferir «vapores» vagamente definidos entre las personas, no en un sentido metafórico, sino real, corporalmente. Y eran esenciales en el amor porque permitían el intercambio de esos vapores entre los amantes, como ventanas abiertas para que el corazón y el alma de dos personas se tocaran.

Castiglione explica el mecanismo:

> Los ojos … suelen encender amor en el corazón de la persona amada … aquellos vivos espíritus que salen por los ojos, por ser engendrados cerca del corazón, también cuando entran en los ojos donde son enderezados como saeta al blanco, naturalmente se van derechos al corazón y hasta allí no paran … poco a poco, yendo y viniendo estos mensajeros por el camino que va de los ojos al corazón … encienden con el viento del deseo aquel fuego que tanto arde.[7]

La mirada en el Renacimiento era entendida como un poder tangible. Se podía juzgar a las mujeres en los tribunales por echar mal de ojo para embrujar a los hombres, una especie de magia del amor que se analiza en el último capítulo, o incluso para matar a niños o rivales amorosos. Todavía a principios del siglo XVIII, se decía en Apulia que una mujer acusada de brujería conocida como Antonia Donatino había curado a una joven el dolor en los ojos y los riñones causado por «la mirada de los que estaban enamorados de ella» debido a su belleza.[8]

Era relativamente habitual que se acusara a las mujeres mayores de echar mal de ojo, en especial a los bebés. A finales del siglo XVI, en Latisana, una pequeña ciudad situada en el noreste de Italia, una mujer llamada Apolonia, que era conocida por ser la curandera local, ayudaba a proteger a los recién nacidos de los ataques demoníacos haciendo símbolos sagrados sobre sus pañales: «Te hago una señal contra los males de la brujería, contra los males de los malos encuentros y contra los males del mal de

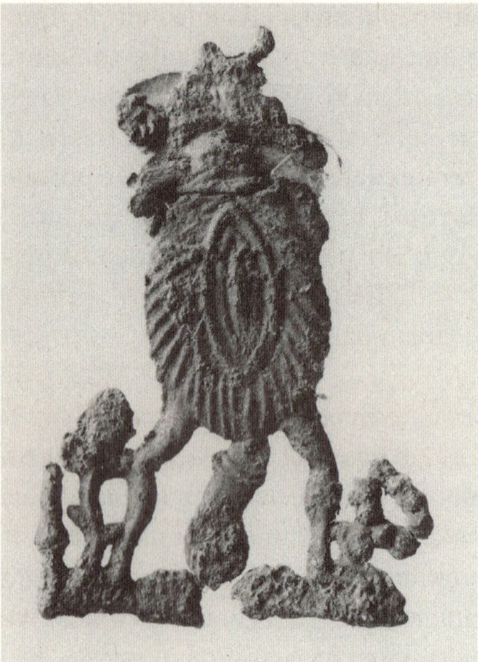

Insignia votiva de peregrino en forma de vulva (*c.* 1400-1500).

ojo».[9] Se alentaba a que los viajeros y los bebés, u otras personas consideradas vulnerables a estos influjos maléficos, llevaran talismanes para despistar la mirada. Y no cabe duda de que podían distraer, ya que a veces tenían la forma de los genitales masculinos y femeninos o la relativamente decorosa de un puño apretado, con la punta del pulgar asomando entre los dedos índice y medio, el gesto de la *fica* (vulva). Hay unas desconcertantes insignias de peregrinos de finales del siglo XV de los Países Bajos que muestran penes y vulvas montados a caballo, paseados en procesiones de penes o simplemente deambulando con sombrero, lo que seguramente habría servido para que se desviara la mirada hacia ellos y no hacia su portador.[10]

El poder de los ojos para unir los cuerpos en el amor era una de las razones por las que se esperaba que las mujeres mantuvieran baja la mirada. El erudito Juan Luis Vives (1493-1540), en su exitoso libro sobre la educación de las mujeres, señalaba que una muchacha, «si se encuentra en alguna reunión, con los ojos bajos guardará recatadamente silencio, de manera que la vean algunos pero sin que nadie la oiga».[11] Esta clase de cosas debió exasperar a mujeres como Gambara.

Pese a sus logros políticos, culturales y literarios, ni siquiera Gambara pudo escapar de la mirada evaluadora de sus iguales. De hecho, era muy consciente de la importancia de la apariencia en la cultura de la corte renacentista: fue una mecenas influyente del arte y la arquitectura, que encargó «maravillas» al pintor Antonio da Correggio entre otros, y también cuidaba su propio aspecto.[12] Le escribió una carta a su agente, Lodovico Rosso, pidiéndole «aquellas cosas sin las cuales no podría aparecer con la elegancia que, como sabéis, es mi estilo habitual». Sus cartas están salpicadas de peticiones de tratamientos cosméticos: un «bello y buen paño de Levante», un trozo de tela impregnado de colorete para enrojecer las mejillas; un preparado para la tez y enjuagues para volver el cabello dorado, y varias menciones más de «aguas» y «aceites» medico-cosméticos.[13]

Su descripción en una biografía de su contemporáneo Rinaldo Corso es repugnantemente adversa:

> Si la cara de Veronica se hubiese correspondido con otras partes del cuerpo, era plenamente bella y llena de gracia hasta la última edad. Pero el rostro, aunque no era feo, no fue nunca muy delicado, un defecto que, ampliamente recompensado por la elocuencia que de su boca, más que de su pluma, brotaba dulce … la buena calidad de su tez se debía al poco ejercicio.[14]

Los archivos de su familia también sugieren que no era «delicada», que «tenía un cuerpo grande … alto y gordo». No obstante, Gambara fue capaz de desviar este tipo de críticas con su ingenio. En 1535, le envió a su amigo Agostino Ercolani un cachorro, la cría de uno de sus perros favoritos. En la carta que adjuntaba, admitía que tal vez Ercolani no se llevara una buena impresión al principio, ya que el cachorro parecía muy feo, pero creía que acabaría conquistando a su amigo.

> Como sucede a menudo a muchos hombres, que, al ver a una mujer fea, o a un hombre muy feo, no les gusta a primera vista, pero luego, hablando un poco, encuentran debajo de ese feo caparazón un alma bellísima, y dentro mil partes excelentísimas, y así se puede alabar como bello y bueno lo que parecía feo e imperfecto.[15]

La posición social de Gambara, su educación, su elocuencia y, sobre todo, su agudeza como poeta y actor político hicieron que, aun teniendo que mantener las apariencias, su «belleza» fuera menos importante que aquellas «mil partes excelentísimas».

Ver a las mujeres desnudas

«Lo que os está permitido tocar, no os está permitido ver», bramó el predicador franciscano Bernardino de Siena en 1427. «Es preferible la muerte a dejarse ver desnuda», defendió ante un público femenino. Aunque es probable que hubiera cierta distancia entre lo que él predicaba y el comportamiento sexual en el mundo real, se esperaba que las damas «respetables» fueran recatadas y trataran de ocultar su desnudez, incluso delante de sus maridos: «Tú, mujer, nunca te permitas ser vista desnuda por tu marido, porque él está pecando y tú también», sostenía una guía sobre la vida matrimonial de mediados del siglo XV. La desnudez en público se consideraba profundamente indigna y a veces se utilizaba como un castigo para delitos como el adulterio: en Ferrara, a las esposas que habían sido infieles se las obligaba a correr sin ropa por las calles mientras la muchedumbre les arrojaba verduras podridas. En ocasiones se promulgaba legislación sobre la vestimenta femenina; por ejemplo, en Génova se aprobó en 1488 una ley para impedir que las mujeres mostraran la clavícula.[16]

Como sugiere *Susana y los viejos,* de Gentileschi, el único lugar en el que se exhibía frecuentemente el cuerpo desnudo —o, al menos, semidesnudo— era durante el baño. No es de extrañar que las casas de baños fuera un lugar especialmente sugerente para la imaginación erótica. Todas las ciudades italianas tenían este tipo de establecimientos públicos. «Hay un gran número de baños en Roma, en Nápoles, Venecia, Milán, Ferrara, Bolonia, Lucca, y en otras ciudades de Italia», afirmaba Tommaso Garzoni en su estudio enciclopédico sobre los oficios italianos, *La piazza universale*, de 1585.[17]

Las casas de baños renacentistas eran mucho más que lugares a los que ir a asearse y funcionaban un poco como un balneario moderno, con trabajadores (*stufaruoli*) que ofrecían una amplia gama de servicios. En palabras de Garzoni, «te lavan, te hacen sudar, te colocan ventosas, te depilan y lo limpian todo». Compartían muchas de las tareas de los barberos-cirujanos, como tratar las heridas, blanquear los dientes y hacer sangrías, y a menudo pertenecían al mismo gremio o, en el caso de Venecia, compartían cofradía en la iglesia de San Paterniano. Para las autoridades venecianas esto suponía adentrarse en lo que percibían como curanderismo y veían necesario intervenir. Un decreto de julio de 1615 arremetía contra aquellos trabajadores de los baños que «mandan decocciones ... sin tener conocimiento de la complexión [humoral] del paciente y principalmente los queman; otros elaboran ungüentos con azogue, perfumes y otras cosas y causan un gran daño a sus vecinos» y a sus propias almas; y otros, utilizando signos de brujería, dan por vía oral medicinas tan fuertes que en lugar de espantar a los espíritus, ahuyentan el alma [es decir, matan al paciente]».[18] Los baños públicos siempre fueron un incordio para quienes estaban decididos a defender la moral pública.

En los baños se frotaba mucho. En este período, la limpieza se asociaba más a friccionar el cuerpo con las manos o con paños que a lavarlo con agua. De hecho, a veces se consideraba que el acto de llevar una tela de lino sobre la piel ya brindaba suficiente protección contra la suciedad. En una disquisición sobre el baño en Génova de 1602, leemos la siguiente alabanza de las camisas interiores:

> Como [los antiguos] no usaban ropa de lino ... solían estar cubiertos de todo tipo de suciedad, de modo que se veían obligados a limpiar

su carne cada día con agua de baño ... pero en nuestros tiempos casi todos, tanto ricos como pobres, usan camisas interiores, y como mantienen el cuerpo limpio más fácilmente, no es tan común ni tan frecuente [utilizar los baños] como en la antigüedad.[19]

En Italia, y en toda Europa en este período, la gente poseía una cantidad de camisas sorprendente. El inventario de 1569 de la cortesana veneciana Julia Lombardo muestra que tenía más de cuarenta, incluida una especial «para bañarse».[20] Aunque esta cifra resulta especialmente elevada, es habitual encontrar en los inventarios a personas de todas las clases que poseían diez o más; es probable que se las cambiaran a diario y que las tuviera casi todo el mundo.[21]

No obstante, los baños siguieron siendo populares en Italia y eran absolutamente esenciales para que las damas conservaran sus encantos, aunque, como siempre, la moderación lo era todo. A Marinello le preocupaba especialmente que el agua estuviera demasiado caliente «si usted aprecia su belleza [...] porque eso quemaría la piel, al tiempo que revelaría marcas y enfermedades» y aconsejaba hacerlo dos horas antes de comer. Una vez tomadas estas precauciones, se consideraba seguro que las mujeres se bañaran dos veces al mes.[22]

Los baños públicos eran notorios antros de iniquidad. Por ejemplo, el boticario florentino Luca Landucci anotó en su diario en mayo de 1506 que una imagen de la Virgen María que estaba enfrente de uno de estos estableciemientos en Florencia había cerrado milagrosamente los ojos «porque no quería ver los pecados que allí se cometen».[23] Las autoridades venecianas también tuvieron muy presente el vicio cuando en 1460 decretaron que ningún «encargado de una posada, taberna o casa de baños» permitiera que una mujer «se dejara tocar en sus establecimientos durante el día», so pena de ser multado con diez liras; las casas de baños funcionaban con frecuencia como burdeles informales.[24]

Estos problemas no iban a desaparecer nunca. Garzoni criticó a los empleados de estos negocios: «Hay pocos trabajadores de los baños que no sean proxenetas y que no mantengan cuartos secretos, mezclando en esos baños la suciedad exterior con la inmundicia interior, que son recetas para un millar de actos vergonzosos y deshonestos de libidinosidad carnal».[25] Un poema carnavalesco de Florencia titulado «La canción de los trabajadores de la casa de baños» nos da una idea del tipo de cosas que hacían. Tradicionalmente, los versos escritos para el carnaval eran increíblemente obscenos y estaban llenos de insinuaciones sexuales poco sutiles, y este poema no es una excepción:

> La ropa que llevamos,
> junto con nuestros instrumentos, os demuestra,
> señoras, que frotar es la habilidad nuestra...
> El calor moderado
> va a aumentar en los baños y alargar
> cada rígido miembro
> con tal placer, que no se puede estimar:
> nosotros también al tocarlo
> os salpicamos la espalda, la cabeza y la cintura,
> os hacemos saborear el deleite supremo...
> Cuando el momento llegue
> de usar nuestros baños, honorables damas,
> ciertas habitaciones secretas
> para vos tenemos, de los demás apartadas.
> Venid acompañadas
> de vuestros maridos o de amantes
> y por nosotros dejaos frotar.
> Si nos veis por ahí
> solo en camisa, señoras, lo hacemos
> para mostrar más claramente
> el arte que con placer practicamos.
> Ni frío sentimos
> porque, al estar todos enamorados,
> el fuego interior del amor nos calienta.[26]

No es de extrañar que estos lugares se convirtieran en el centro de la imaginación erótica, y hay varios grabados y pinturas de la época que utilizan escenas de baño como forma de mostrar los cuerpos femeninos. A veces se representa a personas del mismo sexo tocándose entre ellas para avivar aún más el deseo del espectador: en imágenes como la xilografía de Durero *Baño de hombres*, de alrededor de 1496, un grupo de hombres musculosos exhibe su cuerpo desnudo salvo por un taparrabos junto a un grifo inverosímilmente fálico.[27] También hay lesbianismo, como en el aguafuerte *Baño de mujeres*, de Jean Mignon, basado en un dibujo de Luca Penni, uno de los pupilos de Rafael. En él se aprecia una camisa de lino tirada en el suelo con descuido en la esquina inferior izquierda, mientras las mujeres desnudas se lavan el pelo y los pies, se miran al espejo, se bañan o se abrazan eróticamente; y, algo impresionante, una pareja consigue hacer varias de estas cosas a la vez.

Los baños como lugares para el sexo ilícito fueron un fenómeno continental, pero el lesbianismo se asociaba especialmen-

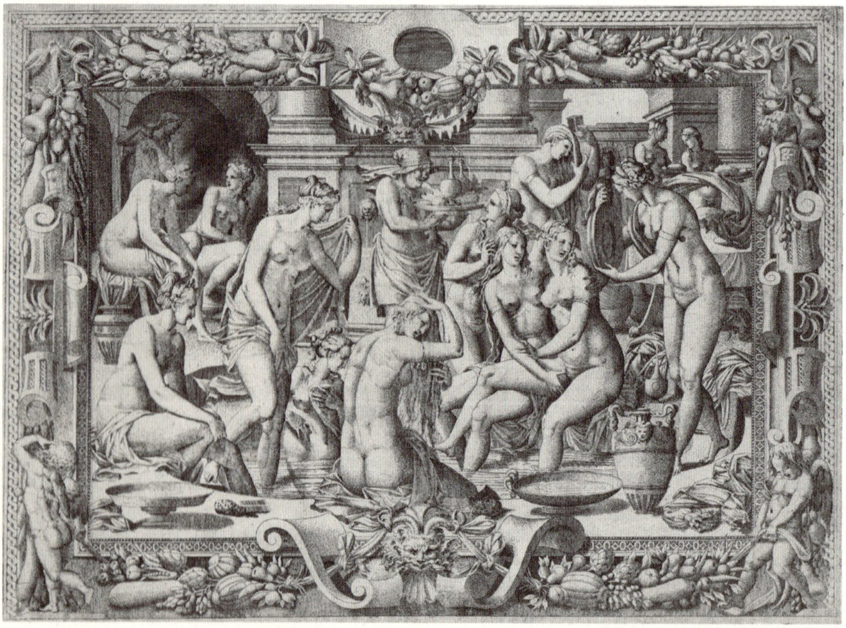

Jean Mignon, *Baño de mujeres* (*c.* 1526-1555).

te en la cultura europea con los baños turcos.[28] Nicolas de Nicolaÿ (1517-1583) documentó sus impresiones sobre estos establecimientos cuando viajó a Estambul con una delegación francesa en 1551. Dejó constancia de sus viajes en un libro ilustrado, *Les quatre premiers livres des navigations et pérégrinations en la Turquie*, traducido al italiano en 1576, nueve años después de la primera edición francesa. Una de sus descripciones más memorables es la de la tendencia de las mujeres turcas a mantener relaciones sexuales entre ellas en los baños: «En toda estación, las mujeres turcas disfrutan yendo a los baños, tanto para mantener su salud como para hacer su vida más agradable», escribe.

> Hay una gran amistad entre las mujeres del Levante, que no procede de otra cosa que de frecuentar los baños y su familiaridad en ellos. Así, a veces se enamoran ardientemente las unas de las otras como si fueran hombres. Tanto es así, que al ver a alguna muchacha o mujer de excelente belleza, no pararán hasta encontrar la manera de bañarse con ella para poder tocarlas y manejarlas para su placer. Los baños están llenos de mujeres lujuriosas y lascivas, como ya lo fueron aquellas Tribades, entre las que figuraba la [poeta] Safo de Lesbos que, tras haber perseguido a cientos de mujeres y niñas, trasladó su amor a su amado Faón.[29]

Lo que es típico aquí es la idea de que las mujeres complaciéndose sexualmente entre sí era algo que había ocurrido hace mucho tiempo (¡la antigua Grecia!) o muy lejos (¡Turquía!) y que, como Safo, estas mujeres aberrantes acabarían superándolo y encontrando un buen hombre.[30]

Las actitudes hacia el deseo lésbico cambiaron mucho a lo largo del Renacimiento. En los años ochenta del siglo XVI, Pierre Brantôme, que escribía en la corte francesa, daba por hecho que el lesbianismo era una nueva moda. Habla del aumento de la popularidad de «dos damas enamoradas la una de la otra ... que duermen juntas en una cama». Sostiene que estos «placeres frívolos y vacíos» llegaron a Francia desde Italia con Catalina de Médici

(1518-1589), que se convirtió en reina de Francia en 1547. Catalina y sus damas de compañía, conocidas como el «escuadrón volante» (*escadron volant*), fueron acusadas de toda clase de excesos sexuales, muchos de ellos inventados.[31] La curiosa idea de que el lesbianismo se inventó en la Italia del siglo XVI es un útil recordatorio de que el sexo y la identidad de género pueden existir sin que apenas se note en el discurso público, y hablar de ello más abiertamente es reconocer una situación existente, hasta entonces oculta, en lugar de crear algo nuevo por arte de magia.

A diferencia de la homosexualidad masculina, que se sabía que era extremadamente común, ya que a menudo era condenada en juicios penales y ocurría en lugares públicos como las tabernas o la calle, las mujeres estaban cerca físicamente unas de otras en espacios privados durante gran parte del tiempo. Las sirvientas y las damas de compañía solían tener un acceso muy cercano a los cuerpos de sus señoras y entre ellas. Marinello documenta a veces esta rutinaria cercanía física en *Gli ornamenti*: «Conozco a una gentil viuda que cuando se baña, unta todo su cuerpo con miel batida y luego hace que su criada la frote con harina de habas y un paño limpio».[32]

Las pruebas de las relaciones físicas entre mujeres en estas circunstancias son limitadas y a menudo solo se revelan en los juicios, como en la historia de Benedetta Carlini, abadesa de un convento cercano a Pescia cuyas relaciones sexuales coercitivas con su sirvienta salieron a la luz durante su juicio por herejía.[33] No es casualidad que uno de los primeros grabados que muestra sexo lésbico, obra del grabador veneciano Zoan Andrea, represente el contacto sexual entre una criada —inquietantemente joven— y su señora.[34]

Debido a que tienden a suceder en privado, las relaciones sexuales entre mujeres fueron por lo general prácticas menos penalizadas —y por lo tanto menos documentadas— que la homosexualidad masculina, aunque hay juicios por «sodomía femenina», como se conocía en este período, en los que las acusadas fueron ejecutadas, exiliadas o castigadas con dureza. Sin embar-

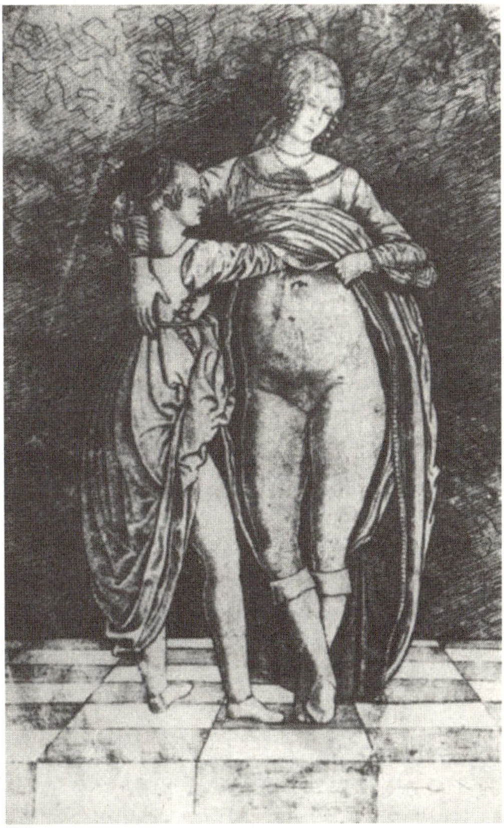

Zoan Andrea, *Dos mujeres* (*c.* 1464-1526).

go, en general, se consideraba que la homosexualidad femenina era menos peligrosa para la decencia pública que la masculina.

Hay muchos indicios de que las mujeres miraban otros cuerpos femeninos con ojos de deseo. Las escritoras solían alabar la virtud o la belleza de las damas a las que dedicaban sus obras —como hemos visto en la dedicatoria de Maddalena Campiglia a Isabella Pallavicina— y esto a veces se acababa traduciendo en atracción. Es probable que reflejara el amplio espacio cultural abierto por la poesía petrarquista para el elogio de los cuerpos femeninos, pero es indudable que en algún caso también reflejaba el deseo individual. Este fue el caso de Laudomia Forteguerri (1515-*c.* 1555), famosa en los círculos literarios de Siena por el amor «casto» que expresó a su mecenas Margarita de Austria en una serie de poemas llenos de anhelo: «Ay, cruel fortuna, / ¿por qué no permites que mi cuerpo vaya / donde va mi corazón?».[35] Tanto las actrices como las artistas parecen haber adoptado un lenguaje asociado al de sus compañeros masculinos en sus apreciaciones de cuerpos femeninos imaginados. Tomemos, por ejemplo, un poema creado para ser musicalizado por la escritora, actriz y dramaturga Isabella Andreini, a quien ya hemos conocido.[36] En él, ejerce de «ventrílocua» de la voz de un hombre que contempla los pechos de su amada:

> El bello pecho donde blanquea
> de sus nieves el lirio lleno
> con mil ojos el cielo anhela.
> No sé aún si a aquel bello pecho
> las miradas descienden o los besos,
> de mi bienestar rapaces ladrones.
> Nieves puras, que encienden
> las chispas en las que ardo,
> muerte sois, tumba sois,
> de mi voraz mirada.
> De mi mirada, que el Fénix
> al morir felicidad halla…
> Y como en otro lugar no descanso,
> para mí solo el amor gentil
> descubre las dos colinas nevadas
> que hacen florecer al dulce abril;
> que encienden llamas de oro,
> para ti, gloria; para mí, tesoro.[37]

Se puede ver un equivalente de esta «ventriloquia» en las imágenes de desnudos femeninos realizadas por pintoras y escultoras. La expectativa podría ser que las mujeres artistas, gracias al pleno acceso a modelos desvestidas por completo, retrataban desnudos con más realismo que sus homólogos masculinos. Sin embargo, la moda artística se impuso al realismo.

Properzia de' Rossi (*c.* 1490-*c.* 1530) fue quizás la primera mujer en representar un cuerpo femenino parcialmente vestido en *José y la esposa de Putifar*, un relieve de mármol realizado en 1525 para la puerta de la catedral de Bolonia.[38] En él, las relaciones tradicionales entre hombres y mujeres se invierten, ya que la esposa de Putifar persigue al joven y apuesto José. Cuando él no sucumbe a ser seducido, ella lo acusa de violación. Properzia, al igual que muchos otros artistas de los años veinte del siglo XVI, recibió influencias de Miguel Ángel, por lo que la mujer con los pechos desnudos que tiende la mano para llevar al inocente José de vuelta a su lecho lo hace con un brazo muy musculoso. Tiene la sólida complexión de las figuras femeninas del techo de la Capilla Sixtina y es un milagro que José lograra escapar.

Lavinia Fontana fue la primera artista femenina en pintar figuras completamente desnudas en la pintura mitológica.[39] A primera vista, su cuadro de 1590 *Alegoría de la prudencia* (véase el pliego de ilustraciones, imagen n.º 21) parece ajustarse exactamente a la letanía de las descripciones petrarquistas de la belleza femenina. Sus senos, en particular, parecen tener vida propia, sobresaliendo orgullosos del pecho con los pezones erectos y rosados. Sin embargo, parece que hay algo más en este cuadro, que es todo miradas y reflejos, un juego de espejos. A juzgar por las joyas dejadas sobre la mesa cubierta por un tapiz rojo y la cama al fondo, nos encontramos en una habitación mientras una mujer se prepara. Pero ¿por qué tiene el pie sobre un globo celeste? ¿Por qué hay una serpiente enroscada en el espejo? ¿Por qué se mide el muslo con un compás?

Fontana tomó prestada esta iconografía de un amigo, el artista Denys Calvaert, y es una imagen culta, repleta de referencias a otras pinturas, escritos e iconografías.[40] Tradicionalmente, la prudencia es representada con un espejo —para indicar previsión, sabiduría y autoconocimiento— y una serpiente —para mostrar la importancia de la cautela—. El rostro reflejado en el espejo de mano mira al espectador en un ángulo inverosímil, mientras la lengua bífida de la serpiente acaricia suavemente el ojo reflejado. Las apariencias, al parecer, pueden ser engañosas. ¿Utilizaba Fontana compases como los que usa la prudencia en su muslo para construir las proporciones de su desnudo femenino? Resulta tentador interpretar esta imagen como un comentario sobre la realidad construida de la belleza «natural» de la mujer.

Fontana tuvo en cuenta esta presentación autoconsciente de la belleza femenina en otro cuadro, su retrato de la beldad de la alta sociedad boloñesa Isabella Ruini (véase el pliego de ilustraciones, imagen n.º 22), que disfrutó de una fama efímera como la mujer más bella de Bolonia.[41] Ruini se había retratado como la diosa Venus, sosteniendo una flecha en la mano izquierda y sujetando con cuidado la cabeza de Cupido en la otra mientras este le susurra al oído. Mira con complicidad al espectador, con el pelo meticulosamente rizado, vestida solo con una camisa de gasa transparente ribeteada en oro, que muestra unos pechos pequeños que desafían la gravedad. En este acto radical de autofiguración erótica, puede que el cuerpo de Ruini sea o no fiel a la realidad, pero sugiere que la imaginación erótica de las mujeres estaba alimentada por las mismas fuerzas culturales que la de los hombres y se orientaba en gran medida hacia los cuerpos femeninos en lugar de los masculinos. Lo que vemos aquí, sin embargo, invierte la tradicional dinámica de poder de la «mirada masculina». Esta imagen no nos muestra a una dama sorprendida desprevenida, amenazada por espectadores del sexo contrario, sino a una que solicita admiración y encuentra autoridad y control en el hecho de ser deseada.

Es probable que Artemisia Gentileschi pintara más desnudos femeninos que ninguna otra artista de la época. A finales de la década de 1620, durante su estancia en Roma, pintó una venus dormida, relajada y lánguida (hoy en el Museo de Bellas Artes de Virginia).[42] Como su Susana, de la que se habla al comienzo de este capítulo, su venus (véase el pliego de ilustraciones, imagen n.º 23) refleja el tipo de cuerpo que estaba de moda en la época (cuerpo pálido, muslos rollizos, vientre redondeado, pechos turgentes) y, al igual que los desnudos de sus contemporáneos masculinos, fetichiza el cuerpo femenino como objeto de contemplación erótica.

El supuesto que subyace a la «mirada masculina» se basa en la visión bastante simplista de que solo los hombres miran los cuerpos de las mujeres con deseo. Las imágenes de Gentileschi sugieren una situación más fluida, con miradas de deseo que fulguran en todas las direcciones. La diferencia de sus obras estriba en su constante interés por temas que sitúan a la mujer en el centro de la historia y, sobre todo, en sus imágenes de Judith asesinando brutalmente a Holofernes, con el foco en la venganza de las mujeres de sus enemigos masculinos. Su nuevo enfoque de los temas bíblicos y mitológicos cosechó un éxito notable, sobre todo entre las mujeres mecenas.

En cuanto a su vida privada, en 1612 contrajo un matrimonio concertado con Pierantonio Stiattesi, un amigo de su padre, con quien tuvo cinco hijos, cuatro de los cuales murieron en la infancia. En 1620, su éxito como pintora le permitió vivir en gran parte separada de él y controlar su propio dinero. En la veintena, mantuvo una larga relación amorosa con otro hombre, Francesco Maria Maringhi, un aristócrata apuesto y desgreñado. Se conservan algunas de las cartas que le envió, en las que le demuestra lo mucho que le echa de menos y se preocupa por si seguirá sintiéndose atraído por ella tras su embarazo en la primavera de 1620. En estos textos queda patente su anhelo físico. También le reprende, con cierta coquetería, por masturbarse con su retrato en una carta que muestra una mayor conciencia de su poder de seducción visual:

> No puedo controlar mis sentimientos en mi corazón cuando recibo cartas suyas. Me he mantenido firme hasta ahora, pero me resulta difícil tener ánimo para el futuro, ya que sé en qué estado me encuentro. Os ruego de todo corazón que no uséis ese retrato mío para hacer esa cosa imposible que, recordad, me prometisteis no hacer, pero que quizás su Señoría sí hace. Solo os recuerdo que es un gran pecado y quiero que recordéis que amo vuestra alma tanto como vuestro cuerpo.[43]

No sabemos a qué autorretrato se refiere aquí Artemisia; tal vez a alguno parecido a la imagen de sí misma tañendo un laúd, de la que hablamos en el capítulo 8. En cualquier caso, esta carta confirma que ella era muy consciente del poder de los cuerpos femeninos, incluido el suyo propio, para evocar deseo en el espectador. En palabras de Elizabeth Cropper, llegó a «adueñarse del cuerpo femenino, de su fuerza voluptuosa, de su dominio de sí y de su pasión».[44] Ser mirado no es un acto pasivo. Atraer miradas también puede ser algo poderoso. Estas artistas muestran cómo las mujeres se apropiaron de las palabras y las imágenes de los hombres para mirar con deseo a los miembros del sexo opuesto, así como a los del suyo propio.

12

Cabello rebelde

Giovanna Garzoni (1600-1670) era una muchacha de pueblo con grandes ambiciones. Creció en Ascoli Piceno, cerca de Roma, y desde muy pequeña soñó con escapar de allí. Cuando tenía unos dieciocho años se pintó a sí misma como Apolo, el dios de la música y la inspiración artística, el jefe de las musas (véase el pliego de ilustraciones, imagen n.º 24). Su cabello castaño oscuro rizado y despeinado le cae sobre la espalda, lleva una corona de hojas de laurel y sostiene una viola de gamba. Apolo no era un modelo habitual para una adolescente, pero Garzoni fue un personaje extraordinario: su inquieta imaginación y sus ansias de aventura son manifiestas en los dibujos de galeones marinos de sus primeros cuadernos y en las cartas que envió a las cortes de toda Italia debido a su anhelo de un patrocinio que le permitiera ver más mundo. El insaciable interés de Garzoni por la naturaleza se convirtió en su característica distintiva. Sus pinturas más conocidas representan con todo detalle flores y frutas, conchas e insectos llenos de vida. Es probable que usara este retrato para promocionarse, para mostrar su talento a posibles clientes. Fue invitada a la corte florentina más o menos en la época en la que lo pintó y deslumbró a los Médici y su séquito con sus habilidades como músico, cantante, miniaturista y pintora.[1]

Marinello nos explica que «los poetas y pintores, tanto antiguos como modernos, quieren que el cabello de una mujer bella sea largo, suave, abundante, rizado y de un color rubio como el oro», y un somero examen de Venus, la diosa de la belleza representada por toda clase de artistas, desde Botticelli hasta Tiziano, confirmaría que el color ideal de pelo era el rubio cobrizo.[2] La decisión de Garzoni de pintarse a sí misma con el pelo oscuro desgreñado y suelto alrededor de la cara no es casual, y esos rizos morenos y apenas controlados están presentes en muchos otros retratos de mujeres aventureras del siglo XVII. Se encuentran en el retrato sorprendentemente erótico de Bernardo Strozzi de (otra) mujer con una viola de gamba, los pechos casi desnudos y el cabello fuera de sus confines, inspirado muy probablemente en Barbara Strozzi (véase el pliego de ilustraciones, imagen n.º 19). También se puede apreciar en los mechones de pelo negro que escapan del moño flojo de la amiga de Garzoni, Artemisia Gentileschi, en su idealizado *Autorretrato como alegoría de la pintura*, de 1638-1639 (véase el pliego de ilustraciones, imagen n.º 25).[3] Es muy probable que Artemisia llevara en la vida real su cabello oscuro recogido en un moño flojo en la nuca, al menos unos años antes y después de cumplir los treinta, a juz-

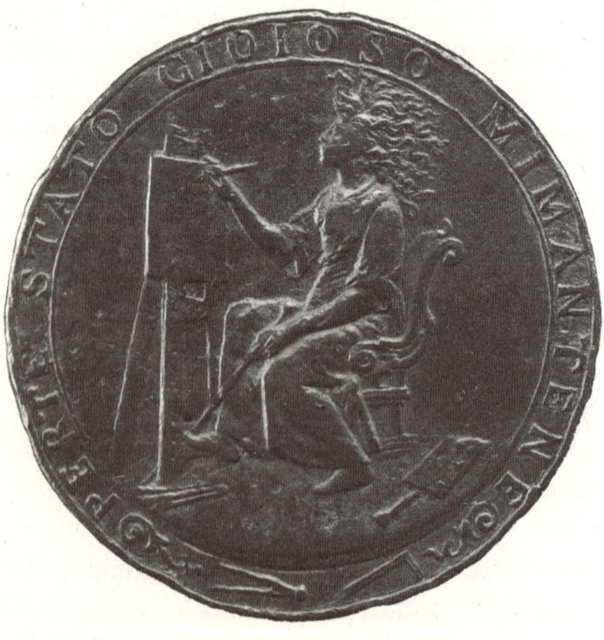

Felice Antonio Casone, *Medalla de Lavinia Fontana* (1611).

gar por otros retratos de la época.[4] Su aspecto en este cuadro, pintado a los cuarenta y cinco años, nos recuerda que el principal objetivo de los retratos no era necesariamente ser fiel a la realidad.

En el reverso de una medalla realizada por Felice Antonio Casoni en 1611 encontramos un retrato de Lavinia Fontana con el cabello alborotado. Representada como una mujer mayor respetable en el anverso, con el cabello intrincadamente trenzado y cubierto con un velo, en el reverso hay una alegoría de la pintura que muestra una personificación femenina del arte, sentada frente a un caballete con un pincel en la mano. Representa a la Fontana «interior», con los rizos sueltos brotando de su cabeza como serpientes agitadas. En su *Iconologia* (1593), una influyente recopilación de alegorías e imágenes procedentes de sistemas de creencias antiguos, medievales y de la Edad Moderna, Cesare Ripa interpretaba que el cabello suelto era un atributo de la inspiración artística. Este autor escribe que se ha de representar la pintura como una figura femenina «con el pelo negro, despeinado y retorcido de diversas maneras».[5] El pelo alborotado es una señal externa de la imaginación interior, de la creatividad melancólica y de un temperamento «masculino». Al retratarse a sí mismas de esta manera, estas mujeres estaban aceptando las ideas renacentistas —o tal vez incluso jugando con ellas— que relacionaban el cabello con el carácter.

Como sabemos, el color y la textura del cabello se utilizaban para «diagnosticar» el equilibrio humoral. Por ejemplo, un influyente libro de fisionomía explicaba que las personas con el pelo muy rizado son tímidas, a menos que solo esté rizada la punta del cabello, lo que indica animosidad. El cabello negro demuestra timidez y sagacidad con una naturaleza astuta; el negro y liso, lujuria. El tono rubio oscuro pone de manifiesto la capacidad de aprender rápidamente y la sutileza de ingenio; el rubio platino como el de los «escitas o celtas» muestra ignorancia y rusticidad. El pelo dorado, el color que, según los textos renacentistas, debían tener todas las mujeres verdaderamente bellas, era el propio del cabello de la diosa Minerva y volvía a las mujeres agradables —y a los hombres, fuertes—.[6] Así pues, en el Renacimiento, el cabello tenía un significado, uno mucho más establecido y específico que ahora. También era uno de los pocos aspectos de su vida en el que tenían pleno dominio las mujeres renacentistas —al menos, la mayoría—: para expresar identidad, consolidar lealtades y subvertir expectativas.

Cabello y sexualidad

De todas las escritoras de este período que he leído, Arcangela Tarabotti (1604-1652) es la más refrescantemente furiosa. Su libro *La tirannia paterna* rebosa rabia contra un sistema en el que las mujeres apenas podían tomar decisiones sobre sus vidas. En él sostiene que la igualdad de género es un valor fundamental de la verdadera fe y que Cristo trató a las mujeres igual que a los hombres. Tarabotti fue obligada por su padre a entrar en un convento a los once años e hizo los votos perpetuos a los dieciséis, una experiencia por la que pasaron casi una de cada ocho mujeres en Italia a finales de los siglos XVI y XVII, cuando la cantidad de monjas se disparó debido al creciente valor de las dotes. A las novicias se las obligaba a cortarse el pelo para señalar la transición a su nueva vida y se cubrían la cabeza con un velo. Una vez que habían ingresado en el convento, se debían afeitar el cuero cabelludo «al menos una vez al mes en invierno y cada dos semanas en verano».[7] Para Tarabotti, este proceso ritual ejemplificaba todo lo que estaba mal en una sociedad patriarcal.

> El cabello de la mujer es un símbolo de libertad y superioridad, y puesto que es libre y no está sometida, no debería permitir que le afeitaran la cabeza. ¿Cómo puede ser correcto que las mujeres se corten su propio pelo, despojándose así del mayor atractivo y adorno que han recibido de la naturaleza?[8]

El velo y el corte de pelo que se vio obligada a aceptar no eran más que fruslerías externas. En un libro posterior, *Paradiso monacale*, explica cómo conservó su libertad interior: «Me corté el pelo, pero no erradiqué mis sentimientos».[9]

El ritual de afeitar las cabezas de las novicias simbolizaba que renunciaban a la sexualidad y a cualquier posibilidad de matrimonio. El cabello tenía una carga erótica importante. La poeta del Véneto Lucchesia Sbarra (1576-1662) mostraba en un poema que comienza con el verso «A che, bella e crudel, tender le reti» que las mujeres usaban el cabello como cebo para atrapar a los hombres, trastocando el tópico habitual de los cazadores varones que persiguen a presas femeninas:

> ¿Por qué, bella y cruel, tendéis redes,
> engullís con glotonería pájaros con plumas,
> dobláis con las manos arbustos verdes
> y con los pies trepáis hayas y abetos?
> Ahora, aplacad tan loco deseo
> y si todavía deseáis ser presa, descubrid los ojos
> y el cabello. Aquellos serán el cebo y este la red
> para hacer felices y contentos a vuestros prisioneros.
> En tan rica red, en tan dulce
> cebo de ambrosía, en tan dorada melena
> que Cupido con sus propias manos extiende y despliega,
> vuelan a la batalla almas y corazones;
> todo pensamiento remiso se vuelve ebrio y suaviza,
> y los hombres ruegan ser presas.

No se sabe mucho sobre Sbarra, más allá de lo que nos cuenta en su libro de poesía, publicado en 1610: que lloró por un hijo que murió en la infancia y que era una mujer piadosa y erudita, aficionada a los juegos de palabras, cuyas «delicadas rimas» recibían un «aplauso unánime». Para poder entender bien este poema, conviene saber que la palabra italiana para pájaro significaba —y significa— «pene» en el argot común, una alusión que no habría pasado inadvertida para los lectores de Sbarra.[10]

La descripción de que el «dulce cebo de ambrosía» de la melena dorada desplegada era lo que más probabilidades tenía de atraer a los «pájaros» estaba bien fundada. El cabello suelto de las mujeres era transgresor, incluso peligroso. En público, se cubrían casi siempre la cabeza, al menos parcialmente, y se recogían el pelo en la nuca, y a menudo hacían ambas cosas. Se creía que ver a una mujer durante el proceso de lavarse o peinarse el cabello era algo profundamente íntimo. En una carta de 1491, Galeazzo Visconti describe un maravilloso momento con Isabel de Este y sus damas de compañía mientras visitaba el castillo de Sforza en Milán:

> Jamás en mi vida olvidaré aquella tarde y su dulce compañía, y fui a la pequeña cámara de la señora duquesa, pensando en encontrarla, y se estaba arreglando el pelo, y con ella estaban Teodora y Beatriz en camisa, y también Violante y Mara, ambas a medio vestir.[11]

Hay una carta de un comerciante florentino, Lorenzo Pucci, escrita un par de años más tarde, en la que le cuenta a su amigo lo que había visto en Roma en casa de Lucrecia Borgia (1480-1519), la hija del papa y duquesa de Ferrara. Julia Farnesio (la amante del papa), de diecisiete años, acababa de lavarse el pelo y se lo secaba junto al fuego:

> La señora Julia ha engordado, y se ha vuelto bellísima. En mi presencia se soltó el pelo y se lo peinó; le llegaba hasta los pies y nunca he visto nada igual. Tiene el cabello más hermoso que se pueda imaginar.[12]

Es difícil no ver tanto a Isabel como a Julia tendiendo sus trampas a estos visitantes incautos, atrapando a sus pájaros en esas redes doradas.

Cuando Eugenia Spada se quedó embarazada por primera vez en 1656, se encontraba lejos del hogar de sus padres, atrapada en Viterbo con la familia de su marido. Cuando le escribió a su madre en Roma para pedirle consejo, gran parte de su preocupación giraba alrededor de lavarse el pelo. Su suegra le había dicho que evitara hacerlo durante al menos tres o cuatro meses. Su madre, María, una mujer muy conocida por su experiencia en temas de salud, no estaba de acuerdo y le dijo a Eugenia que no había problema en lavarse el cabello, aunque debía tener cuidado al agacharse y que quizás sería mejor que se inclinara hacia atrás.[13]

Tal vez ahora resulte extraña la idea de que lavarse el cabello podía perjudicar a un bebé en crecimiento, pero en el Renacimiento el cuidado de la cabeza y del cabello era esencial en los regímenes de salud, o «dietas», comentados anteriormente, y una parte habitual de las rutinas diarias tanto de hombres como de mujeres. Por ejemplo, el *Regimen sanitatis salernitanum*, basado en un texto original árabe original que en la Edad Media se atribuyó a Arnau de Vilanova (*c.* 1240-1311), fue un manual de salud sumamente popular del que se publicaron más de cien ediciones impresas entre los años setenta del siglo XV y principios del siglo XVII. Este tratado, que se basa en la idea de las «seis cosas no naturales», comienza con un consejo sobre seis prácticas no negociables que se deben hacer después de despertarse por la mañana para preservar la salud. Además de lavarse los ojos y las manos, moverse, estirarse y cepillarse los dientes, añade que

> la quinta cosa que se debe hacer es peinarse. La razón es que abre los poros de la cabeza y permite que los vapores que quedan en el cerebro después del sueño escapen y agudiza el espíritu ... Así pues, es necesario usar [el peine] varias veces al día, porque extrae vapores de la parte superior [del cuerpo] y los aleja de los ojos.[14]

Otros sugerían frotar con fuerza la cabeza con un paño áspero y cepillar el cabello y el cuero cabelludo con al menos cuarenta pasadas del peine. Lavarse el pelo con lejía perfumada, cepillarse con polvos fragantes con flores y hierbas humorales calientes o incluso teñirse no tenía que ver únicamente con mejorar el aspecto, sino también con conservar la salud a través de la piel porosa de esta parte del cuerpo.

Se creía que peinarse y frotarse la cabeza era una forma más segura de lavarla que con agua y que se debía hacer a diario. Marinello señala que la práctica «habitual» era lavar el cabello con agua tibia una vez a la semana y cepillarlo por la mañana y por la noche. Es muy probable que se lavaran la cabeza poniéndose de rodillas en el suelo, inclinándose sobre una amplia palangana de cobre especial para este fin o sobre un barreño colocado encima de una mesa o en un soporte hecho a medida. Eran bastante hondas y lisas en su interior, por lo que se enjuagaban fácilmen-

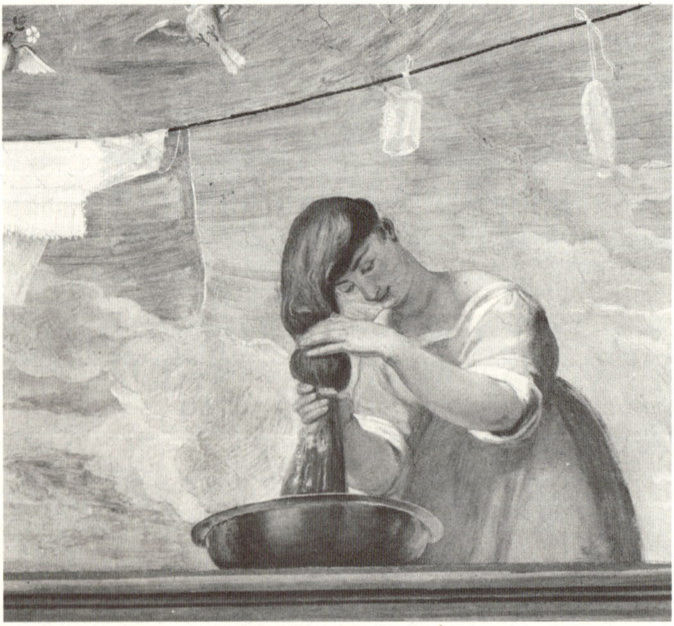

Alessandro Allori, mujer lavándose el pelo, detalle de *Loggetta dell'Allori* (1587-1589).

te.[15] Si se era lo suficientemente rico, se podía contar con la ayuda de una criada para que llevara el agua y aclarara el cabello mientras se tenía la cabeza agachada.

La gente podía comprar o fabricar jabón para lavarse la cabeza y el pelo, y había varias fórmulas disponibles en función de las necesidades. Marinello propone innumerables recetas para lo que hoy llamaríamos champú, que solían elaborarse a base de agua mezclada con cenizas de vid —que produciría lejía o hidróxido de sodio, que forma jabón cuando se mezcla con grasa—, a la que se añadían diferentes hierbas dependiendo del resultado que se quisiera conseguir. Por ejemplo, para el cabello más grueso se podía añadir malva o calabaza; para el cabello largo había una fórmula con miel y huevos; y para el cabello suave, manzanilla y salvia. Marinello habla de una receta de champú muy exitosa inventada por una «joven campesina», que mezclaba lejía con flores de judía y cebada. También hay enjuagues para dejar el pelo «liso y brillante» o para evitar las puntas abiertas, lo que ahora llamaríamos acondicionador. A menudo incorporba malva mucilaginosa o aceite de oliva con aroma de lirio, rosa o violeta. Incluyo una de estas recetas en el último capítulo, con la que se obtiene un producto final satisfactoriamente gelatinoso.

También había unas toallas especiales que en italiano se llamaban, literalmente, «secacabezas». Resulta sorprendente que aún hoy se conserven algunas de estas toallas renacentistas en el Museo Victoria y Alberto. Suelen ser más largas y delgadas que las que utilizamos hoy en día; la de la foto mide unos 152 × 56 cm. Es de un fino tejido de lino y algodón, blanca con rayas azules y dibujos de castillos y animales en ambos extremos.[16] Es fácil ver que se enrollaba alrededor de la cabeza, a modo de turbante, para secar el pelo y mantener la cabeza caliente. Protegerse la cabeza del frío era muy importante. Lavarse el cabello en invierno se consideraba arriesgado; hay muchos comentarios negativos en las fuentes sobre el problema de mojarse la cabeza en enero, algo que prohibían explícitamente algunos médicos. Era imprescindible secarse después el pelo con paños calientes y envolver-

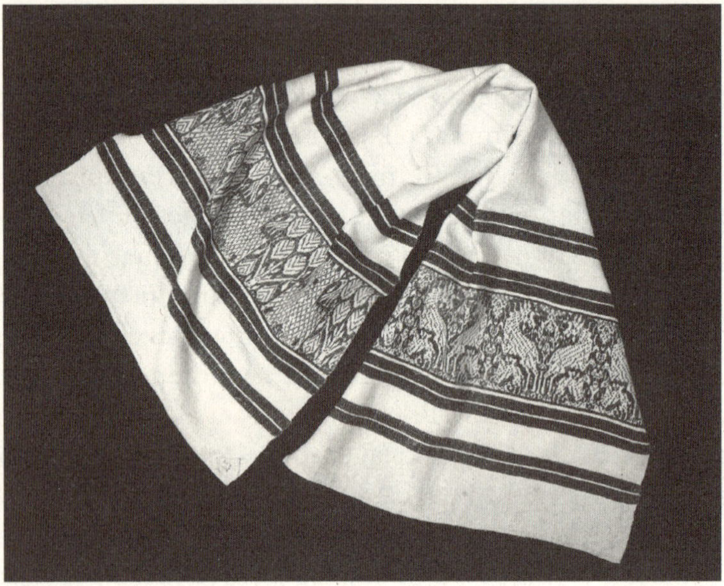

Toalla conocida como la «toalla de Perugia» (italiana, *c.* 1400-1500).

se con una toalla grande la cabeza para protegerla del frío, quizás una como las del Museo Victoria y Alberto. En la Edad Media, salir de esta guisa en público se consideraba tan indecente que, en 1208, la comuna de Valdambra (Toscana) introdujo una multa de cinco *soldi* para los infractores.[17]

«He pasado tanto tiempo secándome el pelo, que se ha ido un día entero», se quejaba Isabel de Este a su marido, ya que no era aceptable ser visto por ahí con el cabello mojado e incluso resultaba potencialmente peligroso para la salud, por lo que había que dejar la vida en suspenso.[18] La dificultad de secarse el pelo en invierno se podía utilizar como una práctica excusa para evitar actos sociales. Por ejemplo, Lucrecia Borgia recurrió varias veces al pretexto de que necesitaba descansar después de lavarse la cabeza para esquivar fiestas a las que no quería asistir. En 1502, para evitar ir a un baile, «se quedó en su habitación ... para lavarse el pelo, y además es muy solitaria y distante por naturaleza». Cinco días después se volvió a lavar el cabello, lo que retrasó su entrada ceremonial en Faenza. Al cabo de cinco días, desapareció durante un día para lavárselo una vez más. Al parecer, si no lo hacía con bastante frecuencia, tenía jaquecas.[19]

Esta relación entre el cuidado del cabello y las dolencias corporales nos recuerda una vez más que la higiene era una cuestión de salud, incluso de vida o muerte. La frecuencia exacta con la que había que lavarse el pelo fue un asunto muy debatido por los médicos, que daban consejos contradictorios y confusos. Aunque Marinello sugiere un lavado semanal, otras fuentes recomiendan hacerlo solo una vez cada veinte días. Por otra parte, el lavado poco frecuente también podía causar enfermedades. En 1599, una mujer romana, Giulia Benzoni, le escribió a su marido que llevaba veintidós días sin lavarse el pelo porque le dolía al agacharse. El resultado fue un dolor de garganta. No es de extrañar que a Eugenia Spada le preocupara cómo podía afectar lavarse el pelo a su embarazo. Lamentablemente, cinco años más tarde sus temores se hicieron realidad. En 1661, le contó por carta a su madre un aborto reciente y se culpó a sí misma: «Había decidido lavarse la cabeza y se había cansado mucho».[20]

Color, estilo y rebelión

Dada la omnipresencia en este período del cabello rubio dorado en las descripciones de mujeres hermosas, no es de extrañar la existencia de una gran cantidad de recetas para aclarar el pelo en las fuentes de la Edad Moderna, más que para ningún otro color. Las mujeres venecianas, en particular, eran famosas por esta práctica. Llegó a ser una característica tan distintiva de la ciudad, que incluso aparecían representadas de este modo en los libros de trajes (grandes enciclopedias de indumentarias de todo el mundo y diferentes períodos históricos), cuya finalidad era mostrar los vestidos «típicos» de distintos pueblos.[21] El libro de trajes de Cesare Vecellio, de 1598, ofrece información sobre cómo se aclaraban el cabello las mujeres venecianas:

Usan en Venecia sobre los techos de las casas unas estructuras cuadradas de madera en forma de galerías descubiertas, llamadas *altane*, donde, con mucha habilidad y asiduamente, todas o la mayoría de las mujeres de Venecia se ponen el pelo rubio con varios tipos de aguas y lociones elaboradas para este fin. Y lo hacen cuando el sol está alto y en el momento de más calor, soportando mucho para ello. Se sientan con una pequeña esponja atada a la parte superior de un huso y empapan su cabello [con la mezcla decolorante]. Llevan una túnica ligera de seda o lino llamada «hábito de esclavo» y, en la cabeza, un sombrero de paja fina llamado *solana*, que las protege del sol. Sostienen un espejo en la mano.[22]

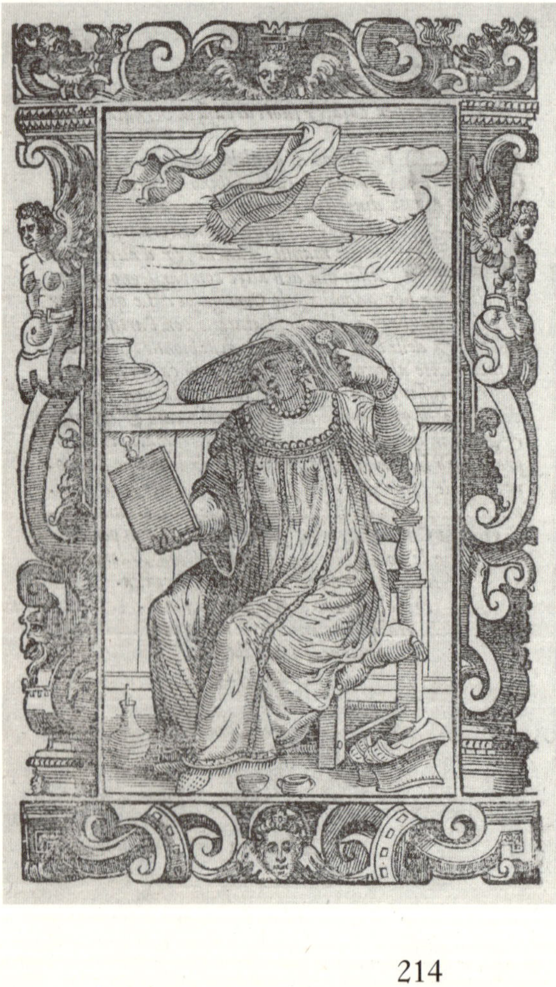

Mujer veneciana aclarándose el cabello. De Cesare Vecellio, *De gli habiti antichi et moderni* (1590).

La ilustración muestra exactamente eso, con los pequeños tarros del decolorante en el suelo y las toallas colgadas de una barra. Para que la estampa sea aún más típicamente veneciana, en la parte inferior derecha se muestran en el suelo los famosos zapatos de plataforma de la ciudad, los *zoccoli*.

Pese a la moda casi tiránica del pelo rubio, repetida hasta la saciedad en las evocaciones verbales y visuales de la belleza femenina, las mujeres siguieron experimentando con otros colores de forma bastante asombrosa. Esto desconcertó a Marinello, quien aceptaba que algunas personas con el cabello oscuro pudieran querer ocultar las canas, sobre todo las mujeres «que tienen maridos más jóvenes», pero se declaraba «cauto a la hora de hablar de las formas de volver el cabello rojo».[23]

El carácter poco fiable del cabello rojizo había sido un tema recurrente durante siglos, mencionado en fuentes clásicas y medievales, así como renacentistas. Por ejemplo, Miguel Escoto, el astrólogo de la corte del sacro emperador romano Federico II, repetía a principios del siglo XIII los insultos proferidos por Aristóteles contra los pelirrojos y declaraba que el pelo rojo indicaba que un hombre era envidioso, salaz, orgulloso y hablaba mal de los demás.[24] En su *Physionomiae*, Bartolomeo della Rocca cita la *Historia de los animales* de Aristóteles cuando afirma que el pelo rojo auténtico «demuestra ignorancia, orgullo y traición». Sin embargo, por muchas que fueran las advertencias de los eruditos en contra del pelo rojo, parece que las mujeres del Renacimiento eran muy aficionadas a este color y es muy habitual verlo no solo en los retratos de esta época, sino también en las recopilaciones de recetas de tintes para el cabello.

Al llegar la adolescencia, el cabello se cubría siempre en público. El grado de ocultación dependía tanto de las modas como de las etapas de la vida. Las prendas para cubrirse la cabeza, junto con otras vestimentas, solían estar sujetas a la legislación. Vecellio también habla en *Habiti antichi, et moderni di tutto il mondo* del velo de las mujeres venecianas. Dice que las viudas venecianas

> abrazan la muerte de toda vanidad y adorno, porque además de vestir de negro, llevan el cabello cubierto, se envuelven el pecho con un velo grueso, llevan la capa levantada hasta la frente y caminan por las calles con la cabeza agachada … No obstante, cuando desean volver a casarse, se les permite llevar sin estigma algún adorno, aunque poco llamativo, y revelar un poco más de pelo, lo que sirve para señalar a los demás sus intenciones.[25]

Al parecer, cuanto más pelo mostraba una mujer, más disponible sexualmente se la consideraba. Aunque hoy en día el velo se suele asociar con las culturas islámicas, las medidas en contra de que las mujeres mostraran el pelo son habituales en la Europa cristiana premoderna. San Pablo dice en Corintios 1 que mientras que los hombres no deben cubrirse la cabeza, «si la mujer no se cubre, que se corte también el cabello … al varón le es deshonroso dejarse crecer el cabello. Por el contrario, a la mujer dejarse crecer el cabello le es honroso; porque en lugar de velo le es dado el cabello». La interpretación que se hacía de esto era que las mujeres debían llevar el pelo largo y cubierto, algo que confirmaban periódicamente los clérigos, tanto en la Europa protestante del norte como en las zonas sometidas a la reforma católica. La forma de cubrir el cabello variaba mucho, pero en numerosos lugares (por ejemplo, Venecia, España y Suiza a finales del siglo XVI), el velo solía cubrir gran parte de la cara y también el pelo, como se aprecia en la ilustración de Vecellio de una doncella veneciana del siglo XVI.[26]

Incluso cuando no se cubría del todo el pelo, nunca se permitía llevarlo suelto y siempre se peinaba de forma que incluyera algún accesorio, como prendedores, perlas o lazos. También era muy habitual trenzarlo, con las trenzas a menudo enrolladas en la nuca y el pelo más corto, ondulado y con raya al medio enmarcando la cara. Por lo general, esta trenza y parte del resto de la cabeza se cubrían con una cofia, una pequeña pieza de tela —a menudo blanca— que se colocaba sobre el cabello y lo sujetaba. En muchos retratos también se muestran el pelo trenzado intrincadamente, sobre todo en algunos ejemplos de Botticelli, donde

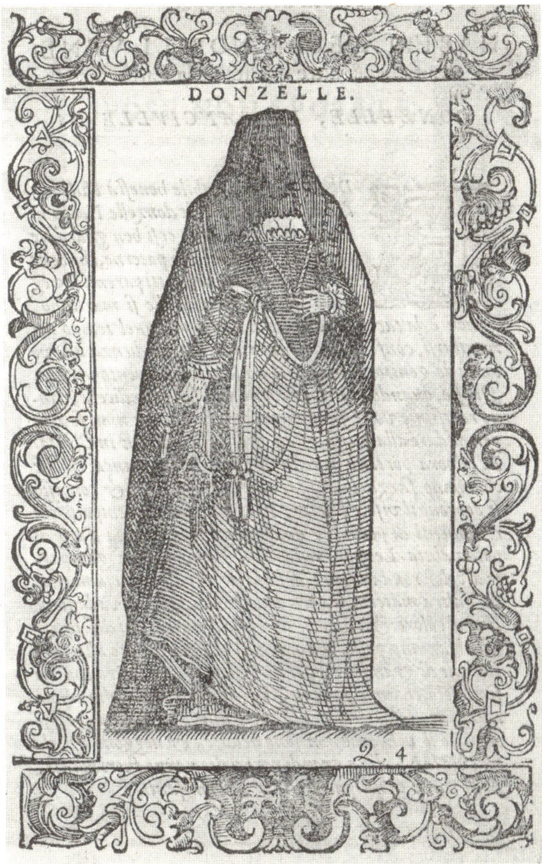

Soltera veneciana con velo.
De Cesare Vecellio,
De gli habiti antichi et moderni (1590).

el cabello adquiere vida propia, suelto y arremolinado, rizado y atado, postizo y auténtico: perlas, rizos y lazos se disputan la atención.[27] A juzgar por Instagram, el peinado de Botticelli se ha convertido ahora en el favorito de las novias. Es perfectamente posible emularlo si se tiene suficiente pelo, mucha paciencia y un peluquero, o un amigo habilidoso, dispuesto a complacernos.[28] En el Renacimiento también era habitual comprar pelo postizo: en el inventario de la casa de la cortesana veneciana Julia Lombardo (*c.* 1495-1542), realizado tras su muerte, figuraba «un par de mechones rubios de cabello de mujer».[29]

De vez en cuando los gobiernos intervenían con legislación suntuaria para intentar imponer la «moral» a los peinados femeninos. Por ejemplo, en 1480, el Consejo de los Diez veneciano prohibió un corte de pelo de moda llamado *fungus* u hongo, «que esconde la frente». La frente alta, ancha e inmaculada era un bien preciado en una mujer hermosa, por lo que se consideraba que esta adaptación del flequillo confería un aspecto indecentemente masculino a quien lo llevaba. El marido, el padre o el hermano de estas mujeres se vería obligado a pagar cien ducados; para hacerse una idea de lo elevada que era esta multa, se ha de tener en cuenta que un obrero manual cobraba unos tres ducados al mes.[30] En vista de las pruebas pictóricas de esta época, como el impresionante retrato de una mujer pelirroja con flequillo atribuido al pintor veneciano Carpaccio, de alrededor de 1495-1498 (véase el pliego de ilustraciones, imagen n.º 26), esta ley fracasó estrepitosamente. En 1562, el Gobierno adoptó medidas drásticas y sugirió que todos los accesorios, incluidas las tocas, los sombreros, las cofias y otras prendas, como los guantes y los cinturones, debían ser sencillos, sin bordados ni perfumes: otra ley suntuaria abocada al fracaso.[31]

Las mujeres también usaban sus peinados para dar a entender lealtad y pertenencia, o lealtad política. Leonor de Nápoles (1450-1493) importó el «estilo aragonés» al norte de Italia cuando se casó en 1473 con Hércules de Este, el duque de Ferrara. Consistía en una larga trenza llamada *coazzone*, que caía por la espalda, con una cofia en la parte posterior de la cabeza sujeta por una cinta que rodeaba la frente. Su hija Beatriz de Este (1475-1497) se llevó este mismo peinado cuando se casó con Ludovico Sforza, el duque de Milán. Se volvió tan popular de inmediato que está presente en prácticamente todos los retratos de mujeres de la corte milanesa de los años noventa del siglo XV, incluida la famosa pintura de Leonardo da Vinci de la amante del duque, Cecilia Gallerani, retratada con un armiño. Este estilo se extinguió tan súbitamente como llegó, y quedó claramente en desuso en algún momento en torno a 1500.[32]

La hermana de Beatriz, Isabel de Este, fue igualmente famosa por los peinados vanguardistas que inventó. Una carta informal de 1505 muestra su indignación al enterarse de que Lucrecia Borgia y su séquito femenino habían copiado el estilo de Isabel. Este estilo, que consistía en algo llamado *capigliera*, se sigue mencionando en cartas escritas durante los ocho años siguientes. Se puede ver en un retrato de Rubens (a partir de Tiziano) de Isabel que está ahora en Viena (véase el pliego de ilustraciones, imagen n.º 14) y en muchas otras representaciones de mujeres ambiciosas del norte de Italia de esta época. Consiste, básicamente, en un enorme tocado en forma de rosquilla y fabricado con cabello humano que se coloca en la parte posterior de la cabeza y se entreteje con el cabello natural con hilo de oro y joyas. Por debajo salen rizos apretados que enmarcan el rostro.[33]

Al parecer, trenzar, rizar y peinar el cabello era una parte importante de la vida social de las mujeres. La carta de 1505 afirma que Lucrecia Borgia y sus damas no prestaban «atención a nada que no fuera rizarse el pelo entre ellas».[34] Es indudable que Marinello daba por sentado que sus lectoras tenían cierta experiencia en este ámbito:

> Me parece superfluo hablar del pelo ondulado y rizado, como queráis llamarlo, porque no hay ninguna de vosotras, las mujeres, que no sepa hacerlo con algún que otro utensilio; incluso los hombres, al parecer, se rizan el pelo con un trapo caliente o con las manos. Sin embargo, hay mujeres que lo hacen enrollando el pelo en cucharas calentadas al fuego; otras se humedecen el pelo con goma arábiga disuelta en agua y luego hacen girar el pelo en un huso; y otras lo hacen de otras maneras.[35]

Salvo el de las cucharas, que presumiblemente funcionaban igual que los rulos calientes, he probado todos los métodos sugeridos por Marinello y funcionan bastante bien. La goma arábiga, que sigue muy fácil de encontrar porque se utiliza para pintar y en alimentación, fija el pelo y consigue un rizo duradero, aunque con una textura ligeramente crujiente. Es divertido probar estos peinados ahora, como debió serlo para las mujeres del Renacimiento. La actitud de las mujeres de esa época hacia su cabello se caracteriza sobre todo por su voluntad de experimentar usando una gran variedad de estilos, colores y adornos. Cambiar de peinado era algo relativamente barato y, por lo general, reversible. Al fin y al cabo, incluso el pelo rapado vuelve a crecer.

El deseo de realizarse peinados era irresistible para las mujeres del Renacimiento, a pesar de los mandatos que las obligaban a dejar de hacerlo. En las visitas oficiales, las autoridades eclesiásticas reprendían constantemente a las monjas por mostrar su cabello y peinarlo a la moda del momento: teñirlo de rubio y rizarlo, o lucir el moño «hongo» prohibido, que fue tan popular a finales del siglo XVI, o los «cuernos» que se pueden ver en retratos italianos de principios del siglo XVII, como el de Moderata Fonte mostrado en el capítulo 2 (véase la página 34).[36] No obstante, los peinados de fantasía no dejaban de resurgir. El cabello ofrecía a unas mujeres con un grado limitado de autonomía un medio de expresión creativa compartida. Incluso para aquellas que, como Tarabotti, se veían obligadas a amoldarse a las restricciones sociales, la idea del cabello podía inspirar rebeldía. «Reformé mi vida, pero mis pensamientos, como mis cabellos, cuanto más se cortan más crecen y se multiplican continuamente», dice en *Paradiso monacale*.[37]

Quinta parte

COMUNIDADES DE CONOCIMIENTO

13

Veneno y patriarcado

El 26 de abril de 1549, Prudenza da Trani, una mujer de veintisiete años y madre de cinco hijos, fue ejecutada en público. Fue decapitada en un patíbulo especialmente levantado junto a la iglesia de San Apolinar en Florencia, justo enfrente del Bargello, que por entonces era una prisión. En una anotación en los archivos de la Compagnia di Santa Maria della Croce al Tempio, la cofradía encargada de ayudar a los condenados a muerte, se especificaba su crimen: «Por instigación diabólica, y quizás incitada por alguna persona de mala reputación por su belleza y gracia, dio veneno a su marido y este murió».[1] La historia de Prudenza abre la puerta a un mundo de belleza y asesinatos, maquillaje y venenos, y a las imposibles contradicciones de la feminidad en el Renacimiento italiano.

El lamento imaginario de esta hermosa joven esposa que mató a su marido se convirtió en un librito popular, impreso repetidas veces en muchas ciudades italianas a lo largo del siglo XVII (en la imagen de la página siguiente). Los versos de la obra dan mucha importancia a la fuerte yuxtaposición entre las superficies hermosas y las profundidades aterradoras, y resaltan no solo que la belleza mundana sirve de poco cuando se separa la cabeza de su «blanco torso» y se cubre de sangre un rostro agraciado, sino también que la cabeza de la justicia no se puede girar, que puede ver la verdad que hay debajo, la sustancia bajo la piel: «No creeríais que tanta belleza careciera de ayuda en fuerza o

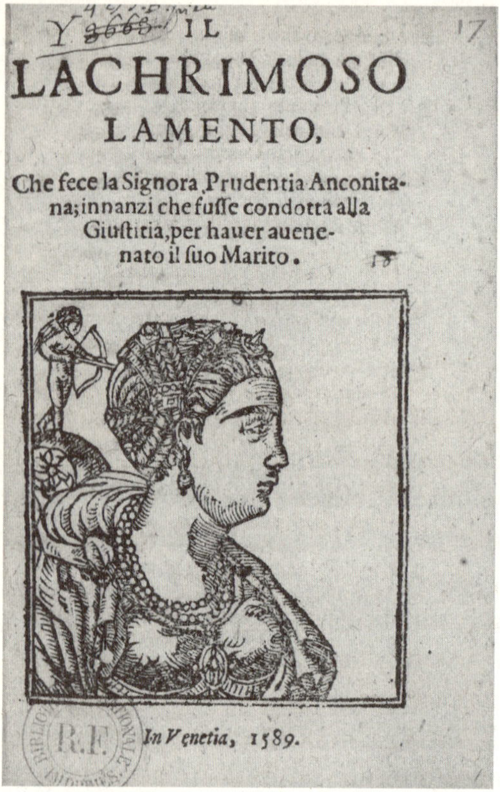

IL
LACHRIMOSO
LAMENTO,
Che fece la Signora Prudentia Anconitana; innanzi che fusse condotta alla Giustitia, per hauer auenenato il suo Marito.

In Venetia, 1589.

Frontispicio de *Il lachrimoso lamento, che fece la Signora Prudentia Aconitana* (Venecia, 1589).

favor, pero la justicia del altísimo mostró poco favor hacia mi belleza», se hace decir a la condenada.[2]

La relación entre belleza y veneno no era solo metafórica. Según los documentos del juicio, el esposo de Prudenza, Matteo Cecchi, había muerto en enero de ese año, al parecer por causas naturales. Fue gracias al descubrimiento fortuito de una carta que afloró la verdad: Prudenza había envenenado a su marido con el arsénico obtenido de un viejo socio de Ancona, un turbio personaje al que se conoce solo como Pacifico el perfumista. La carta indicaba que pretendía utilizar el arsénico para «medicar las cabezas de sus hijos».[3]

El arsénico solo era uno de varios ingredientes tóxicos empleados para el cuidado de la piel en el Renacimiento, comúnmente utilizado como insecticida tópico contra parásitos como los ácaros de la sarna y los piojos. También se usaba de vez en cuando en cremas para blanquear la piel, como en la compleja receta de Caterina Sforza de alrededor de 1500 para elaborar un «agua excelente que deja la cara, la garganta, el cuello, el pecho y las manos de las mujeres blancos y, por lo demás, bien coloreados».[4] Se obtenía del oropimente, que, junto con la cal viva, era un ingrediente habitual en las cremas depilatorias.

Puede que a un público actual la utilización de estos ingredientes claramente dañinos le resulte extraño, y es fácil usar la historia de la cosmética renacentista para hacer reír, para mofarse de esas mujeres tontas del pasado que murieron por culpa de su vanidad. Se suele presuponer que las mujeres utilizaban ingredientes venenosos sin saber que eran tóxicos. Sin embargo, como mostraré aquí, es un tópico misógino que ha circulado desde la época clásica y fue repetido en el Renacimiento, incluso por médicos que intentaban vender sus recopilaciones de recetas cosméticas y en libros populares dirigidos a suprimir las libertades de las mujeres. Las mujeres renacentistas sabían que algunos de los ingredientes de los cosméticos eran venenosos, pero los usaban igualmente. Y Prudenza da Trani no fue la única que usó el maquillaje como un método letal para huir del matrimonio.

Comprender el veneno

El extravagante médico y escritor veneciano Leonardo Fioravanti comenta los cosméticos venenosos en su *Dello specchio di scienza universale* [Del espejo de la ciencia universal], de 1572, donde enumera algunos de los más comunes y señala sus efectos nocivos. En primer lugar, condena el uso del «solimán», una palabra utilizada en este contexto para referirse a diversas sustancias que contienen mercurio. Sostiene que el abuso del mercurio ennegrece los dientes, causa mal aliento y envejece la cara, y después recomienda a las mujeres que no usen albayalde (blanco de plomo) como base, debido a las propiedades secantes del plomo.

Añade que tampoco es buena idea frotar las mejillas con amianto para enrojecerlas.[5] Dados nuestros conocimientos actuales, no es difícil estar de acuerdo con Fioravanti, pero las mujeres no fueron las únicas en usar estas sustancias en los cosméticos. El mercurio, el plomo y el amianto se utilizaron ampliamente en la producción de diversos productos y muchos tratamientos médicos hasta el siglo XX. El mercurio se usó habitualmente como remedio para la sífilis hasta el siglo XIX. El blanco de plomo «se fabricaba continuamente en Venecia y otras ciudades mercantiles de Italia no solo para su uso en la medicina, sino también por los pintores y otros maestros», explica Pietro Andrea Mattioli (1501-1577) en su célebre libro sobre materiales médicos.[6] Se sabía desde la época clásica que el plomo era venenoso si se ingería, pero sin embargo se aplicaba habitualmente a las heridas, ya que las secaba eficazmente y prevenía la infección. ¿Por qué habría que burlarse de las mujeres por usar materiales para cosméticos cuyo uso era corriente en otras partes?

Algunos de los otros «venenos» que menciona Fioravanti pueden requerir usarlos con cuidado, pero no son tóxicos. Advierte seriamente contra el jugo de limón y el alcanfor, el crémor tártaro, el alumbre de roca y el nitro (nitrato de potasio), todos ellos ingredientes que se pueden encontrar en cosméticos y artículos de higiene actuales. Es evidente que su motivación no era proteger a las mujeres, sino vender más ejemplares. Fioravanti publicaba en la editorial Valgrisi, que vendía muchos libros de medicina populares. Recomienda que, para más información, las mujeres consulten su *Del compendio de i secreti rationali* [Compendio del secreto racional], «un libro muy útil y encantador para las damas virtuosas», así como el texto de su amigo Marinello: «El doctor Giovanni de Módena ha publicado ese precioso libro llamado *Gli ornamenti delle donne*, en el que enseña el modo y el orden de embellecerse». Sin los consejos de hombres amables y educados como Marinello y él mismo, las mujeres con cabeza de chorlito podrían cometer errores que podrían resultar fatales:

> A menudo, en lugar de embellecerse, se ponen muy feas. Y esto sucede únicamente porque no entienden la naturaleza y la calidad de los ingredientes, pero con estas advertencias que voy a compartir con las mujeres y con las buenas recetas escritas por el doctor Giovanni, todo el mundo quedará satisfecho y contento.[7]

En vista de que las mujeres tenían una experiencia considerable en la invención, la formulación y el uso de los cosméticos, este párrafo no es tanto algo útil para sus lectores como un ejemplo consumado de autopromoción —y prueba de que el *mansplaining* ya existía *avant la lettre*—. De hecho, el veneno era algo que las mujeres tenían muy presente cuando hacían y creaban maquillajes.

Los dientes de Isabel de Aragón

Isabel de Aragón (1470-1524) estaba a sus veinte años tan afligida por las adversidades que comenzó a firmar sus cartas como «Isabel, única en la desgracia».[8] Su mala suerte quizás continuó tras su muerte. A finales de los años ochenta del siglo XX, un equipo de arqueólogos exhumó veinticuatro cadáveres de la cripta de Aragón, incluido el de Isabel. Una de las cuestiones que les interesaba investigar era el tipo de dieta que seguía este acaudalado grupo de personas del Renacimiento, por lo que pusieron los dientes de la familia, literalmente, bajo el microscopio. Los de Isabel eran especialmente interesantes; lo que los arqueólogos encontraron los llevó a sugerir que murió envenenada por mercurio y no a causa de un derrame cerebral, como sugerían las fuentes históricas. Lo atribuyeron al uso del mercurio como remedio para tratar la sífilis.[9]

La sífilis era una enfermedad nueva en los años noventa del siglo XV y pronto se convirtió en un peligro para todos los estratos de la sociedad italiana. Si no se trata, la enfermedad tarda entre dos y diez años en alcanzar su etapa terciaria, en la que comienza a causar la desintegración de los huesos. Por este motivo, los arqueólogos pueden diagnosticar la sífilis en fase avanzada a partir de las lesiones óseas.[10] Los huesos de Isabel no presentaban esta clase de lesiones, por lo que se supone que contrajo la enfermedad relativamente tarde, no más de diez años antes de fallecer a los cincuenta y cuatro años. Isabel enviudó en 1494 y permaneció soltera durante los treinta años que precedieron a su muerte, pero supuestamente tuvo «una vida sexual muy activa incluso durante la viudedad».[11] Aunque es posible que fuera así, y que tuviera sífilis, no está en absoluto demostrado. Lo que sí sabemos es que Isabel se hizo famosa por inventar un blanqueador de la piel a base de mercurio cuando era duquesa de Milán.

Hija del futuro rey Alfonso II de Nápoles y de su esposa milanesa, Hipólita María Sforza, Isabel creció en este reino del sur de Italia. Fue prometida cuando todavía era una niña al futuro duque de Milán, Gian Galeazzo Sforza (1469-1494), y viajó al norte para la boda nada más cumplir dieciocho años. A pesar de la típica grandiosidad renacentista con que fue recibida en Milán, tuvo dificultades en su nuevo hogar. Debido a los tejemanejes políticos del tío del duque, su séquito napolitano no tardó en ser enviado de vuelta a casa y la pareja se quedó sin dinero. Además, Isabel no causó la mejor primera impresión. Su marido, rubio y de tez pálida, tenía fama de ser el más atractivo de la pareja. El embajador de Ferrara, Giacomo Trotti, informó de que «la nueva duquesa tiene una cara morena (*negretta*) y no es muy hermosa, pero tiene un cuerpo grácil y encantador, y el duque es muy bello y bueno».[12] Puede que Trotti se estuviera refiriendo maliciosamente al parentesco del padre de Isabel, cuya madre era una sirvienta valenciana. No hay retratos de este período que sean defintivamente de Isabel, pero el realizado por Ambrogio de Predis alrededor de 1490 es un candidato convincente. Mues-

Giovanni Ambrogio de Predis, *Retrato de una mujer* (Isabel de Aragón) (*c.* 1490).

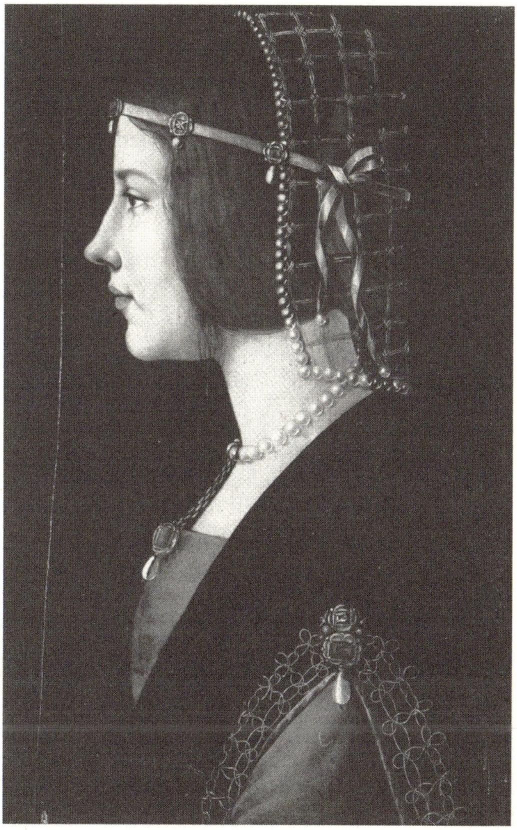

tra a una joven de cabello castaño en la corte milanesa, retratada aquí para la posteridad con una piel pálida impecable.[13]

Tal vez más humillante para Isabel que las habladurías de que su marido la superaba en belleza era que fuera de dominio público que Gian Galeazzo no estaba dispuesto o no era capaz de consumar el matrimonio. Meses después de la boda, su tía, la duquesa de Ferrara, escribió que Isabel «es tan casta y virginal como cuando partió de Nápoles». Al parecer, Gian Galeazzo prefería estar con su amante, Cecilia, para gran disgusto de Isabel, quien le escribió una carta a su prima Beatriz de Este en la que decía que envidiaba su ecuanimidad ante las relaciones extramaritales de su propio marido, un sentimiento que se sentía incapaz de emular.[14]

El matrimonio se acabó consumando e Isabel tuvo su primer hijo en 1491. Sin embargo, después de 1494 las cosas fueron de mal en peor. Su marido murió ese año a la edad de veintiséis. Circulaba el rumor de que había fallecido durante un «coito inmoderado», aunque lo más probable es que fuera envenenado por su ambicioso tío Ludovico Sforza, que quería hacerse con el control del ducado. Más o menos por la misma época, su hijo fue capturado como rehén. En sus propias palabras, durante aquellos años «perdí a mi marido y al estado de Milán, y a mi padre y a mi hermano, y me arrebataron a mi hijo».[15] Su vida posterior fue menos trágica; pasó sus últimos veinticuatro años como gobernante de la ciudad de Bari, en el sur de Italia. Algo inusual para aquella época, gobernó la ciudad por derecho propio y fue responsable de su renacimiento cultural al fundar una academia literaria, patrocinar a escritores y encargar obras de construcción.

Para tratarse de una mujer de cincuenta y cuatro años del siglo XVI, los dientes de Isabel no estaban mal. Solo había perdido uno de ellos en el momento de su muerte (un molar en la parte superior derecha) y tenía dos caries y algo de placa. La buena salud de su dentadura podría haberse debido en parte al fluoruro natural del agua de Nápoles. Sin embargo, en algún momento de su vida, los dientes de Isabel se volvieron negros. Aún podemos ver ese ennegrecimiento en las fotos de la excavación. El equipo de arqueólogos demostró que trató de remediarlo en vida raspando el esmalte superficial ennegrecido con algún tipo de instrumento rígido; se pueden ver surcos paralelos, realizados probablemente con una herramienta fabricada con piedra pómez o jibión. La dirección de las estrías sugiere que las hizo ella misma, presumiblemente sentada frente a un espejo. También aparecían unos surcos anchos entre los dientes delanteros, probablemente debido al uso de palillos de dientes de metal.[16]

Como ya hemos visto, las mujeres del Renacimiento solían usar solimán para blanquearse la piel. Conocido actualmente como cloruro de mercurio (II), se trata de un compuesto inorgánico de mercurio y cloro en forma de cristales blancos. Las mujeres los trituraban y mezclaban con diversos ingredientes para hacer tratamientos para la piel. Normalmente, se aplicaban en la cara como una mascarilla y se dejaban actuar durante algún tiempo antes de aclararlos para que la tez pareciera más blanca «de forma natural». Las sales de mercurio se siguen utilizando —a menudo ilegalmente— en productos para blanquear el cuerpo en zonas donde se valora socialmente tener una piel más pálida.[17]

En vista de la tibia acogida de Isabel en Milán, y de su incapacidad para atraer a su marido, de piel tan pálida, quizás no sorprenda que inventara una receta para blanquear la suya. «El agua facial más perfecta, utilizada por la ilustrísima dama Isabel, duquesa de Milán», afirma un libro anónimo de recetas cosméticas de alrededor de 1500. Incluye doce limones y veinticinco huevos, y una mezcla de alumbre, amianto, bórax, alcanfor y solimán. Tras mezclar estos ingredientes, se coloca todo en una olla con leche de burra y malva, y después se destila en un alambique. La usuaria debe prepararse la cara lavándola con un exfoliante de migas de pan y, a continuación, aplicarse el «agua» resultante, que debe cubrirse con un paño suave y dejarse durante una hora.[18] La preparación y el uso habitual de esta receta habrían conllevado la repetida exposición al mercurio.

Isabel no fue la única noble del norte de Italia que experimentó con metales pesados tóxicos en cosméticos. Su cuñada Catalina Sforza incluye en su *Experimenti* muchas recetas de tratamientos faciales que contienen este elemento químico. La siguiente receta, por ejemplo, está pensada para «embellecer» de forma genérica:

> Coja 15 bulbos de lirio y cúbralos con una pasta de harina. Métalos en el horno y déjelos hasta que estén bien cocidos. A continuación, retire la pasta y corte los bulbos muy finamente en una piedra, añada la misma cantidad de aceite de tártaro y un poco de solimán en polvo, y mézclelo todo junto. Cuando quiera usarlo, disuélvalo con agua de rosas y, cogiéndolo con la mano, frótese en la cara, que queda excelente.

Sforza incluye varias recetas más en las que se mezcla el solimán con salvia y nueces, con almáciga masticada, o con brionia y miga de pan. Era un ingrediente común en los productos cosméticos.[19]

Como demuestran las advertencias de Fioravanti, era bien sabido que las mujeres que usaban mercurio como cosmético corrían el riesgo de mancharse la dentadura y es probable que Isabel supiera exactamente por qué sus dientes se habían vuelto negros cuando más tarde intentó rasparse el esmalte. Incluso si se sometió a un tratamiento contra la sífilis unos pocos años antes de su muerte, las pruebas sugieren que su hábito de usar mercurio comenzó mucho antes y estaba relacionado con el blanqueamiento de la piel. En vista del nivel de escrutinio público que sufrió, de la humillación a la que la sometió su marido y de las habladurías de la corte, no es de extrañar que recurriera a medios eficaces para blanquear la piel, ya que la promesa de obtener resultados inmediatos compensaba las consecuencias a largo plazo. Para Isabel y muchas otras mujeres renacentistas, los beneficios sociales, financieros y personales de tener una tez más blanca no eran desdeñables. Situaciones desesperadas exigían medidas desesperadas.

Maquillaje, misoginia y asesinatos

En septiembre de 1568, una joven de quince años de la familia Accarigi de Siena confesó haber asesinado a sus dos hermanos pequeños. Como era normal con los sospechosos de crímenes, la habían sometido a la tortura de la *fune*, la garrocha: le habían atado los brazos a la espalda y luego la habían izado en el aire por las muñecas, causando la dislocación de los hombros. Es probable que la mantuvieran así entre veinte minutos y una hora mientras la interrogaban.[20] Al principio dijo que su tío le había suministrado un polvo venenoso para matar a su familia, pero cuando la descolgaron de la cuerda reveló que, en realidad, era ella la asesina. En vista de la tortura a la que fue sometida, es muy posible que la historia que explicó fuera inventada. Sin embargo, es reveladora.

Contó que su madre, Ortensia Accarigi, la había golpeado y amenazado con recluirla en un convento contra su voluntad. Tanto su madre como su hermana usaban como crema facial solimán —«y otras cosas absurdas que las mujeres usan para maquillarse», según el gobernador de Siena, Federigo Barbolani—. Como sabía que esta crema era venenosa, su madre solía guardarla bajo llave en una caja fuerte. Sin embargo, la muchacha anónima recogía los restos de pasta que esta desechaba tras terminar el frasco. Dijo, además, que cuando a su madre se le olvidó guardar bajo llave la pasta, vio una oportunidad y robó el veneno, y luego roció un poco en la ensalada que le sirvieron a su familia para cenar. Los adultos enfermaron, pero sobrevivieron, mientras que sus dos hermanos pequeños murieron. La niña —cuyo nombre nunca se menciona en las fuentes— dijo que había sido influida por «el diablo» y que nunca había tenido la intención de matar a sus hermanos, sino de hacer daño a su madre.[21]

La frustración de esta joven por no poder decidir sobre su futuro —golpeada por su madre y a punto de ser obligada a ingresar contra su voluntad en un convento para el resto de su vida— debió ser generalizada entre las adolescentes del Renacimiento, aunque normalmente con resultados menos dañinos. La violencia contra las mujeres y las niñas era endémica e incluso se fomentaba en la Europa de los siglos XVI y XVII. En un procedimiento penal celebrado en Siena en 1629, un hombre acusado de romperle el brazo a su mujer exclamó incrédulo: «¿Acaso no puede un marido golpear a su esposa?».[22] De hecho, en muchos libros de la época sobre el matrimonio se recomendaba la violencia: era una forma lícita de que los maridos expresaran su autoridad sobre sus cónyuges. La protección del «honor» de la mujer, generalmente un eufemismo para virginidad o fidelidad, podía justificar a veces la brutalidad extrema, incluido el asesinato. Un inquietante documento cuenta cómo un padre golpeó a su hija hasta matarla y apuñaló a su amante en un pueblo de la campiña cercana a Roma en 1566 tras descubrirlos manteniendo relaciones sexuales. Fue absuelto por el tribunal eclesiástico porque sus actos no estaban «penados por la ley».[23]

Algunos recomendaban golpear «suavemente» a las esposas. En su libro de derecho de 1592, Marco Scarsella explica que debido a que la unión del matrimonio hace que dos cuerpos sean uno solo, cuando un marido pega a su esposa, está golpeando en realidad su propia carne, que debe ser «ligeramente» corregida.[24] La omnipresencia de la violencia doméstica también es evidente en los libros de recetas cosméticas, donde se dan consejos sobre cómo curar los moretones. En *Gli ornamenti*, de Marinello, hay una sección en la que se explica a los lectores cómo eliminar «la sangre muerta como consecuencia de un golpe en la cara u otros hematomas en el cuerpo». Entre otros remedios, recomienda aplicar hojas de col, rábano o menta silvestre para calmar la zona.[25]

También se esperaba que las mujeres pagaran su «deuda conyugal» manteniendo relaciones sexuales con sus maridos. La violación no se consideraba posible dentro del matrimonio, donde se exigía la obediencia sexual de las mujeres. Los registros criminales venecianos revelan relatos horripilantes de niñas, a veces tan jóvenes como once años, casadas contra su voluntad y forzadas violentamente a tener relaciones sexuales con su nuevo esposo.[26]

En algunos casos, las esposas podían recurrir a la ley si sus maridos perdían el autocontrol a la hora de aplicar castigos físicos. Las instituciones de Venecia y sus dominios daban a las mujeres que tenían malos matrimonios cierto margen legal para poner fin a estos, más que en otras jurisdicciones.[27] Por ejemplo, cuando Isabetta Zibellari solicitó el divorcio de su marido, Paolo Fabrilignario, en Verona en 1541, alegó que este «la golpeaba … bestialmente y sin motivo», lo que confirmó su vecino.[28] En 1582 una joven veneciana, Elena Bottera, también huyó de su marido, un marinero llamado Alessendro Franchi. Con el apoyo de su madre, Elena explicó que él era violento, que mantenía relaciones sexuales «antinaturales» con ella y que le hizo perder a su hijo nonato. Él dijo que ella era tan vaga y desobediente que ni siquiera le preparaba la cena cuando llegaba a casa del trabajo y se limitaba a «corregirla» con unas cuantas bofetadas. Al menos doce testigos comparecieron para respaldar el testimonio de Elena.[29]

Dos años más tarde, Pasquetta Peregrini solicitó a los tribunales eclesiásticos que pusieran fin a su matrimonio con Romano Cavatia, un iluminador de manuscritos vago y violento. Su relación había sido violenta desde el principio, ya que Romano se opuso a que se decolorara el cabello solo un par de días después de su boda. La arrastró desde el tejado donde estaba sentada al sol (véase la p. 214) «con fuerza … y me dio cinco o seis golpes». Lo peor estaba por venir. Durante su matrimonio, Romano amordazó y golpeó a Pasquetta, le negó la comida y le exigió sexo anal en contra de su voluntad —y, en esa época, en contra de la ley—, entre otras cosas. El hermano de su marido era igualmente horrendo y Pasquetta y su cuñada escaparon juntas en barco a la isla de Murano, fueron acogidas por una amable mujer —a la que no conocían de nada, pero que simplemente quería ayudarlas— y luego recibieron el apoyo de sus amigos y familiares. Pasquetta se quedó en el convento de Sant'Andrea. Cuando Romano fue a buscarla para arrastrarla de vuelta a casa, la abadesa se negó a dejarle entrar. Familiares, amigos y vecinos testificaron en contra de su exmarido en el tribunal y Pasquetta pudo abandonar legalmente el matrimonio.[30]

En la Roma de la Edad Moderna, las autoridades no concedían el divorcio tan fácilmente. La terrible experiencia de algunas mujeres a manos de sus parientes se puede vislumbrar en uno de los juicios penales más notorios del período: los asesinatos del agua tofana. Las declaraciones de muchas mujeres pobres interrogadas en estos juicios también nos ofrecen una visión sin precedentes de cómo las comunidades de mujeres de la época se apoyaban mutuamente compartiendo cosméticos —y otros— «secretos».

En 1659, una mujer llamada Marta Buzzi Coli confesó a su sacerdote local que estaba pensando en matar a su marido. Dos amigas suyas habían conseguido veneno y habían asesinado a sus esposos sin ser detectadas. El sacerdote acudió a las autoridades, que ofrecieron a Marta inmunidad a cambio de información. Con policías infiltrados y en una operación encubierta, la policía consiguió apresar a cinco mujeres. Todas ellas fueron acusadas de vender veneno a un grupo de conocidas durante los últimos cinco años, un negocio exitoso que fue convincentemente relacionado con el asesinato de 46 maridos. Se desconoce el número real de hombres asesinados por esta red de envenenamiento, pero el embajador mantuano especuló que hasta «quinientos» hombres fueron liquidados por sus esposas y que sus muertes pasaron desapercibidas tras la peste reciente.[31]

Las extraordinarias historias de estas mujeres corrientes ponen de manifiesto la realidad de la vida cotidiana de personas que normalmente no aparecen en los libros de historia y tiene en cuenta sus redes de amistades, sus conversaciones, sus problemas. Todo comenzó, según el testimonio de una de las proveedoras de veneno, Graziosa Farina, porque las mujeres se reunían a menudo para charlar sobre sus matrimonios:

> Como solemos hacer las mujeres, [mi compañera] comenzó a hablarme de lo que sufren las mujeres con sus esposos y del asco que les dan sus hombres. Y le dije que yo también tenía un marido caprichoso y que había sufrido muchas desgracias y que él me había reducido a la miseria.

Una de las mujeres acusadas de asesinato había hablado con su vecina de los problemas que tenía con su marido, Andrea. «Ella me respondió que "así están hechos los hombres", y cosas parecidas que suelen decir las mujeres.»[32]

Ellas carecían de poder y estaban atrapadas en matrimonios con hombres terribles. A veces sus esposos estaban borrachos y eran unos inútiles, comenta una de las testigos: «No sabía cómo sobrevivir porque mi marido no hacía más que holgazanear y no ganaba absolutamente nada, por lo que me vi reducida a un estado miserable». Otras, sin embargo, revelan la cantidad de violencia que las mujeres tenían que soportar no solo de sus maridos, sino también de sus padres, hermanos, yernos. Se trataba de una agresividad habitual que poco podían hacer para evitar. Las asesinas solían estar en situaciones desesperadas, como Anna Maria Conti, que a los diecinueve años se casó por segunda vez con un pintor francés que le doblaba la edad llamado Simon Imbert, quien la golpeaba repetidamente:

> Aunque estaba embarazada del hijo de Simon, amenazó con apuñalarme, incluso con el bebé que llevaba en el vientre. Una vez me puso las manos en la garganta tan violentamente para estrangularme que me dejó moretones, y fue tras de mí con una espada desenfundada. Me habría matado si unos caballeros, mis vecinos de Via della Croce, no hubieran estado cerca y llamado a la policía.[33]

Anna Maria fue envenenando a Simon poco a poco con el «agua» que le suministraba un intermediario y este murió con un dolor considerable. Para algunas asesinas, el riesgo de ejecución merecía la pena; una de las vendedoras de veneno exclamó al ver la cara muy magullada de su amiga: «¡Mejor que te ahorquen! ¡Mejor sufrir ese único tormento que muchos! ¡Acabarás todos los días como hoy!».

La mujer en torno a la que giraba la red de envenenamiento era Giovanna de Grandis. Su principal ingreso era como *cavamacchia*, una persona que quitaba manchas de la ropa. Giovanna era amiga de una viuda siciliana llamada Girolama Spana, que había aprendido las recetas del veneno de su madrastra. En los archivos penales aparecen a menudo mujeres de este tipo, viudas o simplemente abandonadas por sus maridos, a menudo con niños; eran pobres y bordeaban la indigencia. Trabajaban como lavanderas, vendedoras de «secretos» (cosméticos, hechizos de amor, magia) o como alcahuetas de mujeres más jóvenes.

El agua tofana se fabricaba con arsénico y plomo molidos y hervidos juntos. Eran ingredientes y procesos habituales en muchos tipos de maquillaje y remedios para el cuidado de la piel. Estas mujeres fueron capaces de obtener y compartir los venenos fingiendo que los usaban con fines cosméticos. Giovanna compró originalmente el arsénico a través del marido de un amigo, al que explicó que lo necesitaba para fabricar *aqua bella* para embellecer su tez. Le contó a la policía que el frasco que le había vendido a otra sospechosa contenía «pulimento dental líquido, sellado con cera blanca». Cuando las autoridades detuvieron a otra mujer que había comprado un frasco del veneno a Giovanna, fingió ignorancia: «El líquido sirve para eliminar las manchas del cutis; eso es lo que me dijo la mujer que me lo dio».[34]

Pero el juego había terminado y en julio de 1659 cinco de las mujeres fueron ahorcadas en el Campo de' Fiori: Girolama Spana, Giovanna de Grandis y Maria Spinola por fabricar y vender el veneno; Graziosa Farina y Laura Crispolti solo por venderlo. Una sexta huyó a Nápoles y fue ahorcada allí al año siguiente. A tres mujeres que habían matado a sus maridos se les concedió impunidad a cambio de sus detallados testimonios. Anna Maria Conti era una de ellas.

La posteridad se ha burlado durante demasiado tiempo de las mujeres renacentistas por su uso de cosméticos venenosos, pero su relación con estas sustancias tóxicas debe entenderse en el marco de sus circunstancias sociales, a menudo desesperadas. Es posible que el uso de maquillaje venenoso tuviera más que ver con las insoportables vidas que tuvieron que sufrir muchas mujeres del Renacimiento, sometidas a la constante amenaza de la violencia, la humillación pública y la indigencia si sus maridos las abandonaban. Los cosméticos, por peligrosos que fueran, podían ofrecer la ilusión de control a las mujeres que necesitaban atraer de nuevo a sus maridos a sus camas. Aunque los asesinatos del agua tofana son excepcionales en los registros históricos, es tentador especular con que estos crímenes documentados son solo la punta del iceberg; tal vez haya muchos otros ejemplos no detectados de esposas que asesinaron lentamente a sus maridos maltratadores con maquillaje.

14

Lo que las mujeres renacentistas sabían

En marzo de 1508, Anna Hebrea (Anna la Judía) envió algunas muestras de sus mercancías a Catatalina Sforza, la condesa de Forlì, que se encontraba a unos trescientos kilómetros al norte de su negocio en Roma:

> Primero os he dado un ungüento negro que es para eliminar cualquier marca que haya en la cara, y suavizar y alisar la piel. Debéis aplicaros este ungüento por la noche y mantenerlo hasta la mañana, y después lavaros con agua pura de río. Luego, lavaos la cara con el agua con la etiqueta «Agua limpiadora»; después podéis aplicar un poco del ungüento blanco; coged algo menos de un garbanzo de solimán, mezcladlo con el agua etiquetada «Agua dulce» y ponedlo en la cara. Es mejor aplicarlo todo con moderación. El ungüento negro cuesta cuatro monedas de plata la onza; el agua limpiadora, cuatro monedas de plata un frasco pequeño [*foglietta*, unos 350 ml]; el ungüento a base de cera, que es el blanco, cuesta ocho monedas de plata la onza; el solimán cuesta un ducado de oro la onza y el agua dulce, un ducado un frasco pequeño. Si vuestra ilustrísima señoría decide usarlas, me aseguraré de seguir enviándooslas.[1]

Unos cien años más tarde, otra mujer romana, a la que solo se conoce como Maddalena la Tejedora, atrajo la atención de las autoridades por vender «un tipo raro de veneno».[2] Como Anna, Maddalena se ganaba la vida principalmente elaborando «aguas para lavar los rostros de las mujeres y … aceites de hierbas de varias clases», así como alquilando camas y haciendo magia amorosa y otros hechizos. Estas dos anécdotas sobre empresarias a pequeña escala nos dan una idea de un mundo en el que la clase de mujeres que normalmente habrían vivido en la miseria y la marginación tenían oportunidades de ganar algo de dinero e incluso de ascender un poco en el escalafón social. Anna y Maddalena no fueron ni mucho menos las únicas mujeres de pocos recursos que inventaron «secretos» de cosmética y medicina y los compartieron por amistad, sororidad o con ánimo de lucro. Las señoras de una posición social más elevada también experimentaron con recetas en sus casas, escribieron a sus amigas para contarles lo que habían descubierto e intercambiaron remedios, recetas e ideas. Las mujeres del Renacimiento, excluidas de la educación formal en medicina o botánica, crearon redes informales de aprendizaje y observación que les permitieron dedicarse a la ciencia práctica.[3]

Investigaciones recientes han revelado una asombrosa cantidad de conocimientos científicos propios en los textos de remedios médicos y cosméticos escritos por mujeres o basados en sus recetas, no solo sobre las propiedades de los ingredientes —qué plantas, minerales y productos animales son eficaces—, sino también sobre los procesos químicos. Para muchas mujeres de los siglos XVI y XVII, se trataba de una sabiduría doméstica habitual. Estos descubrimientos están revelando los reinos perdidos de los conocimientos femeninos.

Es posible que la destinaria de las mercancías de Anna, Catalina Sforza, sea hoy más conocida por haber mostrado sus genitales para asustar a las tropas invasoras. En 1488, los Orsi, una estirpe noble rebelde asesinó a su marido y apresó al resto de la familia. Tras convencer a sus captores de que le diría a su leal comandante que entregara las llaves de la fortaleza, la Rocca di Ravaldino, fue puesta en libertad; dejó allí a sus hijos como rehenes a modo de garantía. Cuando llegó a la Rocca, en lugar de entregar las llaves, ordenó disparar los cañones contra las tropas

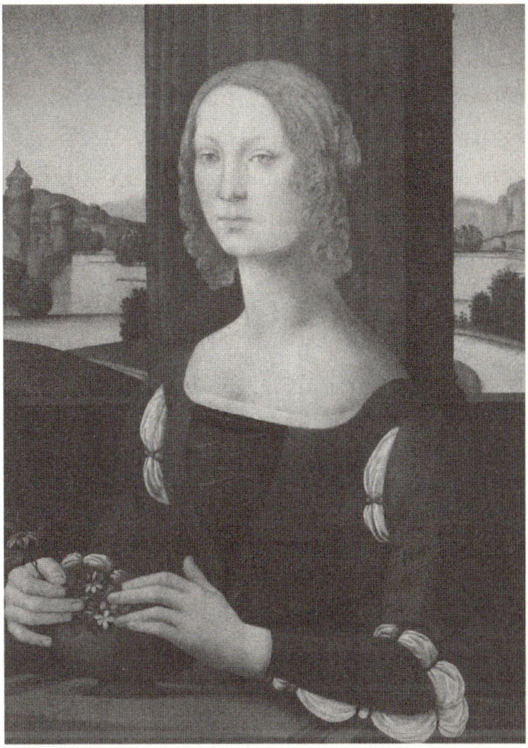

Lorenzo di Credi, *Retrato de una mujer con jazmín* (¿Catalina Sforza?) (*c.* 1481-1483).

que sitiaban la fortaleza. Según su contemporáneo Nicolás Maquiavelo, sus enemigos pusieron delante a sus hijos llorando y amenazaron con matarlos. Catalina se levantó las faldas y dijo: «Hacedlo, si queréis: incluso ejecutadlos delante de mí ... ¡Aquí tengo lo necesario para hacer otros!».

Sea esta historia totalmente cierta o no, Sforza consiguió mantener el control de la fortaleza hasta que llegó la ayuda en forma de tropas de Milán. Gobernó Forlì como regente de su hijo hasta que fue depuesta durante un asedio en el invierno de 1499-1500, cuando salió a caballo para luchar en persona. Pasó el resto de su vida en Florencia luchando por la herencia de sus hijos. Maquiavelo conoció a Sforza y su historia tiene como finalidad ilustrar aspectos de su implacable personalidad.[4]

A ella también se le ha atribuido la escritura de «un texto fundamental de la historia de la farmacología». Sforza, que era famosa por su conocimiento de las plantas, las minerales y otros ingredientes médicos, aparece retratada en un cuadro de principios de los años ochenta del siglo XV sosteniendo unas flores de jazmín, un ingrediente habitual en los perfumes renacentistas. Sus recetas han llegado hasta nosotros gracias a dos manuscritos de alrededor de 1525, titulados *Gli experimenti*, que contienen centenares de recetas de medicinas (para humanos y para caballos), alquimia, magia y cosméticos.[5] Hoy en día se acepta en general que la alquimia, que solía ser rechazada por considerarse una actividad excéntrica impregnada de una visión del mundo desacreditada, fue crucial para el desarrollo de la ciencia experimental, sobre todo en la química y la farmacia médica.[6]

La premisa fundamental de la alquimia renacentista era que el mundo natural estaba lleno de maravillosos secretos que podrían servir a la humanidad si se descubrieran gracias a la manipulación mecánica y química, mediante procesos como el calentamiento, la maceración, la destilación, etc. Para algunos alquimistas, incluía la creencia de que era posible transformar los metales viles en oro o descubrir la «piedra filosofal», una sustancia que podía otorgar la vida eterna. La alquimia también sirvió como base filosófica de muchos experimentos prácticos, como el desarrollo de mejores medicamentos y, aunque esto rara vez se menciona en la bibliografía histórica, la creación de cosméticos más eficaces.

Como es habitual en las guías prácticas del Renacimiento, parece que Sforza fue escribiendo las recetas sobre la marcha, por lo que los diversos remedios publicados en el libro no parecen seguir ningún orden en particular. Sin embargo, ambos volúmenes también incluyen un índice con anotaciones que permite hacerse una idea de cómo los renacentistas catalogaban los cosméticos como una rama del conocimiento experimental. Las recetas de Catalina están etiquetadas como medicinas, higiene y cosméticos (*lisci*), medicina equina, alquimia (*chimica*) o conjuros. Las de alquimia se centran en cómo endurecer o ablandar los metales. Las de medicinas son para dolencias: a veces para enfermedades graves, como la peste, y también para heridas menos mortales y problemas cutáneos. Entre los cosméticos figuran aguas faciales —a menudo lociones/tónicos—, cremas depilatorias, tintes y decolorantes para el cabello; diversas líquidos para embellecer el rostro, como cosméticos de color, blanqueadores de la piel e hidratantes; cremas para después de tomar el sol y para eliminar las pecas; crema de manos; perfumes; tinte para el cabello y la piel. Estas categorías son flexibles. Por ejemplo, las cremas antiarrugas están clasificadas como medicinas, al igual que los consejos para adelgazar: ambos podrían tener efectos cosméticos. Muchas recetas de cremas y aguas para la piel implican la manipulación de ingredientes metálicos, como el litargirio de plata, el plomo y el mercurio, y a veces son extremadamente complejas.

La inclusión por Sforza de los cosméticos como un tipo de alquimia, junto con recetas médicas, químicas e incluso mágicas, no es excepcional. Giambattista della Porta incluyó un capítulo sobre «Adornos para damas» en su popular libro sobre magia natural *Magiae naturalis sive de miraculis rerum naturalium* [De la magia natural, o de los milagros de las cosas naturales]. Este aparece junto a secciones sobre las propiedades de las plantas, cómo crear fuego, cómo irse a dormir, cómo conseguir que los perros dejen de ladrar y cómo manipular los metales.[7] Los cosméticos tomaban propiedades del mundo natural y las modificaban para ejercer una nueva transformación adicional en el aspecto humano. Estas recetas solían ser el resultado de procesos prácticos de ensayo y error, lo que explica por qué Sforza se refiere a ellas usando el término «experimentos».

Aunque los recetarios de Sforza son especialmente conocidos, constituyen un ejemplo temprano de la moda de los libros de recetas domésticas recopilados por hombres y mujeres, pero sobre todo por mujeres, entre los siglos XVI y XVIII. Ahora guardamos recopilaciones de recetas de comidas favoritas, pero en el Renacimiento también era habitual hacerlo con las de medicamentos y productos de higiene. Esta era la norma, en especial en el caso de las aristócratas, que a menudo velaban por la salud y la comodidad de sus hogares, incluido su propio séquito de damas de compañía y demás sirvientes.[8]

Hay una parte en *Il merito delle donne*, de Moderata Fonte, en la que los personajes hablan de cómo la naturaleza proporciona «curas» para las enfermedades humanas: «Los grandes poderes residen en las piedras y en las palabras, así como en las plantas». En su intento por encontrar algo que «cure a los hombres de sus defectos», intercambian conocimientos sobre ingredientes naturales: desde savias de árbol como bálsamos (que «mantienen el rostro fresco y joven») y la mirra («buena para las dolencias de pecho); hasta plantas como el ruibarbo (que «actúa contra la bilis»), especias como la nuez moscada («ayuda a la digestión para estómagos delicados») y frutas como membrillos, ciruelas y uvas («un poco húmedas y tienden a provocar gases»). También se ensalzan las virtudes de los distintos tipos de vino, aunque «si se bebe en cantidades demasiado grandes, causa dolores de cabeza y trastornos nerviosos». Las violetas y las rosas son elogiadas por su dulce aroma y sus propiedades calmantes e hidratantes, al igual que otras flores como el narciso, el jacinto, el jazmín y el clavel.[9]

Aunque el debate de Fonte es ficticio, cabe suponer que refleja el tipo de conversaciones que mantenían las mujeres en la vida real. Los escritores científicos de la Edad Moderna reconocen a menudo la pericia de las mujeres en las ciencias alquímicas, sobre todo en las artes curativas de la medicina y la cosmética.[10] En su introducción al manual estándar del siglo XVI sobre materiales médicos europeos, Pietro Andrea Mattioli señala que «ha habido algunas mujeres generosas que, para adquirir fama y gloria inmortal, se han deleitado maravillosamente en el conocimiento de las virtudes de las plantas». Entre ellas figura la persona a la que le dedicó su obra, Juana, la gran duquesa de Toscana, una de las muchas mujeres de los Médici que experimentaron con la creación de medicinas a partir de minerales, animales y hierbas.[11] Una bella ilustración del libro de Mattioli realizada por su contemporáneo Gherardo Cibo (véase el pliego de ilustraciones, imagen n.º 28) muestra a tres mujeres que recogen fumaria. Una está ocupada recolectando las plantas, mientras sus dos compañeras están sentadas en el suelo, con las cabezas juntas, examinando la cosecha de la cesta.

Sabemos por la correspondencia que se conserva que las mujeres solían compartir recetas de salud y cosmética: en 1505, Emilia Pia envió «un tipo de madera que tiene la propiedad de hacer que las uñas brillen mucho» a la marquesa Isabel de Este. Unos meses antes, Isabel había pedido a la marquesa de Cotrone la receta del dentífrico, ya que se acababan de terminar sus existencias.[12] En los libros de secretos era habitual atribuir las recetas a mujeres, duquesas y reinas, así como a personas más humildes.[13] La historiadora Montserrat Cabré llama a estas reiteradas atribuciones de recetas a las mujeres «pequeñas historias», pequeñas visiones fragmentadas de un mundo del que sabemos poco. Por ejemplo, Marinello afirma en *Gli ornamenti* que sus recetas fueron inventadas por «unas mujeres hermosas», «una dama agradable», «una damisela de su barrio» o «una de nuestras jóvenes campesinas» —porque «bajo ropajes básicos se esconden a menudo grandes virtudes»—. A veces, su actitud ante este tipo de conocimientos es reveladora. En una de sus recetas para el cuidado de los dientes explica que algunas mujeres «se lavan la boca con el agua salada en la que sumergen las aceitunas y que esta reafirma los dientes flojos y fortalece maravillosamente las encías débiles». Si ha sufrido problemas dentales, sabrá que los dentistas siguen recomendando enjuagarse la boca con agua salada, ya que elimina las bacterias y favorece la curación. Sin embargo, Marinello insiste en señalar que este consejo no se basa en una teoría humoral adecuada: las mujeres «lo saben gracias a la experiencia y no a la ciencia».[14]

Durante los siglos XVI y XVII, los médicos varones con formación universitaria, como Marinello, fueron marginando cada vez más la sabiduría de las mujeres, que normalmente no tenían acceso a su mundo de conocimientos, en el que predominaba el latín. A partir de finales del siglo XIV, la partería, al menos para las élites, fue un campo del que se ocuparon cada vez más los médicos varones, a menudo con resultados desastrosos, ya que la sabiduría acumulada por las comadronas, que se basaba en una amplia experiencia, fue reemplazada por concepciones teóricas de la fisiología femenina basadas en el sistema humoral. Los médicos estaban dispuestos a ignorar a aquellas «ancianas desdentadas, charlatanas arrugadas y supersticiosas que llevan cirios» y que cuestionaban su erudición con sus conocimientos prácticos.[15]

A pesar de esta tendencia, los historiadores han demostrado en un estudio tras otro que la experiencia práctica de las mujeres seguía siendo fundamental para el cuidado de la salud en la Europa de la Edad Moderna. En la mayoría de las comunidades, las mujeres conservaron su importancia como comadronas, curanderas y enfermeras. Como hemos visto, en una época en la que la mayoría de las dolencias se trataban con remedios caseros, eran ellas las que investigaban y elaboraban o compraban estas medicinas; también eran ellas las que se encargaban en gran medida de asegurarse de que su hogar se mantuviera sano.[16] Se pueden apreciar estos esfuerzos en los cientos —miles, incluso— de manuscritos de recetarios domésticos que se conservan en bibliotecas y archivos de todo el mundo; todos estos conocimientos, como un tesoro enterrado, están volviendo a salir a la luz poco a poco gracias a los historiadores-lectores, algunos de los cuales están preparando recetas que han permanecido en letargo durante cientos de años.[17]

Boticarias

Además de las cocinas domésticas y las pequeñas empresas, algunas mujeres también podían ganarse la vida en entornos más formales. El vívido retrato de una monja farmacéutica pintado por Stefano Gherardini en 1723 (véase el pliego de ilustraciones, imagen n.º 27) es un ejemplo tardío, pero revelador, de la tradición de boticarias de convento que floreció a lo largo de este período. Ataviada con una túnica, con el pelo cuidadosamente cubierto, esta joven afable parece estar preguntando por nuestra salud con una mano mientras posa la otra en un tarro de cerámica para medicinas. Al fondo se encuentran los utensilios propios de su oficio: estantes con misteriosos frascos etiquetados, una cuchara y una espátula colgadas de unos ganchos, listos para que se dispense su contenido. Una maza y un mortero de estaño reposan junto a dos voluminosas farmacopeas, mientras entre sus páginas aparece una hoja de papel arrugada —¿una receta, tal vez, o sus notas sobre dosificación?[18]

Las boticas renacentistas eran un espectáculo para la vista, que exhibían centenares de tarros de mayólica o gres hechos a medida, frascos de vidrio, innumerables cajones de madera que albergaban ingredientes exóticos y estantes llenos de azúcar y especias. Toda esa variedad, todos esos ingredientes de todo el mundo y todas esas posibilidades, estaba organizada cuidadosamente en hileras para que las sustancias fueran fáciles de encontrar. Algunas de estas boticas todavía existen: la farmacia veneciana Ercole d'Oro, fundada a mediados del siglo XVII, conserva gran parte del interior original y sigue funcionando como tienda. En Florencia se puede visitar la botica de Santa Maria Novella, una de las muchas farmacias anexas a los conventos. Más al sur, en Roccavaldina, un pequeño y soleado pueblo situado sobre una colina cerca de Mesina, en Sicilia, hay una «farmacia museo». Esta botica del siglo XVII sigue siendo un regalo para la vista, con sus apretadas hileras de coloridos tarros de mayólica de finales del siglo XVI colocados en estantes de madera oscura y un enorme mortero de mármol con su maza lista para triturar cualquier ingrediente que recomiende el boticario.[19]

Estos establecimientos eran mucho más que simples farmacias. Vendían una gran cantidad de ingredientes y remedios ya preparados, daban consejos de salud y a menudo contaban allí mismo con médicos que diagnosticaban el desequilibrio humoral subyacente que causaba las dolencias de los clientes. Además de ser un espacio para comprar, los ciudadanos visitaban las boticas para estar un rato y conocer gente. Los propietarios facilitaban tableros de ajedrez para que pudieran pasar tiempo en la tienda, a veces animados por músicos. Eran establecimientos donde se intercambiaban noticias y, a veces, lugares de intriga: de espionaje y de discusiones religiosas heterodoxas. No menos de veinticuatro farmacéuticos venecianos fueron acusados de herejía por la Inquisición a finales del siglo XVI. La mayoría de las personas que visitaban estas tiendas eran hombres, pero no era un espacio exclusivamente masculino. De hecho, cinco de los 85 boticarios registrados en Venecia en 1569 eran mujeres, que dirigían estos negocios por derecho propio. En Florencia, a principios del siglo XVII, había veintitrés mujeres inscritas en el gremio de médicos y boticarios.[20]

Como sugiere la pintura de Gherardini, las monjas fueron particularmente importantes en la gestión de boticas como negocios para financiar sus conventos. En Roma en 1695, al menos 34 farmacias eran supervisadas por religiosas. Se organizaban como las tiendas tradicionales regidas por los gremios. Una monja era la «maestra» boticaria y la ayudaban las aprendices del convento. Las investigaciones de la historiadora Sharon Strocchia nos ofrecen una visión fascinante de la vida de estas mujeres y del importante papel que los conventos y sus farmacias desempeñaron en la comunidad en general. Por ejemplo, Giovanna Ginori (1501-*c.* 1579), hija de una prominente familia florentina, ingresó a los doce años en el convento dominico de Santa Catalina de Siena. Este convento es más conocido ahora por su exitoso taller de pintura del siglo XVI, donde las monjas jóvenes eran formadas por la maestra pintora sor Plautilla Nelli (1524-1588); su magistral y enorme fresco en el refectorio del convento, *La última cena*, ha sido restaurado en fecha reciente.[21] Sin duda, las pintoras se beneficiaban de la botica, donde podía comprar pigmentos, así como píldoras, purgantes, jarabes y aguas medicinales y cosméticas. También era una importante fuente de ingresos para la congregación. Giovanna fue aprendiz en la farmacia del convento durante seis años y demostró tener una verdadera aptitud

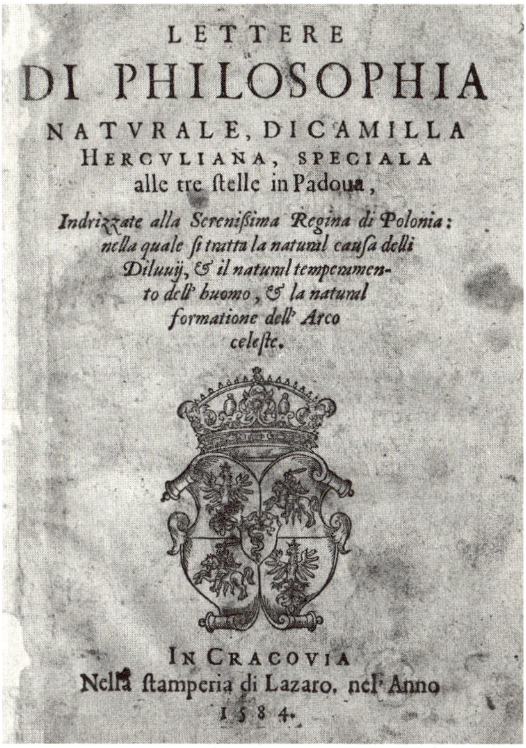

LETTERE
DI PHILOSOPHIA
NATVRALE, DI CAMILLA
HERCVLIANA, SPECIALA
alle tre stelle in Padoua,
Indrizzate alla Serenissima Regina di Polonia: nella quale si tratta la natural causa delli Diluuij, & il natural temperamento dell' huomo, & la natural formatione dell' Arco celeste.
IN CRACOVIA
Nella stamperia di Lazaro, nel' Anno
1584.

Camilla Erculiani, frontispicio de *Lettere di philosophia naturale* (Cracovia, 1584).

para el trabajo. Dirigió la botica durante los treinta y siete años siguientes y se hizo muy conocida en toda la ciudad por ser «extremadamente conocedora de la medicina y la botánica».[22]

Muchas mujeres eran expertas informales en farmacia, pero hay una mujer del siglo XVI que destaca no solo por haber publicado sus ideas sobre una serie de temas científicos, sino también por sus clarividentes palabras sobre el impacto humano en el equilibrio natural del mundo. Camilla Erculiani (*c.* 1540-*c.* 1590), hija de un tendero, trabajó junto con su marido en la farmacia Tres Estrellas, cerca de la Universidad de Padua. En 1584 editó sus *Lettere di philosophia naturale*; fue una de las pocas mujeres italianas de la época que publicó sobre temas científicos, lo que es especialmente impresionante si se tiene en cuenta que Erculiani tuvo que compaginar sus investigaciones científicas con sus deberes como esposa y madre. Se queja del «trabajo de criar a los hijos, la carga de llevar una casa, la obediencia que debo a mi marido y mi débil constitución humoral».[23] Su libro, dedicado a la reina de Polonia Ana Jagellón, consiste en ensayos en forma de cartas, donde considera —según la portada— «la causa natural del diluvio de Noé, el temperamento natural de la humanidad y la formación natural del arcoíris». Sus prefacios a la reina y a los lectores subrayan la importancia del aprendizaje de las mujeres: «Quería, a través de mis estudios, hacer saber al mundo que nosotras, como los hombres, somos capaces en todos los ámbitos del conocimiento», afirma. Y añade más adelante que ha elegido «afirmar el valor intelectual de las mujeres de nuestro tiempo».[24]

En su primera carta se plantea cuál fue la causa del diluvio de Noé y argumenta que «ocurrió porque la presencia de los hombres en la tierra había aumentado mucho en tamaño y esperanza de vida»; los humanos habían perturbado el equilibrio humoral natural de la tierra, que mantenía el agua bajo control. Erculiani fue la primera persona en sugerir que el diluvio bíblico, en lugar de deberse únicamente a la voluntad de Dios, se podría explicar por medios «naturales», lo que nosotros llamaríamos «medioambientales». Lo relacionó con la pecaminosidad esencial de la humanidad. Las opiniones de Erculiani la convirtieron en objetivo de la Iglesia de la Contrarreforma, cada vez más recelosa. Fue detenida e interrogada por la Inquisición en torno a 1585. Aunque es probable que fuera puesta en libertad sin cargos —la documentación no es clara—, esto es lo último que sabemos de ella.[25]

La sospecha de herejía o brujería se cernió a menudo sobre las pioneras de esta época que practicaban la farmacia y la curación. Sin embargo, no impidió que miles de mujeres prestaran estos servicios a sus familias y a sus comunidades. Muchas, como Anna la Judía, llegarían a hacerse famosas por sus conocimientos más allá de sus barrios. Como veremos en el próximo capítulo, la recreación de las recetas que inventaron puede permitirnos apreciar mejor su creatividad y sus conocimientos.

15

Cómo ser una mujer renacentista: las recetas

Los historiadores profesionales solían ver la reconstrucción histórica con cierto desdén, pero ahora causa furor. Investigaciones a gran escala como el Making and Knowing Project de la Universidad de Columbia han atraído a especialistas desde las bibliotecas y los archivos al laboratorio y la cocina para investigar la enorme riqueza de manuscritos y libros de recetas impresas que se conservan desde la Edad Moderna. Además de ser una útil herramienta adicional para la investigación histórica, la reconstrucción también promete romper la barrera entre las humanidades y las ciencias de una forma creativa. Uno de los pioneros de este enfoque, Lawrence M. Principe, reconstruyó recetas alquímicas para demostrar la lógica subyacente a la alquimia en la Edad Moderna y demostró que, en lugar de ser una actividad propia de magos ilusos, fue una precursora de la química y las ciencias experimentales actuales.[1]

Durante muchos años, he investigado junto con amigos y colegas la reconstrucción de recetas cosméticas renacentistas, tanto en el laboratorio como en casa.[2] Como parte del proyecto Renaissance Goo, el físico de la materia condensada Wilson Poon y yo hemos demostrado que las mujeres del Renacimiento sabían mucho sobre procesos químicos: crearon emulsiones, destilaron lociones faciales, fabricaron jabones e inventaron toda clase de productos.[3] Es más fácil apreciar esta cultura de la experimentación si uno se arremanga y prepara las recetas por sí mismo.

Sin embargo, elaborar una composición renacentista puede ser complicado. Hoy en día estamos acostumbrados a recetas que siguen una fórmula familiar, que empieza con una lista de ingredientes, todos ellos medidos —idealmente— en pesos o volúmenes conocidos de manera universal. Tenemos básculas de cocina que pesan los gramos o las onzas; jarras medidoras de litros o pintas; o tazas, cucharas y cucharillas estandarizadas. Es posible que, tras la lista de ingredientes, haya instrucciones específicas relacionadas con los utensilios que se necesitan. Tal vez haya que precalentar el horno o preparar un molde. A veces se ofrecen alternativas; si no se tiene un robot de cocina, se puede usar una batidora de mano o un rallador, etc. Al leer una receta, sabemos lo que nos espera, y ensayamos mentalmente las acciones que debemos realizar para elaborar el plato. Internet hace que sea aún más fácil, con imágenes y vídeos que muestran paso a paso cómo hacer las cosas. Podemos regular la temperatura de la placa de cocina, ajustando el fuego con solo tocar un botón, o de los hornos, ajustándolos a una escala aceptada universalmente en grados Fahrenheit o centígrados. Ninguna de estas mediciones precisas, compartidas y fáciles de transmitir existía en el Renacimiento; para usar una receta se necesitaba mucha interpretación.

Las fórmulas domésticas de la Edad Moderna no suelen indicar las cantidades y cuando lo hacen, normalmente aconsejan «coger cuanto se quiera» o «un puñado», «lo que quepa en una cáscara de nuez». Algunas recetas, sobre todo las de los manuales de farmacia y los libros de secretos impresos, contienen pesos precisos, expresados por lo general en libras o dracmas, pero incluso esto puede ser confuso. Una libra veneciana era diferente de una florentina, que era diferente de una libra romana, y así sucesivamente; la misma palabra se utilizaba para una amplia gama de pesos e incluso sistemas de medición —por lo que unas libras se dividían en doce onzas y otras, en dieciséis—. Como las fuentes que he utilizado aquí son todas del norte de Italia, cuando he elaborado recetas que incluían pesos exactos he utilizado la libra veneciana, que tenía doce onzas (en lugar de dieciséis) y equivalía a unos trescientos gramos (frente a la libra moderna, que equivale a 454 g).[4]

Hay varias improvisaciones en la pequeña selección de recetas cosméticas que he incluido aquí, que no solo he traducido del italiano a mi idioma, sino también del Renacimiento a la época moderna, ya que incluyo una lista de ingredientes y cantidades primero. Es una traducción a base de ensayo y error, de experimentación. Me he vuelto dolorosamente consciente de lo mucho que dependen mis conocimientos culinarios de todas las horas que pasé en la cocina de casa haciendo de ayudante de cocina —a veces reacia— de mi madre rallando queso, cortando verduras y pelando patatas; o, menos a regañadientes, batiendo harina, huevos, mantequilla y azúcar hasta formar una masa aparentemente poco prometedora que, gracias a una emocionante alquimia, se acabaría convirtiendo en una tarta de cumpleaños. Ninguna de estas experiencias prácticas se me presentó como aprendizaje o superación personal; simplemente se me transmitió, descuidadamente, el tipo de conocimiento sin fanfarria que las personas de generaciones anteriores parecen tener de una manera que yo no tengo: coser un botón, tejer un jersey, cultivar verduras, montar una estantería, todas ellas cosas útiles que es mejor que las transmita una persona de la vida real mientras las hace, en lugar de mirar a un extraño en una pantalla de ordenador. Es una enseñanza sencilla, de mano a mano, ojo a ojo, mente a mente, habilidades que se recuerdan en el cuerpo por mera repetición.[5]

¿Cómo es posible que dependamos tanto de las tiendas para conseguir todos los artículos básicos que utilizamos para asearnos? Es una pena, por ejemplo, que incluso quienes cultivamos rosas ya no aprovechemos la oportunidad de recoger sus pétalos para hacer nuestras propias aguas o aceites perfumados, que pueden proporcionarnos durante todo el año un poco de verano embotellado y son una forma encantadora de pasar una hora de una mañana de fin de semana. Antes de topar con este proyecto de investigación, nunca imaginé que fuera posible hacer tu propio acondicionador para el cabello.

A fin de animar a los lectores a probar con la reconstrucción histórica en casa, me he decantado por la facilidad frente a la autenticidad, a pesar del riesgo de causar consternación en la comunidad de reconstrucción histórica, normalmente amigable.

«Vuestras amigas os enseñarán o alguna amable señora mayor», dice Marinello en *Gli ornamenti*. Obviamente sabía que ninguna lectura sería suficiente para enseñar las habilidades necesarias para elaborar sus recetas. Los conocimientos sobre las propiedades de las plantas, que antes eran habituales y permitían a los lectores comprender las razones para usar algunos ingredientes, son ahora un bien escaso. Cuantas más recetas renacentistas leo, más afortunada me siento de tener una amiga como la herbolaria Anna Canning, que me ha ayudado a elaborar y escribir las que figuran a continuación —es la mesa de la cocina de Anna la que se ve en la imagen, junto con nuestro bálsamo labial de rosas recién hecho—. Espero que nuestra experiencia ayude a los lectores interesados a probar estas recetas. Quizás la verdadera manera de convertirse en una mujer del Renacimiento consista en apreciar las asombrosas cualidades del mundo natural, experimentar con transformaciones de materiales y compartir los éxitos y los fracasos, los triunfos y las luchas, con los amigos.

He organizado las recetas de un modo similar a muchos manuales de farmacia renacentistas, que las dividían en función de la viscosidad de la sustancia creada, separando lo que llamaban «aguas» —basadas en líquidos de flujo libre como el agua, el vino u otras bebidas alcohólicas— de los «aceites», y ambos de ingredientes más espesos como los ungüentos o las pastas. A los ingredientes activos se los denominaba «simples» y se solían utilizar individualmente. La rosa, por ejemplo, es un ingrediente simple, que se puede utilizar para elaborar aceites, aguas o bálsamos, dependiendo de la receta. Las fórmulas «compuestas» son aquellas que incluyen más de un ingrediente simple.[6] Las investigaciones de nuestro equipo de Edimburgo y también de Erin

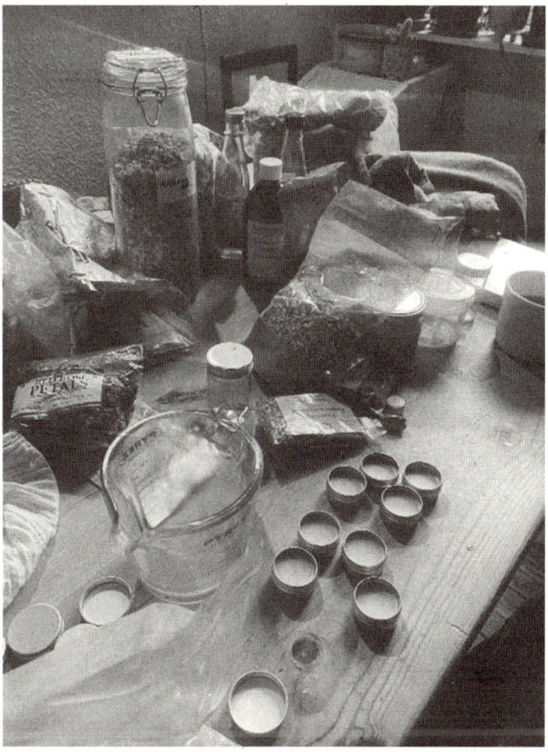

Preparando bálsamo labial de rosas según
una receta renacentista.

Griffey en Auckland, entre otros, están demostrando lo eficaces que eran muchos de los ingredientes del Renacimiento para, por ejemplo, mejorar la textura y la calidad de la piel.[7]

1. Aguas

Muchos cosméticos renacentistas se denominaban «aguas». Incluían productos a base de agua, elaborados mediante destilación, maceración (como el té) o ebullición (decocción), y productos a base de alcohol, usando normalmente (en Italia) vino. Las «aguas» de belleza del Renacimiento no eran necesariamente a base solo de agua, pero todas poseían la misma fluidez y ligereza.

También he incluido en este apartado un exfoliante corporal y un gel, ya que se elaboran de forma similar.

Agua destilada de flor de haba de Catalina Sforza

> *Coja una cantidad suficiente de flores de haba y conviértalas en un agua destilada. Lávese el rostro con esta agua.*

Aunque lo ideal sería destilar con un equipo especializado, es perfectamente posible hacerlo con utensilios de cocina corrientes. Yo uso un cuenco de cristal resistente al calor, una doble olla vaporera y un poco de hielo.

dos puñados de flores de haba (o pétalos de rosa, etc.)
agua para cubrirlo
hielo o una bolsa de hielo

Ponga las flores de haba (o las hierbas o pétalos que vaya a utilizar) en el recipiente inferior. Agregue suficiente agua para llenarlo hasta la mitad. Ponga el cuenco resistente al calor en la parte superior y colóquelo todo encima de la parte inferior. Ponga la tapa boca abajo para que el vapor que genere la mezcla de flores y agua de la base gotee del asa al cuenco.

Ponga el fuego medio-alto para que la mezcla del fondo comience a hervir, luego baje el fuego para que siga hirviendo suavemente y ponga el hielo o las bolsas de hielo en la tapa de la olla invertida. Vaya cambiándolo para favorecer que el vapor se condense y gotee en el cuenco. Hágalo hasta que se aburra o hasta que el agua del fondo se evapore.

Deje que se enfríe lo suficiente como para poder manipularlo, luego retire con cuidado el recipiente de la vaporera y maravíllese al ver que ahora contiene agua perfumada. Vierta el agua perfumada en una botella muy limpia (cuanto más limpia esté, más tiempo se mantendrá) y úsela siempre que quiera que la feliciten.

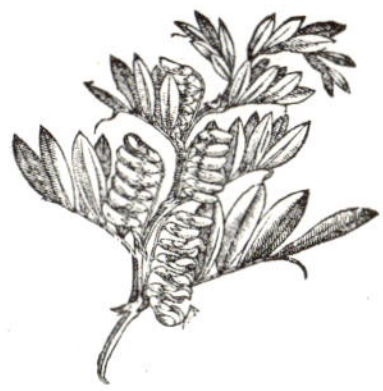

La brevedad de esta receta refleja su uso omnipresente en la cosmética renacentista. El agua de flores de haba se menciona reiteradamente en una amplia variedad de fuentes. El tipo de haba que se usa normalmente es la *Vicia faba*. Muchas variedades modernas se cultivan para producir habas grandes y sabrosas más que por el aroma de sus flores y actualmente estoy experimentando con diferentes clases para encontrar la flor más perfumada. Si lo desea, puede sustituir las flores de haba por guisantes dulces, pétalos de rosa perfumados (secos o frescos) o las hojas de una hierba como la melisa; todas estas plantas, sobre todo las rosas, también se utilizaban para elaborar aguas destiladas a fin de poder disfrutar de su aroma durante todo el año.

Si se destila varias veces, se obtienen concentraciones con un olor más intenso. Puede utilizar esta agua para cocinar, lavarse o rociarse la cara, obligar a sus amigos a probarla mientras se entusiasma con sus nuevos conocimientos de destilación casera o utilizarla en varias de las recetas que se incluyen a continuación.

Tónico de ortiga de Catalina Sforza

Para blanquear las manos y la cara. Coja hojas y raíces de ortiga, y hiérvalas en agua. Lávese las manos y la cara, y con esta agua se volverán blancas y suaves.

2 tazas de hojas y raíces de ortiga (aprox.)

Lave las ortigas usando unos guantes de goma. Córtelas ligeramente y póngalas en una cazuela. Añada agua hasta unos 2 centímetros por encima de las ortigas. Llévelo a ebullición y déjelo cocer a fuego lento con la tapa a medias (para recoger gran parte del vapor sin que llegue a hervir) durante 15 minutos. Fíltrelo con un colador forrado con un trozo de muselina o un filtro de café. Una vez frío, aplique el líquido sobre la piel con un algodón.

Existe cierto debate entre los historiadores sobre el significado de «blanco» en las recetas de cosméticos renacentistas. Aunque a veces puede significar lo que ahora entendemos por blanco —es decir, tener la piel pálida—, también parece aludir a cualidades como «inmaculado» o «claro». Las ortigas tienen propiedades astringentes que pueden calmar la piel irritada e inflamada y ayudar a secar la piel grasa. Son antialérgicas, antiinflamatorias y calmantes. Obviamente, recoja las ortigas con cuidado. Si va a buscar ortigas, pida permiso al propietario del terreno para arrancarlas de raíz. Creo que muchos jardineros se lo agradecerán, ¡pero consúltelo antes!

Agua de lavanda, rosas y salvia de Giovanni Marinello

Coja un puñado grande de hojas de salvia y la misma cantidad de flores de lavanda y pétalos de rosa, con una pizca de sal. Hiérvalas en agua corriente o lejía común. Luego lávese todo el cuerpo con ello, pero recuerde no bañarse después de las comidas porque se pondrá extremadamente enfermo. Sin embargo, si se usa dos horas antes de comer, calma los nervios y elimina el maloliente sudor de todo el cuerpo y todas sus partes. Reconforta el alma y pone de buen humor.

1 cucharada de lavanda seca
1 cucharada de pétalos de rosa secos
½ cucharada de salvia seca
una pizca de sal

Ponga todos los ingredientes en un cazo pequeño y agregue 500 ml de agua. Llévelo a ebullición, baje el fuego y cuézalo a fuego lento durante unos 15 minutos. Coloque la tapa sin ajustar del todo para que el vapor vuelva al cazo. Fíltrelo en un cuenco con un colador fino. Una vez frío, viértalo en un frasco o un tarro de mermelada limpio y úselo con una esponja en la ducha para perfumar el cuerpo después de lavarlo.

Esta es la primera receta que Marinello incluye en su libro y es fácil, ya que se elabora mediante decocción (hervir y luego colar) en lugar de destilación. No he incluido aquí la lejía, ya que Marinello señala que es opcional. La lejía es una solución alcalina a base de ceniza de madera empapada en agua. Es el primer paso para fabricar jabón y puede ser cáustica cuando se concentra, por lo que decidí evitarla. Superado mi primer intento de elaborar la receta —cuando me excedí con la salvia y olía a relleno—, obtuve un agua con un olor agradable que deja la piel agradablemente perfumada. Puedo dar fe de que mi espíritu se sintió bastante reconfortado; me sentí obligada a olerme con regularidad los brazos durante el resto del día.

Exfoliante de rosas y salvado de Marinello

Coja un poco de agua de rosas, vinagre y sal, y hiérvalo todo junto en agua corriente. Llene 2 vasos y mézclelo con salvado. Después, frótelo por todo el cuerpo. Enjuague los restos. No encontrará nada mejor para lavar su cuerpo.

1 cucharada de agua de rosas
1 cucharadita de sal
un chorrito de vinagre de vino blanco (opcional)
¼ taza de trigo o salvado de avena

Mezcle todos los ingredientes, excepto el salvado, en una jarra o un cuenco y añada una cucharada adicional de agua. Justo antes de ducharse, añada una cucharada de la mezcla a un cuarto de taza de salvado y úsela como exfoliante corporal.

Catalina Sforza aconseja utilizar un exfoliante de salvado en la cara antes de usar sus aguas perfumadas. Esta receta parecía muy prometedora, pero la primera vez que la probé agregué demasiado vinagre y, junto con haber comprado por error un agua de rosas desagradable —hay que tener cuidado con esto—, llené la cocina de un vapor nauseabundo y empalagoso. Creo que en este caso solo era necesario hervir para purificar el agua, ya que tanto la sal como el vinagre se disuelven fácilmente en ella, por lo que no es necesario si se puede obtener agua limpia del grifo.

La mezcla huele mucho mejor sin el vinagre, pero este se usaba a menudo para la piel con manchas, por lo que es probable que se incluyera en la receta original por esta razón o simplemente para reproducir el pH ligeramente ácido de la piel. Si busca autenticidad, manténgalo, pero agregue una cantidad muy pequeña. Si busca algo más fragante, no lo añada. El salvado funciona bastante bien como exfoliante corporal y una buena agua de rosas hace que huela de maravilla. No obstante, asegúrese de usar un filtro en el desagüe y de compostar el salvado después de usarlo.

Acondicionador del cabello de malva, sauce y psilio de Marinello

Hierva en agua una planta entera de malva, psilio y hojas de sauce, lávese con ello el cabello y evitará que se le abran las puntas. Si ya tiene las puntas abiertas, debe cortarse el pelo hasta donde esté sano y después acon-

dicionarlo como se ha comentado. Entonces comprenderá realmente el valor de esta receta.

1 planta de malva entera, con raíces y todo (o 1 cucharada de postre colmada de raíz de malva seca)
1 rama de sauce, solo el extremo de las hojas, nada leñoso
1 cucharada de postre de semillas de psilio secas

Lave muy bien la malva y el sauce. Córtelo todo y póngalo en un cazo. Cúbralo con agua y llévelo a ebullición o, si utiliza malva seca, añada 300 ml de agua. Hiérvalo durante unos 10-15 minutos hasta que se convierta en una maravillosa mezcla viscosa. Déjela enfriar y cuélela en un recipiente; un trozo de muselina sujeto con pinzas a un colador funciona bien como filtro. A continuación, puede verter la mezcla en un tarro de mermelada.

La preparé por primera vez cuando pasé una semana de agosto en casa de mis suegros, en los Scottish Borders, y pensar en esta receta me provoca ese placentero dolor de recordar tiempos felices. Cogí la malva en su huerto de flores silvestres —¡pregunté antes!—. Habían plantado malvavisco, que tiene una flor de tono rosa pálido y alegre, del mismo color que los dulces que se solían hacer con sus raíces. Es bastante difícil arrancar toda la planta, así que, sintiéndome culpable, arranqué unas cuantas más de las que quería y las metí a toda prisa en el cubo del compostaje. Si vive cerca de un lugar boscoso y húmedo, es fácil encontrar hojas de sauce y puede comprar psilio en las tiendas naturistas.

Es el tipo de sustancia viscosa con la que los niños curiosos se lo pasarían en grande y que usted estaría limpiando de la alfombra durante meses. Huele un poco a verduras hervidas en exceso, pero no tanto como para que desanime a usarla; o piense como una mujer del Renacimiento y añada un poco de agua de flores destilada (agua de rosas, por ejemplo) para perfumarla a su gusto. Un poco en el pelo después del champú, sin aclararlo, y ya tiene un acondicionador sin aclarado que funciona sorprendentemente bien. A mi suegra le gustó mucho —o eso dijo.

2. Aceites y bálsamos

Los aceites, que consistían por lo general en materia vegetal perfumada macerada en un aceite vegetal neutro (normalmente de oliva en las recetas italianas), son, junto con las aguas, los pilares de la cosmética renacentista. Se utilizaban solos para calmar y acondicionar la piel, y también como base para bálsamos, de los que los más simples son las combinaciones de aceite y cera. Incluyo aquí una receta de aceite de violeta (*Viola odorata*) tal y como se usaba habitualmente en el Renacimiento, y huele de maravilla.

Aceite de violeta a partir de hierbas comunes[8]

> *El aceite de violeta se elabora cocinando flores de violeta en aceite de oliva y, una vez filtrado, a esto se le llama aceite de violeta.*

Como muestra la brevedad de esta receta, era habitual elaborar aceites de violeta, rosas u otras flores y hierbas aromáticas, tanto que la forma de hacerlo rara vez se explica del todo en los textos renacentistas. La clave está en preparar un baño maría para que no se fría la materia vegetal y solo se caliente en el aceite.

10 g de violetas secas (o pétalos de rosa, etc.)
100 ml de un aceite neutro (como aceite de almendras dulces, girasol u oliva suave)

Ponga el aceite y las violetas u otros ingredientes vegetales en una jarra, un cuenco o tarro resistente al calor. El aceite debe cubrir completamente las plantas, alrededor de un centímetro por encima. Coloque el recipiente en una cazuela con agua que llegue como mínimo hasta el fondo de la mezcla de aceite. Póngala a hervir, luego baje el fuego y deje que cueza a fuego lento durante unos 15-20 minutos, o unos 30 minutos si utiliza materia vegetal fresca (por ejemplo, pétalos de rosa recién cogidos del jardín). Vigile la cazuela para que no se quede sin líquido y añada más agua si es necesario. No la tape, ya que esto permite que el agua entre en la mezcla de aceite.

Una vez transcurrido el tiempo, apague el fuego y retire el recipiente del agua utilizando unas manoplas de cocina. Seque los lados para que el agua no entre en la mezcla. Filtre el aceite con un colador cubierto con un trozo de muselina o un filtro de café de papel. Puede conseguir un aceite con un olor más fuerte si vuelve a repetir el proceso, usando el mismo aceite pero sustituyendo las violetas por otras nuevas. Puede hacerlo varias veces para incrementar la fuerza del aceite. También es posible hacer un aceite perfumado si se deja la mezcla de aceite/planta en un frasco en un lugar cálido durante aproximadamente una semana.

Bálsamo labial de rosas de Marinello

Haga un ungüento con aceite de rosas y un poco de cera, y únteselo, porque eliminará todo el escozor y curará los labios excelentemente.

Después de haber hecho un aceite perfumado, el siguiente paso lógico es el bálsamo labial, que es sorprendentemente sencillo de elaborar.

25 g cera de abeja rallada
100 ml aceite de rosa (u otro aceite vegetal elaborado como el aceite de violeta anterior)

Como en la receta del aceite, debe preparar un baño maría con un cuenco o tarro resistente al calor que quepa dentro de la cazuela. Vierta el aceite en el recipiente, colóquelo en una cazuela con agua y póngalo a calentar a fuego lento. Cuando esté caliente, agregue la cera de abejas y remueva hasta que se derrita. Viértalo en botecitos limpios y déjelo enfriar. Cuando friegue, limpie los restos de cera con papel de cocina y tírelos a la basura: no se arriesgue a atascar las tuberías echando la cera en el fregadero.

Con esta receta se pueden llenar unos diez botecitos de 15 ml, así que tendrá suficiente para amigos y familiares. Puede hacer una mezcla más ligera y fácil de extender aumentando la proporción de aceite con respecto a la cera.

3. Lociones hidratantes

Estas cremas penetran en la piel, en lugar de quedarse sobre ella como el bálsamo de cera. Había varios métodos e ingredientes inventados por hombres y mujeres del Renacimiento con una creatividad inagotable para elaborar cremas hidratantes y fáciles de extender. Aunque no se trata de una crema, también he incluido en este apartado una receta para engordar el cuerpo y la cara. Las cuatro recetas proceden de *Gli ornamenti*, de Marinello.

Crema de ojos de miel y huevo

Hierva un huevo con la cáscara en agua hasta que esté duro. Retire la yema y tritúrela con miel hasta que tenga la consistencia de un ungüento. Frote la mezcla en la piel alrededor de los ojos. No encontrará nada más útil que esto, ya que cuando se lave alrededor de los ojos con agua tibia, las ojeras desaparecerán y aquellas partes con alguna oscuridad o color desigual al resto de la cara serán más hermosas y blancas. ¿Qué más se puede pedir?

1 yema de huevo duro
1 cucharadita de miel (aprox.)

Posiblemente, la receta renacentista más fácil que he encontrado. Simplemente aplaste la miel y la yema con un tenedor o el dorso de una cuchara hasta formar una pasta. Úsela como una máscara facial; aplíquesela, déjela cinco minutos y enjuáguese. Lo cierto es que no elimina las ojeras —¿qué lo hace?— y huele un poco a huevo, pero la cara adquiere un tacto agradable y reafirma la piel. Tanto el huevo como la miel se siguen utilizando para hidratar y suavizar la piel.

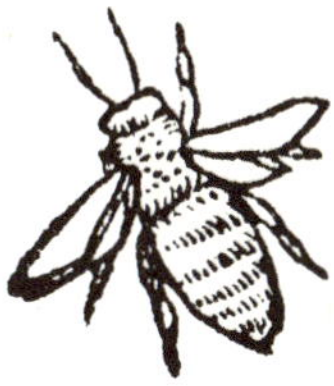

Crema antiarrugas de sebo y almáciga

> *Coja una libra de sebo de cordero lavado nueve veces en agua fría. Mézclelo con clara de huevo espumada en un mortero y con un poco de mantequilla. Luego añada un poco de almáciga en polvo e incienso y aplíqueselo [en la frente] varias veces. No solo curará las arrugas de la frente, sino también las del resto de la cara, y las que se forman en el vientre por los embarazos.*

- 100 g de sebo de cordero (o la misma cantidad de manteca de cerdo o aceite de coco)
- 1 clara de huevo batida con un tenedor
- 1 cucharadita (aprox.) de mantequilla (opcional)
- 3 g de lágrimas de almáciga y 3 g de lágrimas de incienso, ambos machacados en un mortero hasta obtener un polvo fino.

Ponga la grasa en un cuenco y cúbrala con agua. Remueva la grasa con las manos exprimiendo el agua y luego escúrrala. No es necesario hacerlo nueve veces; con una, basta. La grasa debe quedar más blanda y sin grumos. Si va a utilizar aceite de coco, que tiene un punto de fundición mucho más bajo, necesitará utilizar una cuchara de madera en lugar de las manos.

A continuación, bata la clara de huevo con un tenedor. Coja la grasa escurrida y bátala junto con la clara de huevo y la mantequilla (si se utiliza) en un cuenco grande. Yo lo hago de forma muy poco auténtica con una batidora eléctrica. La mezcla debe adquirir una textura más pálida y ligera. Añada la almáciga en polvo y aplique la mezcla donde tenga arrugas.

Como ya no es fácil conseguir sebo, y para poder compartir esta receta con personas que tal vez no quieran usar grasa animal, la he hecho usando las tres grasas. La manteca de cerdo fue probablemente la que mejor funcionó: el sebo sugerido en la receta original viene con el inconfundible olor a asado. No obstante, esta receta es bastante impresionante use cual use. El «lavado» de la grasa introduce una pequeña cantidad de agua en la mezcla y la clara de huevo actúa como emulsionante, uniendo la grasa y el agua hasta crear algo que se parece sorprendentemente a una crema facial moderna. La almáciga y el incienso eran ingredientes muy frecuentes en el Renacimiento y actualmente se pueden comprar fácilmente en internet. Se necesita muy poca cantidad para crear un aroma mágico, que evoca a un tiempo bosques de pinos e iglesias iluminadas con velas. La almáciga no se tritura del todo, por lo que es probable que quede algún molesto grano en la mezcla, pero no afecta demasiado al producto final. Deberá guardarlo en el frigorífico, donde se conservará hasta un mes.

Exfoliante de manos de higos y piñones

Era difícil saber dónde incluir esta receta. ¿Es un exfoliante de manos? ¿Una crema? Lo mejor es que la pruebe y decida usted mismo.

Cómo hacer que las manos sean blancas, suaves, gráciles y delicadas … Las manos se volverán blancas y también ocurrirá que el frío no hará que la piel se arrugue y no sentirán el frío (de hecho, las protegerá y las curará) si usa esta pasta sacada de nuestro libro, que se elabora como sigue: coja una libra de piñones frescos bien pelados, limpios y machacados; una onza de mostaza; tres onzas de higos secos gordos y blandos y un cuarto de onza de alcanfor. Una vez bien triturados, mézclelos y haga una pasta. Tome una cantidad del tamaño de una nuez y frótesela cuando se lave las manos con agua fresca. Pero recuerde usar menos mostaza en verano.

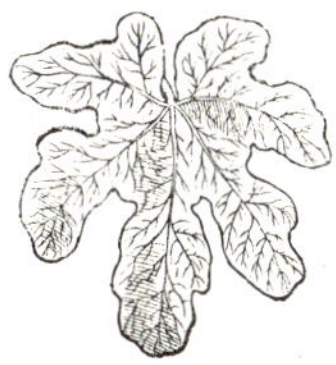

100 g de piñones
una pizca de mostaza en polvo o ½ cucharadita de granos de mostaza (opcional)
1 higo seco (los listos para comer también valen), cortado en trozos pequeños.
1 gota de aceite esencial de alcanfor (opcional)

Ponga los piñones en un mortero y macháquelos. Añada la mostaza y los higos y tritúrelos con los piñones, mezclando a medida que lo hace. Cuando esté todo mezclado, añada la gota de alcanfor si tiene, pero tenga cuidado con este, ya que un poco da mucho de sí.

Una vez hecha la mezcla, puede guardarla seca hasta que decida utilizarla. En el lavabo, coja una cantidad del tamaño de una nuez y frótese las manos como si fuera jabón. Añada un poco de agua y empezará a crear una crema ligera que las suavizará y perfumará. Aclárese las manos con agua y deseche la mezcla de piñones usada (preferiblemente en el cubo de compostaje).

Bolas de miel y nueces que engordan

> *Pele las almendras, los pistachos, el trigo verde, el sésamo y los piñones. Tritúrelo todo minuciosamente y haga una pasta con miel. Forme bolas del tamaño de una nuez y coma cinco o seis cada mañana, después beba un vasito de excelente vino. Engordará, adquirirá el color de una rosa roja y usted, hermosa mujer, será amada por los chicos.*

Una cucharada de:
almendras picadas
pistachos
trigo verde (frike), opcional
sésamo
piñones
1 cucharada de miel

Ponga todos los frutos secos y semillas en un mortero grande y machákuelos. Añada suficiente miel para formar bolas.

Son fáciles de hacer, deliciosas y, sin duda, se engordaría si se comieran muchas, aunque no está garantizado que les encanten a los niños. Un añadido auténtico sería una gota de agua de rosas (casera o no), que las hace aún más deliciosas.

4. Cosméticos de color

He añadido esta sección para quienes quieran probar un auténtico *look* renacentista: cejas oscuras arqueadas, rostro pálido y mejillas sonrosadas. Lo he utilizado en la enseñanza durante los últimos cinco años, más o menos, y siempre ha sido muy divertido.

Receta de hollín para colorear el pelo y las cejas

Hay algunas mujeres, y también algunos hombres, que preparan esta receta porque quieren ocultar su edad madura. Coloque una lámpara que queme aceite de nuez debajo de algo que pueda recoger el humo ... Y cuando esté recogiendo el humo, levante el receptáculo cada cuarto de hora para que la luz no lo queme. Este humo por sí solo, o mezclado con aceite, es sumamente eficaz para ennegrecer no solo el pelo, sino también cualquier otra cosa. ¡Pruébelo y verá!

aceite de nuez, unos 50 ml
cera, aproximadamente una cucharadita

También necesitará un pequeño tarro de cristal, hilo de algodón (no sintético) para hacer una mecha para la lámpara de aceite, un poco de papel de aluminio para tapar el tarro, un clip y un plato o bandeja de aluminio para recoger el hollín.

Primero haga la mecha derritiendo la cera y empapando el algodón en ella hasta que se endurezca. A continuación, ponga el aceite en el tarro pequeño y cúbralo con una doble capa de papel de aluminio. Haga un pequeño agujero en el papel de aluminio para la mecha y sujételo con un clip de modo que el extremo quede sumergido en el aceite. ¡Ya tiene una lámpara de aceite de nogal! Hará humo y ese humo es el que hay que recoger. Yo utilicé un envase de papel de aluminio de comida para llevar, que sujeté por encima de la mecha hasta que quedó cubierto por una gruesa capa de hollín negro. Obviamente, tenga cuidado con esta receta: no utilice hilo sintético y procure no quemarse. Apague la mecha después de usarla.

Una vez frío, aplíquelo en las cejas con el dedo o con un pincel de maquillaje. A mí me pareció que se fijaba bastante bien sin tener que usar ninguna grasa, pero siempre se puede mezclar con aceite de coco o incluso con manteca de cerdo o sebo como sustituto si se desea.

Marinello dice que las cejas deben ser «del color del ébano, finas, con pelos cortos y suaves, como si estuvieran hechas de la seda más fina». En su libro hay varias recetas para colorearlas, todas ellas con tipos de hollín ligeramente diferentes («recogido de una lámpara de aceite de nuez» o de «avellanas quemadas») y diferentes tipos de grasa animal (de cabra o de oso, una de las favoritas en las recetas relacionadas con el cabello), pero la diferencia en el producto final no es mucha. Se obtiene una sustancia de color negro intenso que se debe aplicar con un pincel fino.

Cerusa de Venustà *(versión no tóxica)*

> Para curar el enrojecimiento de la cara: coja albayalde, agua de rosas y aceite de violeta, mézclelo todo y únteselo en la cara.
>
> 2 cucharaditas de dióxido de titanio
> 3 cucharaditas de aceite de violeta (aprox.)
> unas gotas de agua de rosas
>
> Ponga el dióxido de titanio en polvo en un cuenco pequeño y añada poco a poco el aceite de violeta hasta formar una pasta fina. Añada entonces una o dos gotas de agua de rosas. A continuación, puede utilizarlo sobre la piel como una ligera base.

Esta receta de cerusa procede de *Venustà*, probablemente el primer recetario de cosméticos impreso. El albayalde es extremadamente tóxico, pero se puede sustituir por dióxido de titanio, que se usa habitualmente en cosmética, sobre todo en los protectores solares. Se puede comprar en polvo en internet —siga todas las indicaciones del envase y tenga cuidado de no inhalarlo—. No logrará el brillo que dispersa la luz del albayalde, pero tampoco se envenenará con plomo. La mezcla de aceite de violeta y agua de rosas huele de maravilla. Debe aplicar esta base ligeramente para evitar el temido aspecto de «máscara». Una vez aplicada la base, añada colorete en los pómulos y los labios.

Colorete muy ligero y excelente de Catalina Sforza

> *Coja 1 onza de sándalo rojo, 3 onzas de aqua vitae. Muela el sándalo finamente y déjelo remojar bien en el aqua vitae durante dos horas; luego cuélelo; y guarde herméticamente el líquido colado en una ampolla de vidrio sin aire. Cuando quiera usarlo, limpie primero el rostro y luego aplique el colorete. Y solo hay que hacerlo una vez al día, porque este colorete es suficiente así, y por estos medios: cuanto más lo aplique, más adquirirá una vivacidad, una gracia y una belleza mágicas, de modo que durará fácilmente este intervalo. El «paño español» [un paño pintado usado para el colorete] se utilizaba para este efecto, pero sucedía que cada vez que se lavaba la cara, se estropeaba el efecto y solo duraba un día. Pero con este, como ya he dicho, no es necesario evitar el agua durante ocho días; de hecho, permanecerá en la cara con una belleza asombrosa.*

1 cucharadita de virutas de sándalo rojo
50 ml de vodka u otro licor claro

Muela el sándalo en un mortero, colóquelo en un tarro o una botella pequeña con el vodka y déjelo reposar durante dos horas (o si le resulta más fácil, toda la noche). Fíltrelo con un colador de té y utilice el líquido para colorear ligeramente de rosa las mejillas.

Como indica la receta de Catalina Sforza, hay que tener algo de cuidado con esta receta, ya que puede teñir la piel. Se puede comprar sándalo rojo seco en internet. Da un tono rojo anaranjado y atenúa la blancura brillante de la cerusa.

Agradecimientos

Tengo que dar las gracias a mucha gente. Empezaré por el equipo de la Wellcome Collection y de Profile Books. Anjali Bulley y Helen Conford fueron fundamentales a la hora de apoyar esta publicación al principio. La extraordinaria editora Francesca Barrie me ha guiado a lo largo de las últimas etapas del proceso, incluidos varios borradores; le estoy muy agradecida por su ideas y espero que el libro esté a la altura de sus sugerencias. También me gustaría dar las gracias a Jacqui Lewis por su sagaz y paciente corrección de estilo, ante algunos errores francamente dignos de sonrojo, y a Emily Frisella por acompañarme con tanta paciencia en las etapas finales del libro.

Buena parte de la investigación y la escritura depende de la ayuda financiera. Mi más sincero agradecimiento al Leverhulme Trust: el Premio Philip Leverhulme que me concedieron hace más de diez años me ha permitido disponer del tiempo y el espacio necesarios para reflexionar sobre la forma en que la comprensión del propio cuerpo por parte de las personas del Renacimiento interactuaba con los cambios en la cultura visual. También financiaron mi primera incursión en la reconstrucción de recetas de cosméticos. En fecha más reciente, un Premio Apex de la Royal Society para el proyecto Renaissance Goo me ha permitido centrarme en la práctica y la teoría de la reconstrucción de los cosméticos de la Edad Moderna. Habría sido imposible terminar este libro sin el permiso de investigación que me concedió este premio. Los capítulos sobre las recetas y conocimientos de las mujeres fueron reescritos por completo gracias a este tiempo de reflexión y a la oportunidad de trabajar con el científico especializado en la materia blanda Wilson Poon.

He tenido la suerte de trabajar en la Universidad de Edimburgo durante más de dos décadas. Mis colegas de Historia del Arte han apoyado el permiso de investigación para escribir este libro: mi agradecimiento, en especial, a Carol Richardson, colega especializada en el Renacimiento, jefa de departamento y amiga, y a ese torbellino de inteligencia que es Halle O'Neal. Muchas de las ideas contenidas en este libro provienen de la docencia: estoy agradecida por los muchos años de brillantes estudiantes que han compartido mi entusiasmo por probar los cosméticos renacentistas y pensar en la belleza de nuevas maneras.

Una de las mejores cosas del mundo académico es compartir entusiasmo con otras personas igual de obsesionadas. El estudio de los cosméticos renacentistas es un campo floreciente y muy alentador. Me gustaría dar las gracias en particular a Erin Griffey, cuyo importante trabajo sobre la cultura cosmética inglesa ha sido tan influyente, y quien también comparte mi obsesión por la reconstrucción como herramienta de investigación. Gracias también a Montserrat Cabré por su generosidad intelectual y por sus conocimientos aparentemente ilimitados; y a Evelyn Welch por su amabilidad. El proyecto Renaissance Skin de Evelyn fue el contexto esencial de gran parte de las investigaciones para este trabajo y me permitió debatir los datos con una amplia gama de estudiosos. Gracias especialmente a Hannah Murphy y a mi vieja amiga Sarah Cockram, que leyó uno de los primeros borradores del libro y se mostró, como de costumbre, inspiradora y alentadora. Stephen Bowd, otro especialista en la Italia renacentista, también ha comentado el borrador y ha soportado pacientemente unos cuantos años de reflexiones sobre la cosmética renacentista mientras tomábamos sopa a la hora del almuerzo.

Fuera del mundo académico, mis suegros Keith y Jean Ferguson me han dejado arrancar sus plantas para probar recetas cosméticas renacentistas e incluso se han mostrado entusiasmados con los resultados. No podría desear una familia más amable y acogedora que la de los Ferguson. Mi madre, Barbara Burke, me animó con su entusiasmo ante un primer borrador. Su incansable trabajo como médico de cabecera mientras yo crecía me llevó a interesarme por las mujeres pioneras y también me ha enseñado innumerables cosas útiles con su ejemplo: a cocinar, jardinería y a tener siempre razón. Juan Huarte la habría odiado. Ha sido asombroso ver a mis hijos, Joe y Zac, convertirse en jóvenes adultos brillantes y creativos, que han apoyado mucho a su madre historiadora y lavarán los platos sin quejarse. Gary Ferguson, mi compañero, amigo y apoyo, siempre vislumbra el sol en el jardín, incluso en lo más oscuro del invierno escocés. Todo el mundo debería tener un Gary de bolsillo. Pero, sobre todo, este libro es para las mujeres y los hombres de mi vida que me han cogido cuando me he caído, me han sacudido el polvo y me han vuelto a poner en el camino: para mis amigos.

Recursos adicionales

He incluido unas notas finales detalladas para que los lectores puedan hacer un seguimiento de las referencias cuando sea necesario, en especial porque gran parte del material de las fuentes que uso no es muy conocido y también para demostrar que no me lo estoy inventando todo. Para quienes no tienen acceso a una biblioteca de investigación, existen *online* una gran cantidad de recursos. Estos son mis favoritos.

Textos primarios

The Universal Short Title Catalogue
www.ustc.ac.uk
Fundada por Andrew Pettegree, de la Universidad de Saint Andrews, esta página web permite buscar (casi) cualquier libro publicado entre 1450 y 1650, y tiene enlaces a más de doscientas mil digitalizaciones completas. No es el todo exhaustivo, pero es enormemente útil e increíblemente impresionante, y continúan añadiendo fuentes, por lo que si desea consultar libros impresos de recetas de la Edad Moderna, este es un buen lugar para comenzar.

Edit16
edit16.iccu.sbn.it
Es el censo de los libros italianos del siglo XVI. No sustituye del todo al USTC, ya que también enlaza a digitalizaciones de páginas individuales (normalmente portadas). En italiano.

The Medici Archive Project
www.medici.org
Si le apetece trabajar con documentos de archivo reales, esta extraordinaria página web contiene miles de transcripciones en inglés e italiano de una enorme base de datos de cartas y documentos relacionados con la familia Médici en los siglos XVI y XVII. El proyecto también publica mucha información interesante *online* y organiza actos.

Diccionario italiano-inglés de 1611 de John Florio
www.pbm.com/~lindahl/florio
A todas las personas que conozco que traducen regularmente el italiano de la Edad Moderna les encanta este sitio, creado por Greg Lindahl. Se pueden buscar palabras en italiano y —algo muy importante— no es necesario conocer la ortografía exacta para llegar a la página pertinente. Las definiciones de Florio en inglés suelen ser también muy divertidas —aunque a veces tan difíciles de entender como el italiano original.

Recetarios de la Edad Moderna en From the Page
fromthepage.com/folger/early-modern-recipe-books
Se trata de una página de *crowdsourcing* para transcribir manuscritos de recetas de principios de la Edad Moderna y ampliar su difusión. Las bibliotecas Wellcome y Folger se han unido para subir muchos de sus libros de recetas de principios de la Edad Moderna listos para su transcripción, lo que permite ver los textos originales y probar a leerlos y transcribirlos. También se revisan todas las transcripciones.

Art Herstory
artherstory.net
Esta página web, fundada por Erika Gaffney, recopila artículos de expertos sobre mujeres artistas de la Edad Moderna, así como listas de nuevos libros y exposiciones relevantes. Aquí encontrará abundante información e imágenes.

Escritoras italianas

www.lib.uchicago.edu/efts/IWW
Este proyecto, con sede en la Universidad de Chicago, recopila enlaces a textos y breves biografías académicas (todas en inglés) de escritoras italianas desde la Edad Media hasta 1945.

The Other Voice in Early Modern Europe
www.itergateway.org/iter-press/series/1
Aunque no es un recurso web propiamente dicho, le permitirá navegar por la extraordinaria serie de traducciones al inglés de textos escritos por —y a veces sobre— mujeres en Europa entre 1400 y 1750. La serie *Other Voice* ha sido pionera al ampliar el acceso a las palabras de algunas mujeres extraordinarias del pasado.

Recetas y reconstrucciones

Renaissance Goo
blogs.ed.ac.uk/renaissance_goo
Este es el blog del proyecto colaborativo con sede en la Universidad de Edimburgo que dirijo junto con el científico especializado en materia blanda Wilson Poon. En esta página se puede encontrar el borrador de mi traducción de la mayor parte de *Gli ornamenti*, de Marinello, además de enlaces a vídeos sobre la ela-

boración de cosméticos renacentistas y algunas entradas de blog en las que reflexionamos sobre los placeres y los escollos de una colaboración radicalmente interdisciplinar.

The Making and Knowing Project
www.makingandknowing.org
Un proyecto pionero —y ahora masivo— dirigido por Pamela Smith en la Universidad de Columbia de Nueva York. El equipo de The Making and Knowing reconstruyó pacientemente todas las recetas de un manuscrito artesanal francés del siglo XVI y registró los resultados en esta página. Hay mucha información, incluidos recursos didácticos y listados de lecturas.

Cooking in the Archives
rarecooking.com
Esta página web, fundada por Marissa Nicosia y Alyssa Connell en la Universidad de Pensilvania, contiene imágenes, transcripciones y versiones modernas actualizadas de recetas de cocina de entre 1600 y 1800. Me encanta este sitio y todos los años horneo para mis alumnos «bolas de almendra» a partir de un recetario manuscrito de la Folger Library.

The Recipes Project
recipes.hypotheses.org
Está dirigido por y para un grupo internacional de investigadores interesados en recetas. Incluye una enorme variedad de entradas de blog de expertos en diversos campos.

Odeuropa
odeuropa.eu
La presencia en línea de un proyecto de investigación centrado en el mundo del olfato en la Edad Moderna, que incluye enlaces a artículos sobre reconstrucción. También organizan actos fuera de internet, como un recorrido olfativo por Ámsterdam.

Listado de ilustraciones

ILUSTRACIONES EN COLOR

1. Tiziano, *La Venus de Urbino* (*c.* 1534). © Alamy.
2. «Mujeres de camino al mercado» (de *Mores Italiae*, 1575, General Collection, Beinecke Rare Book and Manuscript Library, Yale University. MS 457). Cortesía de la Yale University Beinicke Rare Book and Manuscript Library.
3. Bronzino, *Retrato de Leonor de Toledo* (*c.* 1545). © Alamy.
4. Tiziano, *Mujer ante el espejo* (*c.* 1512-1155; Louvre, París). © Alamy.
5. Parmigianino, *Autorretrato en espejo convexo* (*c.* 1524). © Alamy.
6. Giovanni Battista Moroni, *Retrato de una dama (La dama de rojo)* (*c.* 1560). © Alamy.
7. Alessandro Maganza, *Retrato de Maddalena Campiglia* (Vicenza, Museo Civico di Palazzo Chiericati). Cortesía del Museo Civico di Vincenza.
8. *Juicio de Paris* (de *Ars profumatoria vel cosmetica*, (*c.* 1500); Walters Art Museum, Baltimore, MS W.478, f. 5v). Cortesía del Walters Art Museum.
9. Tiziano, *Retrato de Laura Dianti con un joven sirviente* (*c.* 1520-1525; Kisters Collection, Kreuzlingen). Cortesía de The Yorck Project/Zenodot Verlagsgesellschaft mbH/Wikimedia.

10. Christiaen van Couwenbergh, *Agresión sexual a una mujer negra por hombres blancos* (*c.* 1632). © Alamy.
11. Paris Bordone, *Retrato de cortesanas en el baño* (*c.* 1545; National Gallery of Scotland, Edimburgo). Cortesía de la National Gallery of Scotland. Adquirido por la Royal Institution, 1830; trasladado a la National Gallery of Scotland, 1859.
12. *Venus agachada* (probablemente alemana, principios de 1610; Metropolitan Museum of Art, Nueva York). Cortesía de The Metropolitan Museum of Art, Nueva York. Donación de J. Pierpont Morgan, 1917.
13. Girolamo Miseroni, camafeo de mujer (*c.* 1602; Kunsthistorisches Museum, Viena). © KHM-Museumsverband.
14. Pedro Pablo Rubens, *Isabel de Este* (*c.* 1605, a partir de un original de Tiziano de *c.* 1530). © Alamy.
15. Artemisia Gentileschi, *Autorretrato como tañedora de laúd* (*c.* 1615-1617). © Alamy.
16. Copia del original de Hans Baldung, *Baño de mujeres con espejo* (*c.* 1600; Staatliche Kunsthalle, Karlsruhe). Cortesía de Staatliche Kunsthalle Karlsruhe.
17. Sofonisba Anguissola (atribuido), presunto autorretrato (*c.* 1560). © Musée Condé, Chantilly, Francia, RMN-Grand Palais/Dist. Photo SCALA, Florencia.
18. Anton van Dyck, *Retrato de Sofonisba Anguissola* (*c.* 1624). © Alamy.
19. Bernardo Strozzi, *Retrato de Barbara Strozzi* (*c.* 1640). © Alamy.
20. Artemisia Gentileschi, *Susana y los viejos* (*c.* 1622). © Alamy.
21. Lavinia Fontana, *Alegoría de la prudencia* (*c.* 1595; Maison d'Art, Mónaco). Cortesía de Maison d'Art, Mónaco.
22. Lavinia Fontana, *Retrato de Isabella Ruini como Venus* (*c.* 1592; Musée des Beaux-Arts, Rouen). Musée des Beaux-Arts de Rouen/Cortesía de Wikimedia.
23. Artemisia Gentileschi, *Venus y Cupido* (*c.* 1626). © Alamy.
24. Giovanna Garzoni, *Autorretrato como Apolo* (*c.* 1618-1620; Palazzo del Quirinale, Roma). Cortesía del Segretariato Generale della Presidenza della Repubblica.

25. Artemisia Gentileschi, *Autorretrato como alegoría de la pintura* (*c.* 1638-1639). © Alamy.
26. Vittore Carpaccio (atribuido), *Mujer pelirroja con flequillo* (*c.* 1495-1500). © Alamy.
27. Stefano Gherardini, *Retrato de una monja farmacéutica* (1723; Museo de Bellas Artes, Budapest). Szépművészeti Múzeum/Museo de Bellas Artes, Budapest, 2023.
28. «Mujeres recogiendo fumaria» (de la copia ilustrada por Gherardo Cibo de *I discorsi … nelli sei libri di Pedacio Dioscoride Anazarbeo della materia medicinale*, de Pier Andrea Mattioli, 1564-1584). British Library, Londres, RY. © British Library Board. All Rights Reserved/Bridgeman Images.

Ilustraciones en blanco y negro

Capítulo 1

p. 21 «Opera nova piacevole la quale insegna di far varie compositioni … [Una nueva y agradable obra que enseña cómo elaborar varios compuestos perfumados para embellecer a cualquier mujer…]» (de *Intitulata Venustà*, 1526; Wellcome Collection, Londres). Cortesía de la Wellcome Collection.

p. 27 Ambrogio Brambilla, «Specchi and Pomata [Espejos y pomadas]» (detalle de *Vendedores callejeros de Roma*, 1582; British Museum, Londres). © The Trustees of the British Museum.

p. 30 Francisco Delicado, «Lozana depila en su cámara las cejas a una clienta, mientras Rampín muele ingredientes para cosméticos» (de *La lozana andaluza*, 1528; Biblioteca Nacional de Austria, Rara Josefsplatz, Viena). Gracias a la Österreichische Nationalbibliothek.

Capítulo 2

p. 34 «Retrato póstumo de Moderata Fonte» (de *Il merito delle donne*, Venecia, 1600; Biblioteca Estatal de Baviera, Múnich). Cortesía de la Bayerische Staatsbibliothek 4 P.o.it. 181#Beibd.4, urn: nbn:de:bvb:12-bsb10166027-1.

p. 39 «Mujeres y niñas realizando un trabajo "propio" de su género» (de *Il costume delle donne incomenzando de la pueritia per fin al maritar,* 1525; British Library, Londres). © British Library. All rights reserved 2023 Bridgeman Images.

p. 42 «Ilustración del útero, la vagina y la vulva como un pene invertido» (de Vesalio, *De humani corporis fabrica*, 1543). Cortesía de la Wellcome Collection.

p. 45 Miguel Ángel, *Estudio para la sibila libia* (1511; Metropolitan Museum, Nueva York). Cortesía de The Metropolitan Museum of Art, Nueva York. Adquisición, Joseph Pulitzer Bequest, 1924.

Capítulo 3

p. 55 «Retrato de Isabella Andreini» (de su libro *Rime*, 1601). Cortesía de Archive.org, Getty Research Institute y Sloan Foundation.

p. 63 Bartolomeo della Rocca, *Physiognomiae et chiromantiae compendium* (1536; Wellcome Collection, Londres). Cortesía de la Wellcome Collection.

Capítulo 4

p. 72 «Retrato póstumo de Laura Cereta» (portada de *Epistolae*, 1640). © Alamy.

p. 75 «Mujer visita una botica» (de *Le malicie e sagacita delle donne*, 1530; Ludwig-Maximilians-Universitat, Múnich). Cortesía de Ludwig-Maximilians-Universitat Munchen.

p. 78 Giacomo Piccini, *Retrato de Lucrezia Marinella*, a partir de un cuadro perdido de Giovanni Battista Papa de 1601 (1652; Biblioteca Correr, Venecia). Cortesía de la Fondazione Musei Civici di Venezia.

Capítulo 5

p. 86 Giovanni Marinello, *Gli ornamenti delle donne* (frontispicio, 1562; Wellcome Collection, Londres). Cortesía de la Wellcome Collection.

p. 93 Hannah Woolley, *The Accomplisht Lady's Delight in Preserving, Physick, Beautifying and Cookery* (frontispicio, 1675; Library of Congress). Crédito: Library of Congress, Rare Book and Special Collections Division.

Capítulo 7

p. 119 «Balanza» (de Santorio Santorio, *De statica medicina*, 1657; Wellcome Collection, Londres). Cortesía de la Wellcome Collection.

p. 125 «Mujeres columpiándose» (de Girolamo Mercuriale, *De arte gymnastica*, 1569; Wellcome Collection, Londres). Cortesía de la Wellcome Collection.

p. 128 «Las proporciones de la belleza femenina ideal» (doble página de Agnolo Firenzuola, *Dialogo delle Bellezze delle Donne*, Venecia, ed. de 1552; publicado por primera vez en 1548). Cortesía de Archive.org y Getty Research Institute.

Capítulo 8

p. 132 «Sujetador de lino encontrado en el castillo de Lengberg, en el Tirol Oriental, Austria» (*c.* 1400-1500). Gracias a Beatrix Nutz.

p. 137 «Peto de hierro» (probablemente francés o italiano, *c.* 1580-1599; York Castle Museum). Imagen cortesía de York Museums Trust: yorkmuseumstrust.org.uk: CC BY-SA 4.0.

p. 141 (arriba) «Cirugía de reconstrucción de la nariz» (de Gaspare Tagliacozzi, *De curtorum chirurgia*, 1597; Wellcome Collection, Londres). Cortesía de la Wellcome Collection.

(abajo) «Nariz artificial de metal chapado» (*c.* 1601-1800; Science Museum, Londres). Cortesía de la Wellcome Collection.

p. 145 Leonardo da Vinci, «La vulva y el ano» (de *Anatomical Manuscript B*, *c.* 1508; Royal Collection, Windsor). Cortesía del Royal Collection Trust. © His Majesty King Charles III 2023.

Capítulo 9

p. 154 Hans Weigel, «Mujer turca en los baños» (de *Habitus Praecipuorum Populorum*, 1577; Biblioteca Estatal de Baviera, Múnich). Cortesía de la Bayerische Staatsbibliothek Res/2 H.g.hum. 6 b, urn: nbn:de:bvb:12-bsb00072483-7.

p. 160 Hans Baldung, *Las brujas* (xilografía en claroscuro, 1510; The Metropolitan Museum, Nueva York). Cortesía de The Metropolitan Museum of Art, Nueva York. Donación de Felix M. Warburg y su familia, 1941.

Capítulo 10

p. 165 *Il miserabile fine della Signora Anzola* (*c.* 1590, colección de grabados de Achille Bertarelli, Castello Sforzesco, Milán). Cortesía de Civica Raccolta delle Stampe Achille Bertarelli, Castello Sforzesco, Milán.

p. 179 Escuela de Tintoretto, *Retrato de una dama* (se dice que Veronica Franco, *c.* 1575-1594). © Alamy.

Capítulo 11

p. 186 *Veronica Gambara da Correggio* (*c.* 1509; Ministero della Cultura, Italia). Cortesía del Ministero della Cultura, Italia.
p. 188 «Insignia votiva de peregrino en forma de vulva» (*c.* 1400-1500; British Museum, Londres). Cortesía de Trustees of the British Museum.
p. 194 Jean Mignon, *Baño de mujeres* (*c.* 1526-1555; The Metropolitan Museum of Art, Nueva York). Cortesía de The Metropolitan Museum of Art, Nueva York, The Elisha Whittelsey Collection, The Elisha Whittelsey Fund, 1989.
p. 197 Zoan Andrea, *Dos mujeres* (*c.* 1464-1526). © Alamy.

Capítulo 12

p. 204 Felice Antonio Casone, *Medalla de Lavinia Fontana* (National Gallery of Art, Washington, D. C.). Cortesía de la National Gallery of Art, Samuel H. Kress Collection.
p. 210 Alessandro Allori, «Mujer lavándose el pelo» (detalle de *Loggetta dell'Allori*, 1587-1589; Palazzo Pitti, Florencia). Cortesía del Kunsthistorisches Institut in Florenz - Max-Planck-Institut. Fotógrafo: Paolo Bacherini.
p. 212 Toalla conocida como la «toalla de Perugia» (italiana, *c.* 1400-1500; V&A Museum, Londres). Cortesía del Victoria and Albert Museum, Londres. Donación de Dudley Myers.
p. 214 Cesare Vecellio, «Mujer veneciana aclarándose el cabello» (de *De gli habiti antichi et moderni*, 1590). Cortesía de Archive.org y Getty Research Institute.
p. 217 Cesare Vecellio, «Soltera veneciana con velo» (de *De gli habiti antichi et moderni*, 1590). Cortesía de Archive.org y Getty Research Institute.

Capítulo 13

p. 224 *Il lachrimoso lamento, che fece la Signora Prudentia Aconitana* (frontispicio, Venecia, 1589). Cortesía de la Bibliothèque Nationale de France, département Réserve des livres rares, RES-YD-1285.
p. 229 Giovanni Ambrogio de Predis, *Retrato de una mujer (Isabel de Aragón)* (*c.* 1490). © Alamy.

Capítulo 14

p. 241 Lorenzo di Credi, *Retrato de una mujer con jazmín* (¿Catalina Sforza?) (*c.* 1481-1483). Biblioteca Ambrosiana/Cortesía de Web Gallery of Art/Wikimedia.
p. 249 Camilla Erculiani, *Lettere di philosophia naturale* (frontispicio, Cracovia, 1584). Cortesía de la Biblioteka Kórnicka.

Capítulo 15

p. 255 Fotografía de mesa con ingredientes. © Jill Burke.
pp. 257, 260, 265, 267 Detalles de ilustraciones botánicas (de Pietro Andrea Mattioli, *I discorsi … nelli sei libri di Pedacio Dioscoride Anazarbeo della materia medicinale*, 1501-1577). Cortesía de la Wellcome Collection.

Aunque se ha hecho todo lo posible por contactar con los titulares de los derechos de autor, el autor y los editores agradecerían que se les facilitara información en los casos en que no hayan podido localizarlos y estarían encantados de introducir correcciones en ediciones posteriores.

Notas

Capítulo 1. Venus y la vendedora de fruta

1. En palabras de Maxine Leeds Craig, «nuestros cuerpos son los sitios donde se materializan los controles sociales». Véase «Race, Beauty and the Tangled Knot of a Guilty Pleasure», *Feminist Theory* (2006), p. 160. Dado que, históricamente, las mujeres de color han figurado entre las más afectadas por estos controles sociales, no es de extrañar que hayan destacado en el estudio analítico de la cultura de la belleza. Véase la obra fundacional de Craig *Ain't I A Beauty Queen? Black Women, Beauty and the Politics of Race* (2002) y, fuera del contexto estadounidense, Emma Dabiri, *Don't Touch My Hair* (2020). Para los ensayos sobre el Renacimiento, véase el análisis fundamental de Kim F. Hall en *Things of Darkness: Economies of Race and Gender in Early Modern England* (1996), esp. pp. 62-122, y las obras de Farah Karim-Cooper, en especial *Cosmetics in Shakespearean and Renaissance Drama* (edición revisada de 2019).

2. Sobre el contexto de esta imagen, véase mi libro *The Italian Renaissance Nude* (2018), capítulo 5.

3. Giulia Bigolina, *Urania: A Romance*, ed. y trad de Valeria Finucci (2007), p. 137.

4. Sobre el coste de un ejemplar impreso barato, véase Rosa Salzburg, *The Ephemeral City: Cheap Print and Urban Culture in Renaissance Venice* (2015); sobre el mundo de los vendedores ambulantes del campo, véase Cecilia Hewlett, «Locating *Contadini* in the Renaissance City», *I Tatti Studies* (2016); y Evelyn Welch, *Shopping in the Renaissance* (2005), pp. 85-92.

5. Para más información sobre textos de belleza clásicos, véase Laurence Totelin, «From techne to kakotechnia: Use and Abuse of Ancient Cosmetic Texts», en Marco Formisano y Philip van der Eijk (eds.), *Knowledge, Text and Practice in Ancient Technical Writing* (2017). Sobre los libros de cosmética en Italia, Giuseppe Palmero, «Pratica cosmetica e ricerca della bellezza nelle produzioni scritte di ambito privato, tra basso medioevo e primo Cinquecento», en Elisa Treccani y Michelangelo Zaccarello (eds.), *Recipe ... Pratiche mediche, cosmetiche e culinarie attraverso i testi (secoli xiv-xvi)* (2012); y Michelle Laughran, «Oltre la pelle. I cosmetici e il loro uso», en *Storia d'Italia Annali: La moda* (2003).

6. Para más información, véase Monica Chojnacka, *Working Women of Early Modern Venice* (2001).

7. Véase John Christopoulos, *Abortion in Early Modern Italy* (2021).

8. Los más famosos son los textos que se atribuyen a una mujer llamada Trota, que se remontan al Salerno medieval. Véase Monica Green (trad. y ed.), *The Trotula: An English Translation of the Medieval Compendium of Women's Medicine* (2002).

9. Entre los estudios fundamentales sobre estos textos figuran William Eamon, *Science and the Secrets of Nature: Books of Secrets in Medieval and Early Modern Culture* (1994) y Rudolph Bell, *How to Do It: Guides to Good Living for Renaissance Italians* (1999).

10. Eamon, «How to Read a Book of Secrets», en Elaine Leong y Alisha Rankin (eds.), *Secrets and Knowledge in Medicine and Science, 1500-1800* (2011).

11. Massimo Rizzardini, «Lo strano caso della Signora Isabella Cortese, professoressa di secreti», *Philosophia* 2 (2010).

12. Para más información sobre Celebrino, véase el resumen de Rosa Salzberg en *Early Modern Forum*: warwick.ac.uk/fac/arts/history/ecc/archive/emforum/projects/brieflives/eustachio_celebrino.

13. El único ejemplar que se conserva de esta versión se encuentra en la Biblioteca Ariostea de Ferrara. Mi agradecimiento a Mirna Bonazza, la directora de la biblioteca, que compartió esta joya conmigo. Hasta el momento, he encontrado ocho versiones del texto: de 1526 (al menos dos ediciones), 1533, 1534, 1535, 1550, 1551 y 1563.

14. Las cifras varían dependiendo del tipo de pruebas utilizadas y de la definición de alfabetización. Para un examen de las pruebas, véase Sarah Gwyneth Ross, *Everyday Renaissances* (2016), pp. 30-31.

15. Recientemente ha habido muchas investigaciones fascinantes sobre la historia oral de la lectura en este período. Sobre las mujeres que escuchaban los textos, en lugar de leerlos, véase Brian Richardson, *Women and the Circulation of Texts in Renaissance Italy* (2020), pp. 188-193. Sobre las pruebas de la existencia de un público femenino de obras médicas medievales, véase Monica Green, «The Possibilities of Literacy and the Limits of Reading: Women and the Gendering of Medical Literacy», en *Women's Healthcare in the Medieval West: Texts and Contexts* (2000), pp. 1-76. Algunas fuentes anecdóticas de la época, por ejemplo declaraciones de trabajadoras sexuales al Santo Oficio a finales del siglo XVI, sugieren que la alfabetización podría haber estado más extendida de lo que se pensaba entre la población femenina; véase Guido Ruggiero, *Binding Passions: Tales of Magic, Marriage, and Power at the End of the Renaissance* (1993), pp. 41-48, 101.

16. Salzberg, *The Ephemeral City* (mi traducción difiere ligeramente), p. 98. Véase también M. A. Katritzky, «Marketing Medicine: The Image of the Early Modern Mountebank», *Renaissance Studies* 15 (2001), p. 122.

17. Welch, *Shopping in the Renaissance*, p. 35; Katritzky, «Marketing Medicine»; David Gentilcore, *Medical Charlatanism in Early Modern Italy* (2006), pp. 11-90.

18. Para la serie completa, véase www.britishmuseum.org/collection/object/P_1947-0319-26-173.

19. www.britishmuseum.org/collection/object/P_1947-0319-26-173.

20. Welch, *Shopping*, p. 40.

21. Suzanne Magnanini y David Lamari, «Giuseppe Passi's Attacks on Women in *The Defects of Women*», en Julie D. Campbell y Maria Galli Stampino (eds.), *In Dialogue with the Other Voice in Sixteenth-Century Italy: Literary and Social Contexts for Women's Writing* (2011), p. 174.

22. Delicado, *Retrato de la Loçana andaluza* (1528), traducido al inglés por Bruno M. Damiani con el título bastante salaz de *Portrait of Lozana: The Lusty Andalusian Woman* (1987). Sobre el contexto, véase Silvia Monti, «Ebrei spagnoli a Roma dopo l'espulsione: Delicado e *La Lozana Andaluza*», *RiCognizioni. Rivista di lingue, letterature e culture moderne* 13 (2020). Las mujeres de diferentes confesiones religiosas solían compartir entre ellas recetas cosméticas y medicinales: véase,

por ejemplo, Carmen Caballero-Navas, «The Care of Women's Health and Beauty: An Experience Shared by Medieval Jewish and Christian women», *Journal of Medieval History* 34 (2008); Montserrat Cabré, «Cosmética y perfumería», en Luis García Ballester (ed.), *Historia de la ciencia y de la técnica en la corona de Castilla* (2002).

Capítulo 2. ¿Qué es una mujer (renacentista)?

1. Moderata Fonte, *The Worth of Women: Wherein is Clearly Revealed Their Nobility and Their Superiority to Men*, trad. y ed. de Virginia Cox (1997), pp. 223-238. Véase la excelente introducción de Cox para más información sobre la vida de Fonte.

2. Sobre el «feminismo renacentista» véase, entre otros, Constance Jordan, *Renaissance Feminism: Literary Texts and Political Models* (1990); Sarah Gwyneth Ross, *The Birth of Feminism: Women as Intellect in Renaissance Italy and England* (2010); Mary Garrard, *Artemisia Gentileschi and Feminism in Early Modern Europe* (2020).

3. Fonte, *The Worth of Women*, p. 112. Sobre los derechos de propiedad de las mujeres, véase James E. Shaw, «Women, Credit, and Dowry in Early Modern Italy», en *Women and Credit in Pre-Industrial Europe*, ed. de Elise M. Dermineur (2018).

4. Hay mucho para leer ahora sobre sexo y género. Entre los textos clásicos figuran Anne Fausto-Sterling, *Sexing the Body: Gender Politics and the Construction of Sexuality* (2000) [hay trad. cast.: *Cuerpos sexuados: políticas de género y la construcción de la sexualidad*, Melusina, 2006]; y Judith Butler, *Gender Trouble: Feminism and the Subversion of Identity* (1990) [hay trad. cast.: *El género en disputa: el feminismo y la subversión de la identidad*, Paidós, 2016].

5. Manuscrito inédito titulado «Vera narrazione delle operationi delle donne», traducido en Fabio Boni, «La riflessione di Torquato Tasso sulla donna nel *Discorso della virtù feminile e donnesca*», *Annales Universitatis Paedagogicae Crocoviensis, Studia de Cultura* 9 (1) 2017, p. 216.

6. Anon, *Il costume delle donne incomenzando de la pueritia per fin al maritar* (1525). Para más información sobre la educación de las niñas, véase Elizabeth Cohen y Margaret Reeves (eds.), *The Youth of Early Modern Women* (2018), pp. 217-276.

7. Samuel Cohn, «Women and Work in Renaissance Italy», en Judith Brown y Robert Davis (eds.), *Gender and Sexual Culture in Renaissance Italy* (1998).

8. Girolamo Manfredi, *Opera nova intitulata il Perche* (1523), sin paginar.

9. Nikola Koepke y Joerg Baten, «The biological standard of living in Europe during the last two millennia», *European Review of Economic History* 9 (2005), pp. 78-79.

10. Stefano Colagrande *et al.*, «Teeth of the Renaissance: A Paleopathological and Historic-Medical Study on the Jaws of the Medici Family», *Journal of Forensic Radiology and Imaging* (2013).

11. Para un resumen de los principales debates sobre este tema, incluida la influyente idea de Thomas Laqueur del «cuerpo unisexo», véase Katharine Park, «Cadden, Laqueur, and the "One-Sex Body"», *Medieval Feminist Forum* 46 (2010).

12. Gianna Pomata, «Was there a *Querelle des Femmes* in Early Modern Medicine?», *Arenal* (2013), p. 335.

13. Para una traducción de *La Calandria*, de Dovizi, junto con otras cuatro comedias influyentes de principios del siglo XVI, véase Laura Giannetti y Guido Ruggiero (trad. y ed.), *Five Comedies from the Italian Renaissance* (2003).

14. Véanse los muchos ejemplos en Laura Giannetti, *Lelia's Kiss: Imagining Gender, Sex and Marriage in Italian Renaissance Comedy* (2016), pp. 1-61; sobre cómo los estudios transgénero pueden arrojar nueva luz sobre estas cuestiones, véase el número especial de Simone Chess, Colby Gordon y Will Fisher del *Journal for Early Modern Cultural Studies* (2019).

15. Hay muchos escritos ahora sobre la androginia en el arte del siglo XVI. Sobre Leonardo, véase Maya Corry, *Beautiful Bodies: Sexuality, Spirituality and Gender in Leonardo's Milan* (de próxima aparición); sobre Miguel Ángel, véase Francesca Falletti y Jonathan Nelson, *Venus and Love: Michelangelo and the New Ideal of Beauty* (2002). Sobre la androginia, la sexualidad y el neoplatonismo, véase Katherine Crawford, «Marsilio Ficino, Neoplatonism and the Problem of Sex», *Renaissance and Reformation* 40 (2004).

16. Burchard, «Liber Notarum», *Rerum Italicarum Scriptores* 32, vol. 2, p. 80.

17. Giannetti, *Lelia's Kiss*, p. 30. Sobre las trabajadoras sexuales que vestían ropa de hombre, véase Tessa Storey, «Clothing Courtesans: Fabrics, Signals and Experiences», en Catherine Richardson (ed.), *Clothing Culture 1350-1650* (2016), pp. 96-99.

18. Sherry Velasco, *The Lieutenant Nun: Transgenderism, Lesbian Desire and Catalina de Erauso* (2021). Velasco explica con detalle el uso de los pronombres femeninos para Erauso en su introducción y yo sigo su ejemplo. Las memorias de Erauso están traducidas al inglés; véase Catalina de Erauso, *Lieutenant Nun: Memoir of a Basque Transvestite in the New World*, trad. de Michele Stepto y Gabriel Stepto (1996). [Original: *Historia de la Monja Alférez, Catalina de Erauso, escrita por ella misma*, Cátedra, 2016.]

19. Citado por Michael Stepto, «Introduction» a Erauso, *Lieutenant Nun*, xxxiii-xxxiv. Doy las gracias a Stephen Bowd, un especialista en las mujeres de la Edad Moderna y la guerra, por esta fascinante referencia. Para un análisis de los ungüentos para mantener los pechos pequeños, véase el capítulo 8.

20. Para un estudio reciente, que recopila una gran cantidad de pruebas de la Edad Media y los inicios del Renacimiento, véase Leah DeVun, *The Shape of Sex: Nonbinary Gender from Genesis to the Renaissance* (2021); para la Edad Moderna, véase el número especial del *Journal for Early Modern Cultural Studies* 19 (2019), editado por Simone Chess, Colby Gordon y Will Fisher.

21. Moderata Fonte, *Floridoro: A Chivalric Romance*, trad. y ed. de Valeria Finucci y Julia Kisacky. Mi análisis está en deuda con la introducción de Finucci.

22. Fonte, *The Worth of Women*, p. 61.

Capítulo 3. La *sprezzatura* y el aspecto natural

1. Philippe Bernard *et al.*, «The Face of Sexualization: Faces Wearing Makeup Are Processed Less Configurally than Faces Without Makeup», *International Review of Social Psychology* 32 (2019).

2. Marguerite Johnson, *Ovid on Cosmetics: Medicamina Faciei Femineae and Related Texts* (2016), p. 105.

3. Sobre las objeciones a la «pintura» en Inglaterra, véase Farah

Karim-Cooper, *Cosmetics in Shakespearean and Renaissance Drama* (2012). Hubo ataques similares contra la «pintura» en Italia y en otros lugares.

4. Marinella, *The Nobility and Excellence of Women, and the Defects and Vices of Men*, trad. de Anne Dunhill con una introducción de Letizia Panizza (1999), p. 167.

5. Alessandro Piccolomini, *Raffaella or Rather A Dialogue of the Fair Perfectioning of Ladies*, trad. de John Nevinson (1968), p. 33; Agnolo Firenzuola, *On the Beauty of Women*, trad. y ed. de Konrad Eisenbichler y Jacqueline Murray (1992), p. 54.

6. Marinello, *Ornamenti*, 32r. A menos que se indique lo contrario, utilizo la versión de 1562 del texto.

7. Isabella Andreini, *Mirtilla Pastorale* (1588), pp. 48-50. Para una traducción y un análisis completo en inglés, véase Andreini, *Mirtilla, A Pastoral: A Bilingual Edition*, ed. de Valeria Finucci y trad. Julia Kisacky (2018).

8. Andreini, *Rime d'Isabella Andreini padouana comica Gelosa* (1601). Citado y analizado en Ferracuti, «Reflections of Isabella: Hermaphroditic Mirroring in *Mirtilla* and Giovan Battista Andreini's *Amor nello specchio*», *California Italian Studies* 5 (2014), p. 125.

9. Jacob Burckhardt, *The Civilization of the Renaissance in Italy*, trad. de S. G. C. Middlemore (1990), p. 181 [hay trad. cast.: *La cultura del Renacimiento en Italia*, Akal, 2017].

10. Debora Shuger, «The "I" of the Beholder: Renaissance Mirrors and the Reflexive Mind», en Patricia Fumerton y Simon Hunt (eds.), *Renaissance Culture and the Everyday* (1999).

11. Citado y traducido por Peter Thornton, *The Italian Renaissance Interior, 1400-1600* (1991), p. 236.

12. Thornton, *The Italian Renaissance Interior*, p. 238.

13. Véase Vincenzo Ilardi, *Renaissance Vision from Spectacles to Telescopes* (2007), pp. 198-199.

14. Bigolina, *Urania: A Romance*, trad. y ed. de Valeria Finucci (2007), p. 89.

15. Valeria Finucci, «Bigolina, Giula (*c.* 1518-*c.* 1569)», en la página web de escritoras italianas (www.lib.uchicago.edu/efts/IWW/BIOS/A0080.html) y también la introducción de Finucci a su traducción de *Urania*.

16. Chiara Matraini, *Selected Poetry and Prose: A Bilingual Edition* (2009), pp. 102-103.

17. Tullia d'Aragona, *Dialogue on the Infinity of Love*, trad. de Rinaldina Russell y Bruce Merry (1997). Para un resumen de este y otros textos clave, Letizia Panizza, *A History of Women's Writing in Italy* (2000), pp. 65-73.

18. Lodovico Domenichi, *La nobiltà delle donne* (1549), 9v.

19. Sobre Huarte, véase Javier Virués-Ortega *et al.*, «A Systematic Archival Inquiry on Juan Huarte de San Juan (1529-88)», *History of the Human Sciences* 24 (2011).

20. Huarte, *Essamina de gli'ingegni de gli huomini* (1603), pp. 449-456.

21. Bartolomeo Della Rocca, *Physiognomiae et chiromantiae compendium* (1536). Para un análisis fascinante de la relación entre apariencia e identidad, véanse las obras de Valentin Groebner, sobre todo *Who Are You?: Identification, Deception and Surveillance in Early Modern Europe*, trad. de Mark Kyburz y John Peck (2007), and «Complexio/Complexion: Categorizing Individual Natures 1250-1600», en Lorraine Daston y Fernando Vidal (eds.), *The Moral Authority of Nature* (2004).

22. La traducción al inglés de la versión italiana es mía: Juan Luis Vives, *De l'ufficio del marito, come si debba portare uerso la moglie ...* (1546), 86r-94r. Refleja más o menos el texto original de Vives.

23. Domenichi, *Dialoghi di Lodovico Domenichi ...* (1562), pp. 119-120.

24. Versión de Matteo Palma, *Anatomia d'amore profano* (1628), p. 351.

25. Para una visión general de estos consejos, véase Sandra Cavallo y Tessa Storey, *Healthy Living in Late Renaissance Italy* (2013).

26. El análisis más completo de esta tendencia en la medicina académica es Maria Carla Gadebusch Bondio, *Medizinische Ästhetik: Kosmetik und plastische Chirurgie zwischen Antike und früher Neuzeit* (2005). Gadebusch Bondio señala que la relación galénica entre la belleza, la salud y la medicina también fue importante en la medicina medieval, con discusiones sobre este tema en *El canon de medicina*, de Ibn Sina (Avicena), de 1025.

27. Gabriele Falloppio, «De decoratione», en *Opera omnia* (1600), pp. 325-344.

28. Marinello, *Ornamenti*, 111v-112r.

Capítulo 4. La cultura de la belleza renacentista ¿era opresiva o empoderadora?

1. Laura Cereta, *Collected Letters of a Renaissance Feminist*, trad. de Diana Robin (2007), pp. 72-80. Estas cartas están llenas de información sobre la vida de Cereta como una erudita pionera.

2. Cereta, *Collected Letters*, p. 61.

3. *Ibid.*, p. 79.

4. *Ibid.*, p. 85.

5. *Ibid.*, p. 83.

6. Isotta Nogarola, *Complete Writings: Letterbook, Dialogue on Adam and Eve, Orations*, ed. y trad. de Margaret King y Diana Robin (2003), p. 6.

7. Para una visión general de estos cambios en el siglo XIX y principios del XX, véase la introducción de Monika Pietrzak-Franger a *Women, Beauty and Fashion* (2014).

8. Para un análisis de estos temas, véase Naomi Wolf, *The Beauty Myth: How Images of Beauty are Used Against Women* (1990) [hay trad. cast.: *El mito de la belleza*, Salamandra, 1992]; Chidera Eggerue, *What a Time to Be Alone: The Slumflower's Guide to Why You Are Already Enough* (2018); Florence Given, Women Don't Owe You Pretty (2020) [hay trad. cast.: *Mi belleza no es cosa tuya*, Lunwerg Editores, 2021]. Para una introducción al pensamiento de Wollstonecraft, Martina Reuter, *Mary Wollstonecraft* (2022).

9. Giuseppe Passi, *I donneschi diffetti* (1599), p. 164. Para una traducción al inglés y una fascinante discusión del contexto de la obra de Passi, véase Suzanne Magnanini, «Giuseppe Passi's Attacks on Women in *The Defects of Women*», en Julie D. Campbell y Maria Galli Stampino (eds.), *In Dialogue with the Other Voice in Sixteenth-Century Italy: Literary and Social Contexts for Women's Writing* (2011), pp. 143-194.

10. Sobre la biografía de Christine, véase Rebecca Kingston y Sophie Bourgault, «Christine de Pizan: Her Works, Her Times», en de Pizan, *The Book of the City of Ladies and Other Writings*, trad. de Ineke Hardy (2018), pp. ix-xliv.

11. De Pizan, *The Book of the City of Ladies*, p. 180.

12. Fonte, *The Worth of Women*, p. 236.

13. Letizia Panizza, «Introduction to the Translation», en Lucrezia Marinella, *The Nobility and Excellence of Women, and the Defects and*

Vices of Men, trad. de Anne Dunhill (1999), p. 1 [hay trad. cast.: *La nobleza y la excelencia de las mujeres*, Arcibel, 2013].

14. Marinella, *The Nobility and Excellence of Women*, pp. 57-63.

15. *Ibid*., pp. 166-167.

16. Fonte, *The Worth of Women*, p. 235.

17. Todos estos ejemplos y otros más se examinan en Catherine Kovesi Killerby, «Heralds of a Well-Instructed Mind?: Nicolosa Sanuti's Defence of Women and Their Clothes», *Renaissance Studies* 13 (1999), pp. 255-258.

18. Killerby, «Heralds», pp. 263-269.

19. Analizado por la maravillosa Tiziana Plebani, «Scritture di donne nel Rinascimento italiano», en *Umanesimo ed educazione*, eds. Gino Belloni y Ricardo Drusi, vol. 2, *Il Rinascimento Italiano e l'Europa* (2007), p. 243. El original es *Declamatione delle gentildonne di Cesena intorno alle pompe* (1575), sin paginar.

20. Aunque algunos investigadores sostienen que Marinella no está usando las palabras en un sentido literal, sino empleando la «subversión encubierta»: véase Amy Sinclair, «*Insinuatio* in Lucrezia Marinella's *Esortationi alle donne* (1645): Exhorting Marital Harmony And Insinuating Feminist Critique», *Renaissance Studies* 34 (2020).

21. Lucrezia Marinella, *Exhortations to Women and to Others If They Please*, trad. de Laura Benedetti (2012).

Capítulo 5. Consejos de belleza para novias

1. Estoy en deuda con Katherine A. McIver, *Women, Art, and Architecture in Northern Italy, 1520-1580: Negotiating Power* (2006), pp. 17-55, por su descripción de la educación de Isabella Pallavicina, incluida una completa exposición de la vida de su fascinante madre, Camilla. Para el listado de joyas de Camilla para Isabella, p. 249. Isabella es quizás más conocida ahora por tener en su corte a una de las «maravillosas chicas peludas», Antonietta Gonzales, a la que retrató Lavinia Fontana: véase Merry Wiesner Hanks, *The Marvellous Hairy Girls: The Gonzales Sisters and Their Worlds* (2009).

2. Baltimore, Walters Art Museum, MS 478, f. 5v. El texto completo está digitalizado: www.thedigitalwalters.org/Data/WaltersMa-

nuscripts/html/W478. Mi agradecimiento a Montserrat Cabré por haberme hablado por primera vez de este fascinante manuscrito.

3. Las cajas de almizcle dejaban su olor en cualquier persona que las utilizara, una especie de «marcado» de futuras esposas. Como se creía que el almizcle era un afrodisíaco «excitante», estaba especialmente indicado como regalo de boda. Sobre la cultura material del cortejo y el matrimonio, véase Andrea Bayer (ed.), *Art and Love in Renaissance Italy* (2008), especialmente el ensayo de Deborah L. Krohn «Rites of Passage: Art Objects to Celebrate Betrothal, Marriage and the Family», y Jacqueline Musacchio's *Art, Marriage and Family in the Florentine Renaissance Palace* (también de 2008).

4. Existen varias traducciones de estas cartas. Para los lectores en inglés, la versión más completa es Alessandra Macinghi Strozzi, *Letters to Her Sons, 1447-1470*, ed. y trad. de Judith Bryce (2016). He utilizado la edición bilingüe, lo que me permitió hacer algún que otro cambio en la traducción: Heather Gregory trad. y ed., *Selected Letters of Alessandra Strozzi: Bilingual Edition* (1997). Para más información sobre Alessandra, véase Ann Crabb, *The Strozzi of Florence: Widowhood and Family Solidarity in the Renaissance* (2000).

5. Marco Spallanzani, «L'abito di Fiammetta Adimari Strozzi alle nozze del Magnifico», *Archivio storico Italiano* (2012). Para una visión más positiva de la agencia de las novias del siglo XVI a en la elección de la ropa, véase Megan Moran, «Young Women Negotiating Fashion in Early Modern Florence», en Elizabeth S. Cohen y Margaret Reeves (eds.), *The Youth of Early Modern Women* (2018).

6. Uso el apellido «Pallavicina» porque es así como se la llamaba en los textos de la época; las mujeres del norte de Italia a veces feminizaban sus apellidos (Lucrezia Marinella también lo hizo). Los historiadores, sin embargo, suelen referirse a ella con la forma masculina de su apellido de soltera, Pallavicino, y/o añadir su nombre de casada, Lupi. Independientemente del apellido que se use, Isabella merece una mayor atención histórica. Estoy en deuda con Lisa Sampson, «Between Court and Academy. Isabella Pallavicino Lupi and Angelo Ingegneri's *Danza di Venere* (1584)», en Stefano Jozza y Giuliana Pieri (eds.), *Chivalry, Academy and Cultural Dialogues. The Italian Contribution to European Culture* (2016); Brian Richardson, *Women and the Circulation of Texts in Renaissance Italy* (2020), p. 36; Virginia

Cox, *The Prodigious Muse: Women's Writing in Counter-Reformation Italy* (2011), p. 265.

7. Para más información sobre los irresistibles retratos de Moroni, Aimee Ng (ed.), *Moroni: The Riches of Renaissance Portraiture* (2019). Valerio Sampieri ha recopilado la poesía de Lucia Albani Avogadro, incluida una útil lista de fuentes: www.academia.edu/39722704/Poesie_di_Lucia_Albani.

8. Sobre Aquino y su contexto, véase Montserrat Cabré, «Beautiful Bodies», en *A Cultural History of the Human Body in the Middle Age*, ed. de Linda Kalof (2010), esp. p. 135.

9. Woolley es un personaje fascinante; para más información sobre este «autora célebre», véase Margaret Ezell, «Cooking the Books, or, The Three Faces of Hannah Woolley», en Michelle Di Meo y Sara Pennel (eds.), *Reading and Writing Recipe Books 1550-1800* (2013).

10. El libro está salpicado de estas advertencias: Marinello, *Ornamenti*, 69v, 82r, 88r, 123r, 152v, 156r, 205v.

11. Marinello, *Ornamenti*, 2r.

12. Sobre Isabella y otras mujeres relacionadas con academias literarias, véase Virginia Cox, «Members, Muses, Mascots: Women and Italian Academies», en Jane E. Everson *et al.*, *The Italian Academies 1525-1700: Networks of Culture, Innovation and Dissent* (2016); también Richardson, *Women and the Circulation of Texts*, p. 36.

13. De Angelo Ingegneri en Torquato Tasso, *Gerusalemme Liberata* (1581).

14. El primer verso dice: «Calisa, chiome d'oro a l'aure estive». Véase Torquato Tasso, *Rime*, ed. de Bruno Basile (1994), p. 872.

15. Mutio Manfredi, *Cento donne cantate da Mutio Manfredi* (1630), p. 145.

16. Antonio Querenghi, *Poesie volgari* (1626), p. 43.

17. Sobre «Calisa», véase Carla Perrone, «"So che donna amo donna...": La *Calisa* di Maddelena Campiglia», en *Les femmes écrivains en Italie au Moyen Age et à la Renaissance* (1994).

18. Para más información sobre Maddalena Campiglia, véase la introducción a su obra *Flori, a Pastoral Drama: A Bilingual Edition*, trad. de Virginia Cox y Lisa Sampson (2004); y Philiep Bossier, «Female Writing and the Use of Literary Byways: Pastoral Drama by Maddalena Campiglia (1553-1595)», en Anke Gilleir *et al.* (eds.), *Women Writing*

Back/Writing Women Back: Transnational Perspectives from the Late Middle Ages to the Dawn of the Modern Era (2010). Para un análisis de la obra de Campiglia en un contexto más amplio, véase Virginia Cox, *Women's Writing in Italy 1400-1650* (2008), esp. p. 157.

19. Estoy en deuda con el ensayo de Lisa Sampson, «Between Court and Academy. Isabella Pallavicino Lupi and Angelo Ingegneri's *Danza di Venere* (1584)», en Stefano Jozza y Giuliana Pieri (eds.), *Chivalry, Academy and Cultural Dialogues. The Italian Contribution to European Culture* (2016).

Capítulo 6. Caras blancas

1. Sobre el estereotipo de la *mammy*, véase Kimberly Wallace-Sanders, *Mammy: A Century of Race, Gender and Southern Memory* (2008). Sobre la representación en la pintura renacentista italiana de las personas negras, incluidos los sirvientes y los esclavos, véase Paul H. D. Kaplan, «Italy, 1490-1700», en David Bindman *et al. (eds.), The Image of the Black in Western Art III part 1. From the «Age of Discovery» to the Age of Abolition*, y más abajo para más información sobre este cuadro en concreto.

2. Gracias a las exhaustivas investigaciones archivísticas de las últimas décadas, ahora tenemos una idea mucho más precisa de la arraigada diversidad de la población europea. En Europa vivían personas originarias de África (septentrional y subsahariana) como esclavos y personas libres. Para una visión general en inglés, véase Olivette Otele, *Black Europeans: An Untold History* (2020), capítulos 2 y 3. Para un análisis clásico general de la esclavitud en la Italia a principios de la Edad Moderna, véase Charles Verlinden, *L'esclavage dans l'Europe Médiévale, vol 2. Italie, colonies italiennes du Levant, Levan Latin, Empire byzantin* (1977). Sobre los esclavos musulmanes, capturados por lo general en incursiones por el Mediterráneo, véanse sobre todo los trabajos de Salvatore Bono, como *Schiavi: una storia mediterranea (XVI-XIX secolo)* (2016), pp. 141-150, sobre las esclavas; también hubo europeos cristianos que fueron capturados como esclavos y retenidos en el norte de África; ambas partes utilizaron a menudo la esclavitud como un pretexto para pedir un rescate. Sobre las esclavas domésticas (por lo general mujeres), Sally McKee, «Domes-

tic Slavery in Renaissance Italy», *Slavery and Abolition*, 29 (2008) y Stefania Salvi, «Donne, schiave e concubine in età moderna. Riflessioni storico-giuridiche», en Alessandra Bassani y Beatrice del Boeds, *Schiave e schiavi. Riflessioni storiche e giuridiche* (2020); sobre el temprano comercio de esclavos con el África subsahariana, Sergio Tognetti, «The Trade in Black African Slaves in Fifteenth-Century Florence», *Black Africans in Renaissance Europe* (2005).

3. Kim F. Hall, *Things of Darkness: Economies of Race and Gender in Early Modern England* (1995). De fecha más reciente, Farah Karim-Cooper, «The Materials of Race: Staging the Black and White Binary in the Early Modern Theatre», en *The Cambridge Companion to Shakespeare and Race*, ed. de Ayanna Thompson (2021); y Kimberly Poitevin, «Inventing Whiteness: Cosmetics, Race and Women in Early Modern England», *Journal for Early Modern Cultural Studies* 11 (2011). Erin Griffey ha analizado la importancia política de la tez en «"The Rose and Lily Queen": Henrietta Maria's Fair Face and the Power of Beauty at the Stuart Court», *Renaissance Studies* (2021).

4. Para una visión general de esta fascinante y creciente bibliografía, véase Peter Erickson y Kim Hall, «"A New Scholarly Song": Rereading Early Modern Race», *Shakespeare Quarterly* 67 (2016). El término «geohumoralismo» fue acuñado por Mary Floyd-Wilson en «English Epicures and Scottish Witches», *Shakespeare Quarterly* 57 (2006).

5. Saidiya Hartman, *Lose Your Mother: A Journey Along the Atlantic Slave Route* (2008). Sobre el cuadro de Couwenbergh, ahora expuesto en el Museo de Bellas Artes de Estrasburgo, véase Diane Wolfthal, *Images of Rape: The Heroic Tradition and Its Alternatives* (1989), pp. 187-193.

6. Mi agradecimiento a Patricia Allerston, quien me mencionó por primera vez estos fascinantes tatuajes hará unos quince años, lo que llevó a mi antigua estudiante de la Universidad de Edimburgo Sarah Mitchell a completar una maravillosa tesis sobre esta figura en 2009 (¡esto hace que me siente bastante vieja!). La historia de esta mujer también se cuenta en el libro de próxima aparición de Evelyn Welch, *Renaissance Skin*, cuyo manuscrito tuve la suerte de leer.

7. Cynthia Becker, *Amazigh Arts in Morocco: Women Shaping Berber Identity* (2006), pp. 56-58.

8. Para un análisis de este tema, véase Diane Wolfthal, *Household Servants and Slaves: A Visual History, 1300-1700* (2022).

9. Bono, «Schiavi europei e musulmani (Sec. XVI-XIX)», *Oriente Moderno* 91 (2011); Bono, *Schiavi. Una storia mediterranea. Sec. XVI-XIX* (2016); Stefania Salvi, «Donne, schiave e concubine in età moderna. Riflessioni storico-giuridiche», *Schiave e schiavi. Riflessioni storiche e giuridiche* (2020), p. 189; Stefan Hanß, «Hair, Emotions and Slavery in the Early Modern Habsburg Mediterranean», *History Workshop Journal* 87 (2019).

10. Sobre la práctica de poner nombre a los esclavos, véase Steven A. Epstein, *Speaking of Slavery: Color, Ethnicity, and Human Bondage in Italy* (2018), pp. 24-33.

11. Noel Malcolm, *Rebels, Believers, Survivors: Studies in the History of the Albanians* (2020), pp. 90-91.

12. E. Natalie Rothman, «Becoming Venetian: Conversion and Transformation in the Seventeenth-Century Mediterranean», *Mediterranean Historical Review* 21 (2006).

13. Todos los ejemplos de G. Lorenzi (ed.), *Leggi e memorie Venete sulla prostituzione fino alla caduta della republica* (1870).

14. Jonathan Seitz, *Witchcraft and Inquisition in Early Modern Venice* (2011), pp. 13-14, 78-79.

15. Esta no es la única Venus negra en el Museo Metropolitano; también hay una escultura de bronce holandesa de alrededor de 1600 de una mujer desnuda que se mira en un espejo (véase www.metmuseum.org/art/collection/search/195447). Estas estatuillas se examinan en Joaneath Spicer, «European Perceptions of Blackness», en *Revealing the African Presence in Renaissance Europe*, pp. 51-52.

16. Véase Spicer, «European Perceptions of Blackness», pp. 47-54. Véanse también los ensayos enThomas Earle y Kate Loweeds (eds.), *Black Africans in Renaissance Europe* (2010).

17. Para un relato completo de su vida, véase Linda M. Heywood, *Njinga of Angola: Africa's Warrior Queen* (2018). En 1669 publicó en Nápoles un relato de su conversión Francesco Maria Gioia, *La maravigliosa conversione alla santa fede di Cristo della Regina Singa e del suo Regno di Matamba nell'Africa meriodionale*; para una imagen de su negociación con los portugueses, véase Giovanni Antonio Cavazzi, *Istorica descrizione de tre regni Congo, Matamba et Angola* (1687), p. 605.

18. La traducción es mía. Para el original, véase Patrizia Bettella, *The Ugly Woman: Transgressive Aesthetic Models in Italian Poetry from the Middle Ages to the Baroque* (2005), pp. 146-147. Bettella ofrece una traducción en prosa que difiere ligeramente de la mía. También analiza otros poemas de este período que elogian la belleza negra (pp. 144-151).

19. Spicer, «European Perceptions of Blackness».

20. Francesco Malaguzzi Valeri, *La corte di Lodovico il Moro, la vita privata e l'arte a Milano nella seconda metà del quattrocento* (1913), p. 134.

21. Sally McKee, «Domestic Slavery in Renaissance Italy», *Slavery & Abolition: A Journal of Slave and Post-Slave Studies* 29 (2008), p. 305.

22. Sobre estos documentos, véase Paul Kaplan, «Isabella d'Este and Black African Women», en *Black Africans in Renaissance Europe*, eds. Earle y Lowe (2005), pp. 125-154.

23. Sobre esta reflexiva interpretación reciente de este retrato, además de enlaces a lecturas adicionales, véase Sabine Engel, «Titian's *Portrait of Laura Dianti:* Appropriation and Transformation between Orient and Occident», *Studi Tizianeschi* (2019).

24. Kaplan «Italy, 1490-1700», pp. 109-110.

Capítulo 7. Ponerse en forma

1. Archivio di Stato di Mantova, Archivio Gonzaga, *Corrispondenza, Copialettere Originali*, Minute, Busta 2993, copialettere 10, f. 7v, 13 de marzo de 1499 (reproducida *online* en www.isabelladestearchive.org). Analizada con una traducción ligeramente diferente en Beverly Brown, «Portraiture at the Courts of Italy», en Keith Christiansen y Stefan Weppelmann eds., *The Renaissance Portrait: From Donatello to Bellini* (2011), p. 46.

2. Alessandro Luzio y Rodolfo Renier, *Mantova e Urbino: Isabella d'Este ed Elisabetta Gonzaga nelle relazioni famigliari...* (1893), pp. 57-58, n. 3.

3. Alessandro Luzio, *La galleria dei Gonzaga venduta all'Inghilterra nel 1627-28* (1913), pp. 236-237.

4. Mi agradecimiento a mi amiga Sarah Cockram por esta referencia: véase su libro *Isabella d'Este and Francesco Gonzaga: Power Sharing at the Italian Renaissance Court* (2013), p. 162.

5. Sobre esta historia, en el contexto del interés por la figura masculina, véase Timothy McCall, *Brilliant Bodies: Fashioning Courtly Men in Early Renaissance Italy* (2022), p. 5.

6. Para las cifras de la OMS, véase «Obesity and overweight» factsheet, 2018 - www.who.int/en/news-room/fact-sheets/detail/obesity-and-overweight. Para las cifras de Estados Unidos, véase Cheryl D. Fryar et al., «Prevalence of Overweight, Obesity and Severe Obesity among Adults aged 20 and over: United States 1960-1962 through 2015-2016», *Health E-Stats* (2018).

7. Recientemente ha habido mucho interés en la historia de la gordura. Para ensayos generales, véase Georges Vigarello, *The Metamorphoses of Fat: A History of Obesity* (2013) y Christopher Forth, *Fat: A Cultural History of the Stuff of Life* (2019). Sobre la gordura específicamente en la Edad Moderna, véase Michael Stolberg, «*Abhorreas pinguedinem*: Fat and Obesity in Early Modern Medicine (*c.* 1500-1750)», *Studies in the History and Philosophy of Biological and Biomedical Sciences* (2012) y el libro de próxima publicación que estoy editando con Holly Fletcher y Christine Ott, *Fat Bodies in Early Modern Europe*.

8. Ugo Benzi, *Trattato circa la conservazione de la sanitade* (1481), 7r 9 Florencia, Archivio di Stato, Mediceo del Principato 5, f. 330; transcrito para el Medici Archive Project por Bruce Edelstein (bia.medici.org).

9. Florencia, Archivio di Stato, Mediceo del Principato 5, f. 330; transcrito para el Medici Archive Project por Bruce Edelstein (bia.medici.org).

10. McCall, *Brilliant Bodies*, esp. pp. 81-116, analiza el atractivo de una pierna masculina bien formada para los espectadores del Renacimiento, tanto hombres como mujeres.

11. Herbert S. Klein y Ben Vinson, *African Slavery in Latin America and the Caribbean* (2007), pp. 14-19.

12. Luca Landucci, *A Florentine Diary from 1450 to 1516*. Trad. Alice de Rosen Jervis (1927), p. 272.

13. Santorio Santorio, *De statica medicina*, publicado por primera vez en 1614. Un grupo de investigadores alemanes ha reconstruido recientemente la máquina para pesar de Santorio para comprender con mayor precisión cómo se usaba: véase Teresa Hollerbach, «The Wei-

ghing Chair of Sanctorius Sanctorius: A Replica», *NTM Journal of the History of Science, Technology and Medicine* 26 (2018).

14. Benzi, *Trattato circa la conservazione*, G1v.

15. Marinello, *Ornamenti*, 29v.

16. Hubo un nuevo interés en tratar la obesidad como un problema médico en las clases en la Universidad de Padua entre mediados y finales del siglo XVI; una útil recopilación de los enfoques de los médicos de la obesidad se puede encontrar en Maria Carla Gadebusch Bondio, *Medizinische Ästhetik: Kosmetik und plastische Chirurgie zwischen Antike und früher Neuzeit* (2005), pp. 120-125.

17. Falloppio, «De decoratione», en *Opera omnia* vol. 2 (1600), p. 328.

18. Mercuriale, *De decoratione liber* (1587), p. 21.

19. Para una visión general de este género antes de la imprenta, véase Donatella Lippi, *Díaita. Le regole della salute nei manoscritti della Biblioteca Medicea Laurenziana* (2010). Es indudable que Cornaro ocupa un lugar demasiado importante en la historia de la dieta: véase, por ejemplo, Louise Foxcroft, *Calories and Corsets: A History of Dieting over 2000 Years* (2012), pp. 34-36; Sander Gilman, *Diets and Dieting: A Cultural Encyclopedia* (2008), pp. 63-65.

20. Para un análisis de la «vida saludable» en este período, véase el excelente ensayo Cavallo y Storey, *Healthy Living in Late Renaissance Italy*.

21. Falloppio, «De decoratione», p. 328.

22. Florencia, Archivio di Stato, Mediceo del Principato 2010, f. 358; transcrito para el Medici Archive Project por Fabrizio Nevola (bia.medici.org).

23. Sandra Cavallo y Tessa Storey, «Healthy "Decorous" and Pleasant Exercise: Competing Models and the Practices of the Italian Nobility (Sixteenth to Seventeenth Centuries)», en *Sports and Physical Exercise in Early Modern Culture: New Perspectives on the History of Sports and Motion*, eds. Rebekka von Mallinckrodt y Angela Schattner (2016), pp. 175-177.

24. Alessandro Arcangeli, «Exercise for Women», en *Sports and Physical Exercise in Early Modern Culture*, p. 150.

25. Castiglione, *The Book of the Courtier* (2004), p. 179. Se analiza en Arcangeli, «Exercise for Women», p. 147.

26. Citado y analizado en Nancy Siraisi, *History, Medicine, and the Traditions of Renaissance Learning* (2007), p. 52.

27. Cavallo y Storey, *Healthy Living*, pp. 145-178. Se creía que las pinturas de paisajes mejoraban por sí mismas la salud. Sobre la relación entre la pintura, las largas galerías y la salud en este período, véase Frances Gage, *Painting as Medicine in Early Modern Rome: Giulio Mancini and the Efficacy of Art* (2016), en especial el capítulo 3.

28. Girolamo Mercuriale, *De arte gymnastica* (1569). Este libro está disponible *online* gracias a la Wellcome Collection y está lleno de ilustraciones fascinantes, que también utilizó Pirro Ligorio para decorar una sala del Palacio Ducal de Ferrara. Nancy Siraisi analiza este libro en un contexto más amplio en *History, Medicine and the Traditions of Renaissance Learning* (2007), pp. 42-52.

29. Examino las ideas sobre la proporción perfecta en «The Body in Artistic Theory and Practice», en Thomas Kren *et al.* (eds.), *The Renaissance Nude* (2018).

30. Niccolò Franco, *Dialogo … doue si ragiona delle bellezze* (1542), p. 23.

31. Agnolo Firenzuola, *Dialogo delle Bellezze delle Donne* (2.ª ed., 1552), 18v-19v. Curiosamente, la primera edición incluye la ilustración de un hombre inscrito en una circunferencia y un cuadrado.

32. Jeamson, *Artificiall Embellishments, or Arts Best Directions How to Preserve Beauty or Procure It* (1665), pp. 63-69. Agradezco a Katherine Walker-Meikle que me haya facilitado amablemente esta referencia.

33. Marinello, *Ornamenti*, 30v-31r.

Capítulo 8. «Bolsas de pechos», rinoplastias y labioplastias

1. R. Case, M. McNealy y B. Nutz, «The Lengberg Finds: Remnants of a Lost 15th-century Tailoring Revolution», en Milena Bravermanová, Helena Brezinová y Jane Malcolm-Davies (eds.), *Archaeological Textiles - Links between Past and Present. NESAT XIII* (2017).

2. Traducido y analizado en este contexto por Isis Sturtewagen en www.medievalsilkwork.com/2012/08/bra-shirts-in-written-sources.html.

3. Thessy Schoenholzer Nichols, «It does not need to be hard to hold», Frank Matthias Kammel y Johannes Pietsch (eds.), *Structuring Fashion: Foundation Garments through History* (2019) 29-37. Le agradezco a Sarah Bendall esta referencia y su asesoramiento sobre la ropa interior renacentista en general.

4. Marinello, *Ornamenti*, 253r-254r. Los remedios para mantener los pechos pequeños eran muy comunes en los textos de la Baja Edad Media y la Edad Moderna tardíos y modernos tempranos. Para los del primer período, véase Kim M. Philips, «The Breasts of Virgins: Sexual Reputation and Young Women's Bodies in Medieval Culture and Society», *Cultural and Social History* 15 (2018). Curiosamente, la soldado travestida Catalina de Erauso (de la que se habla en el capítulo 2) dijo que usó «un emplasto que le dio un italiano» para reducir el tamaño del pecho: «Cuando se lo puso le causó gran dolor; pero después sin hacerle otro mal, ni mal tratamiento surtió el efecto».

5. Para más información sobre esta pintura, que se encuentra en el Wadsworth Athenium en Connecticut, véase Jesse M. Locker, *Artemisia Gentileschi: The Language of Painting* (2015), pp. 137-141.

6. Marinello, *Ornamenti*, 276v.

7. Ann Rosalind Jones y Peter Stallybrass, «Busks, Bodices, Bodies», en Bella Mirabella (ed.), *Ornamentalism: The Art of Renaissance Accessories* (2011), p. 86.

8. Sarah Bendall, «To Write a Distick Upon It: Busks and the Language of Courtship and Sexual Desire in Sixteenth- and Seventeenth-Century England», *Gender and History* 26 (2014). Para una imagen de un *busk*, véase, por ejemplo www.metmuseum.org/art/collection/search/85399.

9. Para más información sobre la invención de bodis, *busks* y otras prendas interiores moldeadoras, véase Sarah Bendall, *Shaping Femininity: Foundation Garments, The Body and Women in Early Modern England* (2022).

10. Los historiadores de la moda han mejorado significativamente nuestro conocimiento de la ropa en la Edad Moderna gracias a una cuidadosa reconstrucción. Véase Hilary Davidson y Anna Hodson, «Joining Forces: The Intersection of Two Replica Garments», en Maria Hayward y Elizabeth Kramer eds., *Textiles and Text: Re-establishing the Links Between Archival and Object-Based Research: Postprints* (2007), y Bendall, *Fashioning Femininity*.

11. Montaigne, *Complete Essays*, traducido por Donald M. Frame (1958), p. 41 [hay trad. cast.: *Los ensayos*, Acantilado, 2007]. Analizado en Georges Vigarello, «The Upward Training of the Body from the Age of Chivalry to Courtly Civility», en Michel Feher (ed.), *Fragments for a History of the Human Body*, vol. 2 (1990), pp. 168-176.

12. Citado y analizado en relación con las transgresoras opciones de ropa interior de las monjas en Campagnol, *Forbidden Fashions*, pp. 63-64. Para una descripción de los *cassi longhi*, véase Annalisa Zanni *et al.*, *Velluti e moda: tra* XV *e* XVII *secolo* (1989), p. 170.

13. Véase el análisis de Bendall, *Shaping Femininity*, pp. 154-161.

14. Ludovico Gandini, *Lettione... sopra un dubbio, come il Petrarca non lodasse Laura espressamente dal naso* (1581), 18v. Para más información sobre Silvio Calandra, véase Guido Rebecchini, *Private Collectors in Mantua* (2002), pp. 168-169. Quinientos años más tarde, Amadeo Quondam se preguntó lo mismo en *Il naso di Laura: Lingua e posie lirica nella tradizione del Classicismo* (1991).

15. Mariacarla Gadebusch Bondio, «On the Function, Utility, and Fragility of the Nose: Early Modern Patients and Their Surgeons», *Nuncius* 32 (2017), pp. 50-51.

16. Gandini, *Lettione*, 5r.

17. Esta historia bastante compleja, enrevesada y a veces impactante se cuenta en profundidad en Paolo Savoia, *Gaspare Tagliacozzi and Early Modern Surgery: Faces, Men, and Pain* (2019).

18. Valentin Groebner, Defaced: The Visual Culture of Violence in the Late Middle Ages (2004), pp. 72-73.

19. Guido Ruggiero, *The Boundaries of Eros: Sex Crime and Sexuality in Renaissance Venice* (1985), pp. 33-35.

20. William Salmon en su *Ars chirurgica*, de 1698. Traducido y analizado en Emily Cock, *Rhinoplasty and the Nose in Early Modern British Medicine and Culture* (2019).

21. Probablemente la persona más famosa de este período que llevaba una prótesis nasal fue el astrónomo danés Tycho Brahe, que había perdido la nariz en un duelo. Para un examen general de las prótesis de nariz en la Edad Moderna, véase Cock, *Rhinoplasty and the Nose* (2019).

22. *The Works of Gwerful Mechain*, trad. y ed. de Katie Gramich (2018), p. 43.

23. Baldassare Olimpo degli Alessandri, *Gloria d'amore* (1522), p. 2.

24. *Eglogha pastoral de Philebbo e Dinarcho pastori: De le bellezze che debbe haver le donne* (1507).

25. Federico Luigini, *Il libro della bella donna* (1554), p. 55.

26. Juan Valverde, *La anatomia del corpo umano* (Giunti, 1586), 90v. [Original: *Historia de la composición del cuerpo humano*, Roma, 1556].

27. Lodovico Domenichi, *La nobiltà delle donne* (1549), 25v.

28. Daniela Hacke, *Women, Sex and Marriage in Early Modern Venice* (2004), pp. 158-160; Monica Green, *Making Women's Medicine Masculine* (2008), p. 43.

29. Véase Helen E. O'Connell *et al.*, «Anatomical Relationship between Urethra and Clitoris», *Journal of Urology* 159 (1998).

30. Las actitudes cambiantes en la Edad Moderna hacia el clítoris y la relación con las nuevas ideas sobre el lesbianismo, se examina en Valerie Traub, «The Psychomorphology of the Clitoris», *GLQ: A Journal of Lesbian and Gay Studies* 2 (1995), pp. 81-113; y Katharine Park, «The Rediscovery of the Clitoris: French Medicine and the Tribade 1570-1620», en *The Body in Parts: Fantasies of Corporality in Early Modern Europe*, eds. Carla Mazzio y David Hillman (1997). Leah DeVun ha realizado una investigación igualmente brillante acerca de las ideas sobre el sexo y el género en la cirugía genital practicada a personas con hermafroditismo en la Edad Media. Véase «Erecting Sex: Hermaphrodites and the Medieval Science of Surgery», *Osiris* 30 (2015), pp. 17-37. Véase también ahora *The Shape of Sex: Nonbinary Gender from Genesis to the Renaissance* (2021).

31. Se imprimieron ediciones en latín en París (1510), Venecia (1528, 1532 y 1553) y Basilea (1538); y en francés en 1540 y 1542.

32. Paulus Aegineta, *Libri septem* (1538), p, 400.

33. Otto Brunfels, *Onomastikon medicinae* (1534), n. p.

34. Citado, traducido y analizado en DeVun, «Erecting Sex», p. 24.

35. Scipione Mercurio, *La comare o ricoglitrice* (1596), pp. 46-47.

Capítulo 9. Caza de brujas y vello corporal

1. Carlo Ginzburg escribió un conocido ensayo sobre los *benandanti*, un grupo de hombres y mujeres que hacían excursiones espiri-

tuales nocturnas para luchar contra los brujos y brujas en el montañoso Friul, en el norte de Italia, pero luego acabaron transformándose ellos mismos en brujos: *The Night Battles: Witchcraft and Agrarian Cults in the Sixteenth and Seventeenth Centuries*, trad. de Anne Tedeschi y John A. Tedeschi (2011) [hay trad. cast.: *Los benandanti: brujería y cultos agrarios entre los siglos* XVI *y* XVII, Universidad de Guadalajara, 2005]. Para una visión general de estos primeros y mortíferos juicios contra brujas en Italia, véase Dinora Corsi, *Diaboliche, maledette e disperate. Le donne nei processi per stregoneria (secoli* XIV-XVI*)* (2013).

2. Tessa Storey, «Face Waters, Oils, Love Magic and Poison: Making and Selling Secrets in Early Modern Rome», en *Secrets and Knowledge in Medicine and Science 1500-1800*, eds. Elaine Leong y Alisha Rankin (2011), pp. 143-166.

3. Estos ejemplos proceden de Guido Ruggiero, *Binding Passions*, pp. 143-150.

4. Seitz, *Witchcraft and the Inquisition* (2011), p. 73.

5. Mary O'Neil, «Magical Healing, Love Magic and the Inquisition in Late Sixteenth-Century Modena», en Brian P. Levack (ed.), *New Perspectives on Witchcraft, Magic and Demonology*, vol. 5: *Witchcraft, Healing and Popular Diseases* (2001).

6. Mencionado en Jacqueline Boucher, *Deux épouses et reines à la fin du* XVIe *siècle: Louise de Lorraine et Marguerite de France* (1995), p. 91.

7. Francesco Maria Guazzo, *Compendium Maleficarum*, trad. de E. A. Ashwin (1988), sobre el uso de ungüentos de varios tipos: pp. 90, 99, 104, 184, 200, 202. Este ungüento «o les es dado por el demonio o lo elaboran ellos mismos con una habilidad diabólica» (p. 186).

8. Marinello (1562) 18v y 19v. En otro lugar, recomienda aplicar en la cara la sangre caliente de una gallina negra para eliminar las marcas negras (191r). Un remedio contra la calvicie recomienda quemar lagartos verdes, topos y erizos (junto con las espinas) y añadir después avispas, abejas y moscas, «tantas como se pueda», molerlo todo junto y mezclarlos con jugo de dragontea para provocar el crecimiento del cabello (40v). Hay muchas más recetas que resultan terriblemente truculentas para el lector moderno.

9. Aunque no se entienda su italiano, es desgarrador ver su escritura vacilante, que se vuelve cada vez más entrecortada hacia el final

del documento; Pietro Trifone, que ha transcrito y analizado cuidadosamente sus notas, ha subido imágenes de los documentos originales de los archivos estatales de Roma a academia.edu. Véase también su artículo «La confessione di Bellezze Ursini "strega" nella campagna Romana del Cinquecento», en *Contributi di Filologia dell'Italian Mediana* (1988), vol. 2. Hay un minucioso resumen de este caso en Corsi, *Diaboliche, maledette e disperate*, 135-144.

10. *Diaboliche, maledette e disperate*, p. 88.

11. Heinrich Kramer y Jacob Sprenger, *The Hammer of Witches*, trad. de Christoper S. Mackay (2006), pp. 552-554.

12. Analizado y contextualizado en Gary K. White, «Religion and Ritualized Belief», en Edith Snook (ed.), *A Cultural History of Hair in the Renaissance* (2021), p. 37. Para otras aportaciones sobre la historia del vello corporal y su eliminación, véase el ensayo pionero de Penny Howell Jolly, «Publics and Privates: Body Hair in Late Medieval Art», en Sherry Lindquist (ed.), *The Meanings of Nudity in Medieval Art* (2012); Jana Matthews, «Class and Social Status», en Edith Snook (ed.), *A Cultural History of Hair in the Renaissance*, en especial las pp. 139-142; Montserrat Cabré (con Fernando Salmón) «Health and Hygiene: Hair in the Medical Traditions in Roberta Milliken (ed.), *A Cultural History of Hair in the Middle Ages* (2022), p. 83.

13. Francesco Gabrieli (trad. y ed.), *Arab Historians of the Crusades* (1984), p. 78.

14. Citado en Susan Aykut, «Hairy Politics: Hair rituals in Ottoman and Turkish Society», *24th Annual Conference of the Australian Association for the Study of Religions* (1999).

15. Stefan Hanß, «Hair, Emotions and Slavery in the Early Modern Habsburg Mediterranean», *History Workshop Journal* 87 (2019), pp. 162 y 178; sobre la imagen, véase Weigel, *Habitus praecipuorum populorum* (1577), n.º 209. Disponible en Google Books.

16. Leigh Chipman, The World of Pharmacy and Pharmacists in Mamlūk Cairo (2010), p. 251.

17. Monica Green (trad. y ed.), *The Trotula: A Medieval Compendium of Women's Medicine* (2001), 113-114. Véase la p. 46 para su análisis sobre las mujeres musulmanas como fuente de recetas cosméticas.

18. Olindo Guerrini (ed.), *Ricettario galante, del principio del secolo XVI* (1883), pp. 51-60.

19. Uno de los dos libros de recetas de Sforza está publicado en Pier Desiderio Pasolini, *Caterina Sforza* (1893), véase la p. 653 para las recetas de depilatorios corporales.

20. Girolamo Ruscelli con el seudónimo Alessio Piemontese, *Secreti del reverendo donno Alessio Piemontese* (1564), pp. 100-101.

21. Montserrat Cabré y Carmen Caballero han realizado un trabajo crucial en este ámbito. Véase especialmente Carmen Caballero Navas (trad. y ed.), *El libro de amor de mujeres*: *Una compilación hebrea de saberes sobre el cuidado de la salud y la belleza del cuerpo femenino* (2003), pp. 44-45; y «The Care of Women's Health and Beauty: An Experience Shared by Medieval Jewish and Christian Women», *Journal of Medieval History* 34 (2008); Montserrat Cabré (con Fernando Salmón), «Health and Hygiene»; también me beneficié de la espléndida ponencia de Montserrat sobre este tema en la conferencia de la Renaissance Society of America en 2021.

22. Lodovico Domenichi, *La nobiltà delle donne* (1549), p. 27; Firenzuola, *On the Beauty of Women*, p. 14.

23. Marinello, *Ornamenti* (2.ª ed., 1574), 2r.

24. Véase, por ejemplo, Londres, Wellcome Library, MS. 772, recetas médicas y cosméticas. Giacomo Todeschino, *c.* 1575, 81v.

25. Piemontese, *Secreti* (1557), p. 122.

26. Véase, por ejemplo, *Opera nuova intitolata dificio de ricette* (1535), 5v. Curiosamente, las ediciones de los años veinte del siglo XVI del folleto del mismo nombre no incluyen las recetas de la *rusma*, lo que de nuevo sugiere que la moda de la depilación era cada vez mayor.

27. Pasolini, *Caterina Sforza*, p. 659.

28. Girolamo Ruscelli, *The Seconde Part of the Secretes of Master Alexis of Piemont*, trad. de William Warde (1560), p. 9.

29. Benjamin B. Roberts, *Sex and Drugs before Rock 'n' Roll: Youth Culture and Masculinity during Holland's Golden Age* (2012), p. 62.

30. Monica Green, *Making Women's Medicine Masculine: The Rise of Male Authority in Pre-Modern Gynaecology* (2008), pp. 178-180.

31. Copia del original de Hans Baldung, *Baño de mujeres con espejo*, *c.* 1600. Karlsruhe, Staatliche Kunsthalle. Para un análisis de estas pinturas y la obsesión cultural por los genitales femeninos, véase Bodo Brinkmann, «Baldung's Art Witches», en Brinkmann *et al.* (ed.), *Witches, Lust and the Fall of Man* (2007).

1. Sharon Strocchia y Ryan Kelly, «Picturing the Pox in Italian Popular Prints, 1550-1650», *Renaissance Studies* 2022.

2. Se han realizado muchos trabajos magníficos sobre las cortesanas renacentistas. Para una introducción general, véase Margaret Rosenthal, *The Honest Courtesan: Veronica Franco, Citizen and Writer in Sixteenth-Century Venice* (1992), cita en pp. 39-40. Hay una gran selección de ensayos en Martha Feldman y Bonnie Gordon (eds.), *The Courtesan's Arts: Cross-Cultural Perspectives* (2006) y sobre las cortesanas y la imaginación literaria, véase Duncan Salkeld, *Shakespeare Among the Courtesans: Prostitution, Literature, and Drama 1500-1650* (2012). Para una visión general académica reciente, véase Susanna Mantioni, *Cortigiane e prostitute nella Roma del XVI secolo* (2016).

3. Mi descripción de los inicios de la carrera de Sofonisba está en deuda con Michael Cole, *Sofonisba's Lesson: A Renaissance Artist and Her Work* (2020), p. 122. Véase también Leticia Ruiz Gómez (ed.), *A Tale of Two Women Painters: Sofonisba Anguissola and Lavina Fontana*, trad. de Jenny Dodman (2019). [Original: *Historia de dos pintoras: Sofonisba Anguissola y Lavinia Fontana*, Museo del Prado, 2019.] El artículo clásico sobre sus autorretratos es Mary D. Garrard, «Here's Looking at Me: Sofonisba Anguissola and the Problem of the Woman Artist», *Renaissance Quarterly* 47 (1994). Sobre el tiempo que pasó en la corte española (incluido un encantador relato de su baile a la luz de las antorchas), véase Cecilia Gamberini, «Sofonisba Anguissola at the Court of Philip II», en Sheila Barker (ed.), *Women Artists in Early Modern Italy: Careers, Fame and Collectors* (2016) y Almudena Pérez de Tudela, «Sofonisba Anguissola at the Court of Philip II», en Gómez, *A Tale of Two Women Painters* (2019).

4. Ahora en el Museo Nacional de Poznan, en Polonia.

5. Pintado alrededor de 1577-1578, ahora en el Museo Capodimonte de Nápoles.

6. Lodovico Domenichi, *La nobiltà delle donne* (1549), 29v.

7. Otras pintoras de la época (por ejemplo, Lavina Fontana y Plautilla Nelli) pintaron a mayor escala. Nelli también dirigió un taller desde su convento en Florencia. Para más investigaciones actualizadas y enlaces a otras publicaciones sobre las artistas de la Edad Moderna, véase la página web Art Herstory de Erika Gaffney: artherstory.net.

8. Cole, *Sofonisba's Lesson*, pp. 65 y 24.

9. Todas estas citas proceden de los prefacios de cada capítulo de Marinello, *Gli ornamenti*, donde describe las partes del cuerpo ideales.

10. Sobre Van Hemessen, véase Céline Talon, «Catharina van Hemessen's Self-Portrait: The Woman Who Took Saint Luke's Palette», en Elizabeth Sutton (ed.), *Women Artists and Patrons in the Netherlands (1500-1700)* (2019).

11. Sobre este bosquejo, véase www.britishmuseum.org/collection/object/ P_1957-1214-207-110. Esta visita se comenta en Barbara Tremelli, «Sofonisba Anguissola, "Pittora de Natura": A Page from Van Dyck's Italian Sketchbook», en Sheila Barker (ed.), *Women Artists in Early Modern Italy: Careers, Fame and Collectors* (2016).

12. Catherine King, «Looking a Sight: Sixteenth-Century Portraits of Woman Artists», *Zeitschrift Für Kunstgeschichte* 58 (1995), p. 399.

13. Es probable que este poema fuera recitado por Armani y publicado póstumamente. La traducción y el contexto del poema proceden de Virginia Cox, *Lyric Poetry by Women of the Italian Renaissance* (2013), p. 166.

14. Lori J. Ultsch, «Torquato Tasso: Discourse on Feminine and Womanly Virtue», en Julie D. Campbell y Maria Galli Stampino (eds.), *In Dialogue with the Other Voice in Sixteenth-Century Italy: Literary and Social Contexts for Women's Writing* (2011), p. 118; sobre la incompatibilidad de la elocuencia con la castidad, véase Lisa Jardine, «Isotta Nogarola: Women Humanists – Education For What?», *History of Education* 12 (1983).

15. Marinello, *Ornamenti*, 259r. Dice que las manos deben permanecer quietas por la misma razón.

16. Margaret Rose, «The First Italian Actresses, Isabella Andreini and the Commedia dell'Arte», en *The Palgrave Handbook of the History of Women on Stage*, eds. Jan Sewell y Clare Smout (2019), pp. 108-109. Para el texto original en latín y la traducción al italiano, véase Ferdinando Taviani, *La commedia dell'arte e la società barocca I: La fascinazione del teatro* (1969), pp. 86-89.

17. Esta descripción de Armani está en deuda con Eloisa Pierucci, «Vincenza Armani (Venezia, 1530 ca. Cremona, 11 settembre 1569)», *Drammaturgia* xv (2018). La cita procede de las pp. 283-284. Véase también, Serena Laiena, «Incarnating the Ideal: Vincenza Armani the

First Diva», en Elena Brizio y Marco Piana (eds.), *Idealizing Women in the Italian Renaissance* (2022).

18. Traducido y analizado en Richard Andrews, «Isabella Andreini and Others: Women on Stage in the Late Cinquecento», en Letizia Panizza (ed.), *Women in Italian Renaissance Culture and Society* (2000), p. 321, n. 23.

19. Pierucci, «Vincenza Armani», p. 281.

20. *Ibid.*, p. 272.

21. Encuentro el libro de Bonnie Gordon absolutamente revelador: *Monteverdi's Unruly Women: The Power of Song in Early Modern Italy* (2004). Véase el capítulo 1 para un análisis de la anatomía y la sexualidad en la canción.

22. Traducción de Richard Kolb en barbarastrozzi.com/piece/canto-di-bella-bocca. Es fácil encontrar interpretaciones de la obra de Barbara Strozzi en internet: una de mis favoritas es la que ejecuta el conjunto musical Constantinople de su *Amor dormiglione* (en la que la cantante intenta despertar a Cupido dormido).

23. Sobre la vida de Strozzi, véase Ellen Rosand, «Barbara Strozzi, "virtuosissima cantatrice": The Composer's Voice», *Journal of the American Musicological Society* 31 (1978) y Beth L. Glixon, «New Light on the Life and Career of Barbara Strozzi», *The Musical Quarterly* 81 (1997).

24. Este retrato es, probablemente, el documentado como pintado por Bernardo Strozzi para Giovanni Battista Franceschi en agosto de 1639. Véase Glixon, «New Light», p. 312.

25. Sobre este catálogo, véase Rosenthal, *The Honest Courtesan*, p. 66.

26. Esto incluye su retrato en *Mores Italiae* (Universidad de Yale), donde está completamente desnuda, y el del Worcester Art Museum, donde lleva poca ropa. Sobre Franco, en el contexto de la cultura material de las cortesanas venecianas, véase Patricia Fortini Brown, *Private Lives: Art, Architecture and the Family in Renaissance Venice* (2004), pp. 159-188.

27. Rosenthal, *The Honest Courtesan*, p. 46. Para sus textos en inglés, véase Veronica Franco, *Poems and Selected Letters*, trad. y ed. de Ann Rosalind Jones y Margaret F. Rosenthal (2007).

28. Franco, *Poems and Selected Letters*, pp. 161-171.

29. *Ibid.*, p. 39.

Capítulo 11. La desnudez y el poder de la mirada

1. Para un análisis de este cuadro en el marco de la carrera de Artemisia, véase la descripción de Letizia Treves en su catálogo de exposición, *Artemisia* (2020), pp. 174-177. Lo más probable es que este cuadro fuera pintado para un cardenal, Ludovico Ludovisi. Para más información sobre sus imágenes de Susana y otros temas de la pintura de Artemisia, véase Mary Garrard, *Artemisia Gentileschi and Feminism in Early Modern Europe* (2020).

2. La idea de la «mirada masculina» como reflejo de las relaciones de género ha tenido una enorme influencia en muchos campos desde que Mulvey utilizó por primera vez la frase en relación con el cine del siglo XX en «Visual Pleasure and Narrative Cinema», *Screen* 16 (1975).

3. Para el contexto de la violación en los inicios de la carrera artística de Artemisia, véase Sheila Barker, *Artemisia Gentileschi* (2021), pp. 23-38.

4. Para el original y una traducción alternativa, véase Veronica Gambara, *Complete Poems: A Bilingual Edition*, ed. y trad. de Molly M. Martin y Paola Ugolini (2014), p. 68.

5. Cox, *Women's Writing*, pp. 60-75 para Gambara y sus iguales.

6. Sobre la vida de Gambara, Molly M. Martin «Critical Introduction», a Veronica Gambara, *Complete Poems*. La traducción de este poema es de Ellen Moody; véase mars.gmu.edu/bitstream/handle/1920/769/vgpoem49.html. Sobre su contexto cultural, véase Katherine McIver, «The "Ladies of Correggio": Veronica Gambara and her Matriarchal Heritage», *Explorations in Renaissance Culture* 26.1 (2000).

7. Citado y contextualizado en el excelente ensayo de Thijs Weststeijn, «Seeing and the Transfer of Spirits in Early Modern Art Theory», en John Shannon Hendrix y Charles H. Carman (eds.), *Renaissance Theories of Vision* (2010).

8. David Gentilcore, From Bishop to Witch: The System of the Sacred in Early Modern Terra D'Otranto (1992), pp. 147-148.

9. Guido Ruggiero, *Binding Passions: Tales of Magic, Marriage, and Power at the End of the Renaissance* (1993), pp. 153-154.

10. Ann Marie Rasmussen, Wandering Genitalia: Sexuality & the Body in German Culture between the Late Middle Ages & Early Modernity (2009).

11. Juan Luis Vives, *The Education of a Christian Woman: A Sixteenth-Century Manual*, trad. de Charles Fantazzi (2000), p. 72.

12. Katherine McIver, «The "Ladies of Correggio"», sobre su mecenazgo artístico, pp. 31-39.

13. Veronica Gambara, *Rime e lettere*, ed. de Felice Rizzardi (1759), pp. 147, 152-153; Irma B. Jaffe, *Shining Eyes, Cruel Fortune: The Lives and Loves of Italian Renaissance Women Poets* (2002), pp. 2-3. Este libro es un buen material de lectura, pero propenso a los arrebatos de romanticismo que sugiere el título.

14. Jaffe, *Shining Eyes*, p. 3 n. 9 parece incluir una traducción errónea de este pasaje, que se puede encontrar en Gambara, *Rime*, lxxxi.

15. Gambara, *Rime*, pp. 231-232.

16. Examino las ideas renacentistas sobre la desnudez en público, incluyendo las citas que se mencionan aquí, en el capítulo 1 de mi libro *Italian Renaissance Nude* (2018).

17. Tommaso Garzoni, *La piazza universale di tutte le professioni del mondo* (1589), p. 826.

18. Samuele Romanin, *Storia documentata di Venezia* (1853), vols. 7-8, pp. 246-247.

19. Bartolomeo Paschetti, *Del conservare la sanità et del vivere de' Genovesi* (1602), p. 202. Para un análisis clásico de las camisas interiores de lino como sustitutas del baño, véase Georges Vigarello, *Concepts of Cleanliness: Changing Attitudes in France Since the Middle Ages* (1988). Sobre la higiene en Italia más en general, véase Douglas Biow, *The Culture of Cleanliness in Renaissance Italy* (2006). Las casas de baños siguieron siendo populares en Italia durante todo el período.

20. En un fascinante artículo de Cathy Santore que analiza la casa bien amueblada de Julia: «Julia Lombardo, "Sontuosa Meretrize": A Portrait by Property», *Renaissance Quarterly* 41 (1988).

21. Por ejemplo, un zapatero de Siena anotó diez camisas «usadas» en su inventario doméstico de 1547: véase Paula Hohti Erichsen, *Artisans, Objects and Everyday Life in Renaissance Italy* (2020), p. 305.

22. Marinello, *Ornamenti*, 3r. Sobre el baño y el uso de camisas de lino en Italia, véase Cavallo y Storey, *Healthy Living*, pp. 250-258.

23. Luca Landucci, *A Florentine Diary from 1450 to 1516*, trad. de Alice de Rosen Jervis (1969), pp. 222-223.

24. David Chambers y Brian Pullan (eds.), *Venice: A Documentary History, 1450-1630* (2001), p. 122.

25. Garzoni, *La piazza universale*, p. 825.

26. «Canto degli Stufaiuoli», en *Tutti i trionfi, carri, mascherate o canti carnascialeschi andati per Firenze* (1559), pp. 460-461.

27. Esta imagen se analiza en Thomas Kren, Jill Burke y Stephen Campbell (eds.), *The Renaissance Nude* (2018).

28. Patricia Simons, «Images of Bathing Women in Early Modern Europe and Turkey», en Jaynie Anderson (ed.), *Crossing Cultures: Conflict, Migration, Convergence* (2009).

29. Nicolaÿ, *Le navigationi et viaggi nella Turchia* (1576), p. 124.

30. Sobre el lesbianismo en el Renacimiento, véase, por ejemplo, Traub, *The Renaissance of Lesbianism in Early Modern England* (2002); Sherry Velasco, *Lesbians in Early Modern Spain* (2011); Noreen Giffney, Michelle M. Sauer y Diane Watt, *The Lesbian Premodern* (2011).

31. Una McIlvenna, *Scandal and Reputation at the Court of Catherine de' Medici* (2016). Sobre Brantome, *Memoires contenans les vies des dames galantes de son temps*, vol. 1, pp. 248-249 y pp. 264-267, también sobre el lesbiansimo como una nueva moda, Velasco, *The Lieutenant Nun* (2021), p. 15.

32. Marinello, *Ornamenti*, 24r-v.

33. Sobre Carlini, véase Judith Brown, *Immodest Acts: The Life of a Lesbian Nun in Renaissance Italy* (1986).

34. Analizado en Patricia Simons, «Lesbian (in)visibility in Italian Renaissance Culture: Diana and Other Cases of *donna con donna*», *Journal of Homosexuality* 27 (1994), aunque describe a ambas como participantes «voluntarias» y «activas». El abuso sexual de menores, tanto niños como niñas, era habitual en el Renacimiento. Michael Rocke habla de ello en su brillante resumen «Gender and Sexual Culture in Renaissance Italy», en Judith C. Brown y Robert C. Davis (eds.), *Gender and Society in Renaissance Italy* (1998), pp. 163-164. En Florencia, entre 1495 y 1515, más o menos por la misma época en que se realizó este grabado, las niñas de entre seis y doce años constituían una tercera parte de las víctimas de violación (en los casos con condena). Las relaciones sexuales con niñas eran lícitas a partir de la edad de la menstruación, que normalmente se producía a los catorce años.

35. Véase Diana Robin, *Publishing Women: Salons, The Presses and the Counter-Reformation in Sixteenth-Century Italy* (2007), pp. 124-159.

36. Sobre el contexto de este poema («Movea dolce un zefiretto») y otros *scherzi* de Andreini, véase Anne MacNeil, «The Divine Madness of Isabella Andreini», *Journal of the Royal Musical Association* 120 (1995), es especial la p. 209.

37. Isabella Andreini, *Selected Poems of Isabella Andreini*, ed. de Anne MacNeil, trad. de James Wyatt Cook (2005), pp. 126-127.

38. Vera Fortunati Pietrantonio e Irene Graziani, *Properzia de' Rossi, una scultrice a Bologna nell'età di Carlo V* (2008).

39. La mejor introducción a Fontana en inglés sigue siendo Caroline Murphy, *Lavinia Fontana: A Painter and Her Patrons in Sixteenth-Century Bologna* (2003), pero véanse también los útiles ensayos de Gómez, *A Tale of Two Women Painters* (2019).

40. Liana De Girolami Cheney, *Lavinia Fontana's Mythological Paintings: Art, Beauty and Wisdom* (2020), pp. 133-154. Sobre otros desnudos de Fontana, véase Gómez, *A Tale of Two Women Painters* (2019), pp. 213-229.

41. Sobre Ruini y otras «bellas» nobles de Bolonia, véase Caroline Murphy, «In Praise of the Ladies of Bologna», *Renaissance Studies* 13 (1999). Vera Fortunati analiza esta imagen, que sugiere que fue realizada a instancias del marido de Ruini y disfrutada «en privado», en Gómez, *A Tale of Two Women Painters* (2019), pp. 218-219.

42. Se puede ver este cuadro en todo su esplendor en Google Arts and Culture.

43. Estas cartas fueron descubiertas en 2011 por Francesco Solinas y se han publicado con el título de *Lettere di Artemisia* (2021). Esta traducción se tomó del folleto de la National Gallery que acompañó la maravillosa exposición de la artista en 2020: www.nationalgallery.org.uk/media/35472/letters-transcription-booklet_final_online-version-1.pdf. Un posible retrato de Maringhi por Simon Vouet se encuentra en el Louvre, inv. 78 (collections.louvre.fr/en/ark:/53355/cl010061288).

44. Elizabeth Cropper, «Artemisia Gentileschi: *La Pittora*», en Treves (ed.), *Artemisia* (2020).

Capítulo 12. Cabello rebelde

1. Las obras de Garzoni han adquirido relevancia recientemente en una exposición en los Uffizi. Véase Sheila Barker (ed.), «*The Immensity of the Universe» in the Art of Giovanna Garzoni* (2020); mi agradecimiento a Sheila por compartirlo conmigo antes de su publicación.

2. Marinello, *Ornamenti*, 32r. Sobre el cabello ideal, véase Edith Snook, «Beautiful Hair, Health, and Privilege in Early Modern England», *Journal for Early Modern Cultural Studies* 15 (2015), así como el ensayo que ha editado *A Cultural History of Hair in the Renaissance* (2021).

3. Esta pintura ha sido muy analizada en la bibliografía de la historia del arte. Para un resumen reciente, véase Treves, *Artemisia* (2020), pp. 217-218.

4. Véase la medalla con el retrato de 1625 y el grabado de Jérome David de 1627-1628 en Treves, *Artemisia* (2020), pp. 162-165.

5. Mencionado en la entrada de catálogo de Irene Graziani sobre esta medalla en Gómez, *A Tale of Two Women Painters* (2019), pp. 132-133.

6. Giambattista della Porta, *Della fisionomia dell'huomo* (1598), pp. 14, 33-35, 39-41.

7. Isabella Campagnol, *Forbidden Fashions: Invisible Luxuries in Early Venetian Convents* (2014), pp. 87-88. Sobre la cultura conventual en general, Giancarla Periti, *In the Courts of Religious Ladies: Art, Vision and Pleasure in Italian Renaissance Convents* (2016).

8. Citado y comentado en Eugenia Paulicelli, *Writing Fashion in Early Modern Italy: From Sprezzatura to Satire* (2014), p. 188. Sobre la obra completa en inglés, véase Arcangela Tarabotti, *Paternal Tyranny* (2007) y para un análisis de las opiniones de Tarabotti sobre el adorno femenino, véase Daniela de Bellis, «Attacking sumptuary laws in Seicento Venice: Arcangela Tarabotti», pp. 227-242.

9. Véase Paulicelli, *Writing Fashion*, p. 186. Recientemente se ha traducido el texto completo al inglés: Arcangela Tarabotti, *Convent Paradise*, trad. de Meredith K. Ray y Lynn Lara Westwater (2020).

10. La traducción al inglés es mía, adaptada de Virginia Cox, *Lyric Poetry by Women of the Italian Renaissance* (2013), p. 186. El original fue publicado en Luchesia Sbarra Coderta, *Rime* (1610), sin paginar. Para más información sobre Sbarra, que también escribió conmovedores

versos sobre la muerte de su hijo, véase Cox, *Prodigious Muse*, pp. 78-79 y 267. Emanuele Lugli habla del peligroso erotismo del cabello en la mente renacentista en «The Hair is Full of Snare: Botticelli's and Boccaccio's Wayward Erotic Gaze», *Mitteilungen des Kunsthistorischen Institutes in Florenz* 61 (2019); véase también su próximo libro con un título evocador: *Knots, or the Violence of Desire in Renaissance Florence* (2023).

11. Gracias a Sarah Cockram por esta y otras referencias sobre el cabello de Isabel de Este. El documento original está publicado en Alessandro Luzio y Rodolfo Renier, *Delle relazioni di Isabella d' Este Gonzaga con Ludovico e Beatrice Sforza* (1890), pp. 40-41.

12. Ferdinand Gregorovius, *Lucrezia Borgia secondo documenti e carteggi del tempo* (1874), p. 67.

13. Cavallo y Storey, *Healthy Living*, pp. 248-249. Para más información sobre el embarazo de Eugenia, véase Marina d'Amelia, «Becoming a Mother in the: Seventeenth Century: The Experience of a Roman Noblewoman», en *Time, Space, and Women's Lives in Early Modern Europe*, eds. Anne Jacobson Schutte, Thomas Kuehn y Silvana Seidel Menchi (2001), pp. 223-244.

14. Sobre la popularidad de este texto, y su contemporáneo *Secreta Secretorum*, que derivaba del mismo manuscrito original, véase Christopher Bonfield, «Medicine for the Body and Soul: Healthy Living in the Age of Bishop Grosseteste *c.* 1100-1400», en *Robert Grosseteste and the Pursuit of Religious and Scientific Learning in the Middle Ages* (eds.), Jack P. Cunningham y Mark Hocknull (2016), pp. 90-95.

15. E. Viollet-le-Duc, *Dictionnaire raisonné du mobilier Français de l'époque carlovingienne à la Renaissance* vol. 2 (1872), p. 32; Cavallo y Storey, *Healthy Living*, p. 248. Marinello, Ornamenti, 55r-v.

16. Sobre las toallas, véase Elizabeth Currie, «Textiles and Clothing», en Marta Ajmar-Wollheim y Flora Dennis (eds.), *At Home in Renaissance Italy: Art and Life in the Italian House* (2006), pp. 342-324, el catálogo de exposición absolutamente brillante que me encantaría ver disponible online. Véase también la excelente base de datos de las colecciones del V&A: collections.vam.ac.uk/item/O130282/towel-unknown.

17. Giulio Rezasco, «Segno delle meretrici», *Giornale Ligustico di Archeologia, Storia e Letteratura*, XVII (1890), pp. 174-175, n. 4.

18. Welch, «Art on the Edge: Hair and Hands in Renaissance Italy», *Renaissance Studies* (2009), p. 244.

19. Gregorovius, *Lucrezia Borgia*, pp. 224-225.

20. Cavallo y Storey, *Healthy Living*, pp. 247-249, analiza todos estos estos dilemas sobre el lavado del cabello.

21. Sobre los libros de trajes, véase entre muchos otros estudios Giorgio Riello, «The World in a Book: The Creation of the Global in Sixteenth-Century European Costume Books», *Past & Present* 242 (2019), pp. 281-317.

22. Cesare Vecellio, *Habiti antichi et moderni di tutto il mondo*, Venecia, 1598, p. 113.

23. Marinello, *Ornamenti*, 74v-75r.

24. Michael Scot, *Physionomia* (1533), capítulo 62.

25. Comentado en referencia al ensayo de Leandro Bassano *Portrait of a Widow at Her Devotions*, en Andrea Bayer (ed.), *Art and Love in Renaissance Italy* (2008), p. 286.

26. Susanna Burghartz, «Covered Women? Veiling in Early Modern Europe», *History Workshop Journal* 80 (2015).

27. Lugli, «The Hair Is Full of Snares».

28. Como investigó mi antigua alumna Anna Coburn en su maravillosa tesis de licenciatura de 2014.

29. Cathy Santore, «Julia Lombardo, "Sontuosa Meretrize": A Portrait by Property», *Renaissance Quarterly* 41 (1988), p. 61.

30. David Chambers, Jennifer Fletcher y Brian S. Pullan (eds.), *Venice: A Documentary History, 1450-1630* (2001), pp. 123-124.

31. Luca Molà y Giorgio Riello, «Against the Law: Sumptuary Prosecutions in Sixteenth- and Seventeenth-Century Padova», en *The Right to Dress*, eds. Giorgio Riello y Ulinka Rublack (2019), pp. 216-217.

32. Este análisis está en deuda con artículo pionero de Evelyn Welch «Art on the Edge», pp. 247-248. Muchas de las fuentes primarias están en Alessandro Luzio y Rodolfo Renier, «Il lusso di Isabella d'Este Marchesa di Mantova», *Nuova Antologia* (1896).

33. Para más información sobre el cabello y la identidad política y social, véase Jana Matthews, «Class and Social Status», en Edith Snook (ed.), *A Cultural History of Hair in the Renaissance* (2021). Sobre los originales peinados de Isabel de Este, véase Welch, «Art on the Edge», pp. 249-250.

34. Welch, «Art on the Edge», p. 244.

35. Marinello, *Ornamenti*, 61r.

36. Campagnol, *Forbidden Fashions*, pp. 21-22; Jutta Sperling, *Convents and the Body Politic in Late Renaissance Venice* (1999), pp. 121-123.

37. Citado y comentado en Paulicelli, *Writing Fashion*, p. 186.

Capítulo 13. Veneno y patriarcado

1. Francesco di Andrea Buonsignori, *Memorie: 1530-1565*, eds. Sandro Bertelli y Gustavo Bertoli (2000), p. 38. Hay más información sobre la triste historia de Prudenza en Giuseppe Conti, «Madonna Prudenza da Trani», *La rassegna nazionale* XXIV, anno VII (1885) y los poemas se examinan en detalle en Giancarlo Baronti, *Storie funeste. Prudenza Anconitana e Marzia Basile: Francesco Novati e Benedetto Croce* (2013).

2. *Il lachrimoso lamento, che fece la Signora Prudentia Anconitana* (1.ª ed., 1589).

3. Conti, «Madonna Prudenza», pp. 459-462.

4. Sforza, «Experimenti», en Pietro Pasolini, *Caterina Sforza*, pp. 778-779.

5. Leonardo Fioravanti, *Dello specchio di scientia universale* (1572), pp. 338-343. Sobre la espectacular carrera de Fioravanti, véase William Eamon, *The Professor of Secrets: Mystery, Medicine and Alchemy in Renaissance Italy* (2010).

6. Pietro Andrea Mattioli, *I discorsi nelli sei libri di Pedacio Dioscoride Anazarbeo della materia medicinale* (1568). La sífilis era una enfermedad nueva en la Italia renacentista y se asociaba con las tropas comandadas por el rey francés, que habían invadido la península en 1494, de ahí que se la llamara «la viruela francesa». Véase Eugenia Tognotti, «The Rise and Fall of Syphilis in Renaissance Europe», *Journal of Medical Humanities* 30 (2009).

7. Fioravanti, *Dello specchio*, 305r-v. La cuarta sección de su *Del compendio di secreti rationali* (1564), 118r-145v, está dedicada a materiales cosméticos que, irónicamente, también incluyen ingredientes contra los que advierte, aunque dos «recetas» avisan a las mujeres de que serían más bellas si fueran más felices: 141r-142r.

8. Patrick Zutshi, «An Unpublished Letter of Isabella of Aragon, Duchess of Milan», *Renaissance Studies* 2006, pp. 495-497.

9. Francesco d'Errico, G. Viia y G. Fornaciari, «Dental esthetics of an Italian Renaissance noble-woman, Isabella D'Aragona. A case of chronic mercury intoxication», *Ossa* 13 (1988), pp. 207-233.

10. Para la arqueología del mercurio, véase el análisis en Molly K. Zuckerman, «More Harm than Healing? Investigating the Iatrogenic Effects of Mercury Treatment on Acquired Syphilis in Post-medieval London», *Open Archaeology* 16 (2016), pp. 48-49; sobre el efecto de la sífilis en los huesos, véase Antonio Fornaciari *et al.*, «Syphilis in Maria Salviati (1499-1543), Wife of Giovanni de' Medici of the Black Bands», *Emerging Infectious Diseases* 26 (2020).

11. Antonio Fornaciari *et al.*, «Renaissance Mercurial Therapy in the Mummies of Saint Domenico Maggiore in Naples: A Palaeopathological and Palaeotoxicological Approach», *Archaeological and Anthropological Sciences* 14 (2022), p. 47. Isabel se revolvería en su tumba al oír esta descripción, si aún estuviera en ella.

12. Achielle Dina, «Isabella d'Aragona. Duchessa di Milano e di Bari», *Archivio storico Lombardo* (1921), p. 292. Los aristocráticos señores de las cortes del norte de Europa estaban tradicionalmente muy orgullosos de su cabello rubio: véase McCall, *Brilliant Bodies*, capítulo 4.

13. La identificación de los retratos es siempre controvertida, pero Carla Glori ha asociado esta imagen a Isabel gracias a un análisis de las joyas de esta. Véase su inédito «Proposta di identificazione della dama con la reticella di perle di Ambrogio de Predis» – Pinacoteca Ambrosiana, Milano», vía academia.edu.

14. Dina, «Isabella d'Aragona», p. 304.

15. Zutshi, «An Unpublished Letter», pp. 495-497.

16. Stefano Colagrande *et al.*, «Teeth of the Renaissance: A Paleopathological and Historic-Medical Study on the Jaws of the Medici Family», *Journal of Forensic Radiology and Imaging* 1 (2013), p. 196.

17. World Health Organization Report, «Mercury in Skin Lightening Products», apps.who.int/iris/rest/bitstreams/1262414/retrieve.

18. Olindo Guerrini, *Ricettario Galante del principio del secolo* XVI (1883), pp. 23-24.

19. Caterina Sforza, «Experimenti», p. 628.

20. John K. Brackett, *Criminal Justice and Crime in late Renaissance Florence*, 1537-1609; sobre esta forma concreta de tortura, p. 62.

21. Hay tres cartas sobre este caso del 17, 26 y 28 de septiembre, todas en Florencia, Archivio di Stato, Mediceo del Principato, 538a, fols. 572, 661 y 670. Fueron transcritas para el Medici Archive Project por Susan Kubersky en 2002 (bia.medici.org).

22. Citado en Trevor Dean, «Domestic Violence in Late-Medieval Bologna», *Renaissance Studies* 18 (2004), p. 527.

23. Thomas V. Cohen, «A Daughter-Killing Digested, and Accepted, in a Village of Rome, 1563-1566», en *Murder in Renaissance Italy*, eds. Trevor Dean y Kate Lowe (2017), pp. 62-80.

24. Joanne M. Ferraro, *Marriage Wars in Late Renaissance Venice* (2001), pp. 120-125.

25. Marinello, *Ornamenti*, 166r.

26. Daniela Hacke, Women, *Sex and Marriage in Early Modern Venice* (2004), esp. pp. 114-118.

27. Joanne M. Ferraro, «The Power to Decide: Battered Wives in Early Modern Venice», *Renaissance Quarterly* 48 (1995); Ferraro, *Marriage Wars*, pp. 120-124.

28. Emlyn Eisenach, *Husbands, Wives, and Concubines: Marriage, Family, and Social Order in Sixteenth-Century Verona* (2021), p. 204.

29. Hacke, *Women, Sex and Marriage*, Introducción.

30. Ferraro, *Marriage Wars*, pp. 120-121. Hacke, *Women, Sex and Marriage*, pp. 127-129.

31. Mi exposición está en deuda con los estudios recientes de dos historiadores: *The Black Widows of the Eternal City: The True Story of Rome's Most Infamous Poisoners* (2020), de Craig Monson, que ofrece un entretenido relato de las mujeres acusadas y traduce útilmente las principales fuentes. Para un análisis más serio, que relaciona los asesinatos con la naturaleza de la vida de las mujeres trabajadoras y la violencia conyugal, véase Simona Feci, «Trame di donne all'indomani della peste romana del 1656: La vicenda dell "acqua tofana"», *Mélanges de l'École française de Rome – Italie et Méditerranée modernes et contemporaines* 132 (2020); y «Violenze e venefici. Narrazioni dell'acqua Tofana (Roma, sec. XVII)», en F. Ferrando *et al.*, *Storie di violenza. Genere, pratiche ed emozioni tra Medioevo ed Età Contemporanea* (2020).

32. Ambas citas traducidas de Feci, «Violenze e venefici», pp. 32-33.

33. Monson, *Black Widows*, en pp. 114-118 cuenta la historia de Anna Maria (p. 115 para la cita).

34. Citas de Monson, *Black Widows*, pp. 38, 45, 95.

Capítulo 14. Lo que las mujeres renacentistas sabían

1. Pasolini, *Caterina Sforza*, p. 608. Para un análisis de este documento y de la práctica alquímica de Catalina Sforza en el contexto más amplio de los experimentos de las mujeres italianas, véase Meredith Ray, *Daughters of Alchemy: Women and Scientific Culture in Early Modern Italy* (2015), capítulo 1.

2. Tessa Storey, «Face Waters, Oils, Love Magic and Poison: Making and Selling Secrets in Early Modern Rome», en *Secrets and Knowledge in Medicine and Science 1500-1800*, eds. Elaine Leong y Alisha Rankin (2011).

3. La participación generalizada de la mujer en la experimentación doméstica ha sido una de las áreas más vibrantes de la historia de la ciencia en los últimos años. Para una excelente visión general, véanse los trabajos de Elaine Leong, sobre todo su libro *Recipes and Everyday Knowledge: Medicine Science and the Household in Early Modern England* (2019), y su artículo con Alisha Rankin, «Testing Drugs and Trying Cures: Experiment and Medicine in Medieval and Early Modern Europe», *Bulletin of the History of Medicine* (2017). El trabajo de Rankin sobre la experimentación de las nobles alemanas también es crucial en este campo: véase, por ejemplo, *Panaceia's Daughters: Noblewomen as Healers in Early Modern Germany* (2013). Sobre Italia, véanse los ensayos de Sharon Strocchia, Sheila Barker y Meredith Ray citados más abajo.

4. Julia L. Hairston, «Skirting the Issue: Machiavelli's Caterina Sforza», *Renaissance Quarterly* 53 (2000). Para una biografía breve y precisa, véase Giampiero Brunelli enn *Dizionario biografico degli Italiani*, vía www.treccani.it.

5. Se conservan dos manuscritos de *Gli experimenti*, uno en un archivo privado, que se conoce desde el siglo XIX (publicado en Pasolini, *Caterina Sforza*, pp. 599-807), y otro descubierto recientemente y analizado en Sheila Barker y Sharon Strocchia, «Household Medicine for

a Renaissance Court: Caterina Sforza's Ricettario Reconsidered», en Sharon Strocchia y Sara Ritchey eds., *Gender Health and Healing, 1250-1550* (2020).

6. Para una visión general accesible, véase Lawrence Principe, *The Secrets of Alchemy* (2013).

7. He consultado la traducción italiana del original latino: Giambattista della Porta, *Dei miracoli et maravigliosi effetti della natura prodotti* (1562), capítulo 23, 66v-69v; curiosamente, su última receta es para revelar si una mujer utiliza cosméticos o no, lo que implica masticar azafrán y respirar en su cara.

8. Véase Sheila Barker, «The Contributions of Medici Women to Medicine in Grand Ducal Tuscany and Beyond», en Alessio Assonitis y Brian Sandberg (eds.), *The Grand Ducal Medici and Their Archives* (2016) y «Christine de Lorraine and Medicine at the Medici Court», en Giovanna Benadusi y Judith C. Brown (eds.), *Medici Women: The Making of a Dynasty in Grand Ducal Tuscany* (2015). Sobre Alemania, véase Alisha Rankin, *Panaceia's Daughters: Noblewomen as Healers in Early Modern Germany* (2013).

9. Moderata Fonte, *The Worth of Women: Wherein Is Clearly Revealed Their Nobility and Their Superiority to Men*, trad. de Virginia Cox (2007), pp. 169-185. Comentado en Meredith Ray, «Prescriptions for Women: Alchemy, Medicine and the Renaissance Querelle des Femmes», en Anke Gilleir *et al.* (eds.), *Women Writing Back/Writing Women Back: Transnational Perspectives from the Late Middle Ages to the Dawn of the Modern Era* (2010).

10. Penny Bayer, «From Kitchen Hearth to Learned Paracelsianism: Women and Alchemy in the Renaissance», en Stanton J. Linden (ed.), *Mystical Metal of Gold: Essays on Alchemy and Renaissance Culture* (2007); artículos de Meredith Ray, Penny Bayer, Jayne Archer y Dorothea Heitsch en Kathleen P. Long (ed.), *Gender and Scientific Discourse in Early Modern Culture* (2010).

11. Véase la carta dedicatoria a Juana de Austria al inicio de Mattioli, *I discorsi... nelli sei libri di Pedacio Doscoride Anazarbeo della materia medicinale* (1568), en el contexto de Barker, «The Contributions of Medici Women».

12. Estos ejemplos se recogen en Luzio y Renier, «Il lusso di Isabella d'Este», p. 90.

13. Ray, *Daughters of Alchemy*, p. 16.

14. Marinello, *Ornamenti*, 145r.

15. Véase, por ejemplo, Monica Green, *Making Women's Medicine Masculine: The Rise of Male Authority in Pre-Modern Gynaecology* (2008); Katharine Park, *Secrets of Women: Gender, Generation, and the Origins of Human Dissection* (2006). Meredith K. Ray, «Prescriptions for Women: Alchemy, Medicine and the Renaissance Querelle Des Femmes», en *Women Writing Back/Writing Women Back: Transnational Perspectives from the Late Middle Ages to the Dawn of the Modern Era*, eds. Anke Gilleir, Alicia Montoya y Suzan van Dijk (2010), pp. 135-161.

16. Para una visión general de esta tendencia de la historiografía reciente, que ha cambiado por completo la antigua visión de la «revolución científica» liderada por la universidad y la academia, véase Sharon T. Strocchia, «Women and Healthcare in Early Modern Europe», *Renaissance Studies* 28, n.º 4 (2014), pp. 496-514.

17. Algunos de estos libros están digitalizados. La Wellcome Library de Londres (wellcomelibrary.org/collections/digital-collec tions/recipe-books) y la Folger Library de Washington (folgerpedia. folger.edu/List_of_receipt_books) poseen colecciones especialmente ricas que están transcribiendo, lentamente, voluntarios a través de la página web «From the Page»: fromthepage.com/folger/early-modern-recipe-books.

18. Esta imagen está en la portada del innovador libro de Sharon Strocchia *Forgotten Healers: Women and the Pursuit of Health in Late Renaissance Italy* (2019).

19. En los últimos diez años se han realizado muchos trabajos brillantes sobre las boticas renacentistas. Véase, por ejemplo, Welch, *Shopping in the Renaissance*, pp. 151-158, donde habla de las farmacias existentes. Véase también James Shaw y Evelyn Welch, *Making and Marketing Medicine in Renaissance Florence* (2011); Filippo de Vivo, «Pharmacies as Centres of Communication in Early Modern Venice», *Renaissance Studies* 21 (2007), pp. 505-521; David Gentilcore, «Introduction to The World of the Italian Apothecary: Apothecaries, "Charlatans" and the Medical Marketplace in Italy, 1400-1750», *Pharmacy in History* 45 (2003), pp. 91-94 y otros artículos en el mismo número.

20. Strocchia, *Forgotten Healers*, p. 86; de Vivo, «Pharmacies as Centres of Communication».

21. Jonathan Nelson (ed.), *Suor Plautilla Nelli (1523-1588): The First Woman Painter of Florence* (2000).

22. Strocchia, *Forgotten Healers*, pp. 136-138.

23. Lydia Barnett, *After the Flood: Imagining the Global Environment in Early Modern Europe* (2019), p. 42.

24. Camilla Erculiani, *Letters on Natural Philosophy: The Scientific Correspondence of a Sixteenth-Century Pharmacist, with Related Texts*, editado por Eleonora Carinci, traducido por Hannah Marcus (2020), con prólogo de Paula Findlen («Foreward: Aristotle in the Pharmacy: The Ambitions of Camilla Erculiani in Sixteenth-Century Padua»), pp. 110-112. Su carta de dedicatoria se comenta en Sandra Plastina, «Letters on Natural Philosophy and New Science: Camilla Erculiani (Padua 1584) and Margherita Sarrocchi (Rome 1612)», en *Women, Philosophy and Science*, eds. Sabrina Ebbersmeyer y Gianni Paganini (2020).

25. Se puede encontrar una descripción de las creencias de Erculiani sobre el diluvio y cómo se entrecruzan con las ideas sobre el género y el conocimiento en Lydia Barnett, *After the Flood: Imagining the Global Environment in Early Modern Europe* (2019), pp. 32-43. También son importantes sobre Erculiani Ray, *Daughters of Alchemy*, pp. 114-131, y Eleonora Carinci, «Una "speziala" padovana: *Lettere di philosophia naturale* di Camilla Erculiani (1584)» *Italian Studies* 68.2 (2013).

Capítulo 15. Cómo ser una mujer renacentista: las recetas

1. Principe, *The Secrets of Alchemy* (2013). Sobre el Making and Knowing Project, dirigido por Pamela Smith, véase www.makingandknowing.org. Wilson Poon y yo colaboramos en el proyecto Renaissance Goo de la Universidad de Edimburgo, financiado por la Royal Society. Véase blogs.ed.ac.uk/renaissance_goo.

2. Mi más sincero agradecimiento a Jackie Spicer y Anna Canning, quienes me iniciaron en este camino en 2011. Véase nuestra página web Making Up the Renaissance, donde reconstruimos algunas de las recetas de cosméticos de Catalina Sforza: blogs.ed.ac.uk/renaissancecosmetics.

3. Lo analizamos con más detalle en Jill Burke y Wilson Poon, «"Your Friends Will Teach You": Beautifying Physic and Makers

Knowledge», en Sarah Bendall y Serena Dyer (eds.), *Making and Embodiment in Early Modern Europe*, de próxima publicación.

4. Para hacerse una idea de la abrumadora diversidad de pesos y medidas italianos, véase el indispensable Ronald Zupko, *Italian Weights and Measures from the Middle Ages to the Nineteenth Century* (1981), p. 134 para la libra veneciana.

5. Para un brillante debate sobre los conocimientos a menudo ignorados relacionados con la cocina, véase Rebecca May Johnson, *Small Fires: An Epic in the Kitchen* (2022).

6. Wilson y yo hemos escrito sobre esto en un ensayo de próxima publicación: «The "Shock of Recognition": Hylocentrism in Apothecary Taxonomies and Soft Matter Science».

7. Para más información y recursos, véanse el blog y las redes sociales del proyecto Renaissance Goo (blogs.ed.ac.uk/renaissance_goo), así como los ensayos y el libro de próxima publicación de Erin Griffey: *Facing Decay: Beauty, Wrinkles and Anti-Aging Cosmetics in Early Modern Europe*.

8. *Herbario volgare, nel quale virtu delle herbe, et moltri altri simplici se dechiarano* (Venecia, 1526), capítulo 146.

Índice analítico

Nota: los números de página en cursiva indican ilustraciones.

Índice

Tercera parte

El «trabajo corporal» en el Renacimiento

Cuarta parte

(Des)vestirse para empoderarse

Quinta parte

Comunidades de conocimiento